utb 5539



**Eine Arbeitsgemeinschaft der Verlage**

Brill | Schöningh – Fink · Paderborn
Brill | Vandenhoeck & Ruprecht · Göttingen – Böhlau · Wien · Köln
Verlag Barbara Budrich · Opladen · Toronto
facultas · Wien
Haupt Verlag · Bern
Verlag Julius Klinkhardt · Bad Heilbrunn
Mohr Siebeck · Tübingen
Narr Francke Attempto Verlag – expert verlag · Tübingen
Psychiatrie Verlag · Köln
Ernst Reinhardt Verlag · München
transcript Verlag · Bielefeld
Verlag Eugen Ulmer · Stuttgart
UVK Verlag · München
Waxmann · Münster · New York
wbv Publikation · Bielefeld
Wochenschau Verlag · Frankfurt am Main

**Prof. Dr. Michael Bohnert**, gebürtig im Nordschwarzwald, studierte Medizin an der Universität Freiburg. Weiterbildung zum Arzt für Rechtsmedizin in Konstanz, Bern und Freiburg. Habilitation für das Fach Rechtsmedizin an der Universität Freiburg. Seit 2011 ist er Vorstand des Instituts für Rechtsmedizin der Universität Würzburg. Seine Hauptforschungsgebiete sind medizinische Kriminalistik und forensische Traumatologie, insbesondere Todesfälle durch Hitzeeinwirkung.

Michael Bohnert

# Grundwissen Rechtsmedizin

## Medizinische Kriminalistik und forensische Wissenschaften

mit eLearning-Kurs

2., überarbeitete und aktualisierte Auflage

UVK Verlag · München

Umschlagabbildung: © tsuneomp – shutterstock
Fotos im Innenteil von Michael Bohnert und mit freundlicher Genehmigung vom Institut für Rechtsmedizin Freiburg, vom Institut für Rechtsmedizin Würzburg, von der Radiologische Universitätsklinik Würzburg und von Beat Kneubuehl
Abb. 44: © Casper1774Studio – iStock

Bibliografische Information der Deutschen Nationalbibliothek
Die Deutsche Nationalbibliothek verzeichnet diese Publikation in der Deutschen Nationalbibliografie; detaillierte bibliografische Daten sind im Internet über http://dnb.dnb.de abrufbar.

DOI: https://doi.org/10.36198/9783838560342

2., überarbeitete und aktualisierte Auflage 2023
1. Auflage 2021


– ein Unternehmen der Narr Francke Attempto Verlag GmbH + Co. KG
Dischingerweg 5 · D-72070 Tübingen



Internet: www.narr.de
eMail: info@narr.de

Einbandgestaltung: siegel konzeption | gestaltung
CPI books GmbH, Leck

utb-Nr. 5539
ISBN 978-3-8252-6034-7 (Print)
ISBN 978-3-8385-6034-2 (ePDF)
ISBN 978-3-8463-6034-7 (ePub)

MIX
Papier aus verantwortungsvollen Quellen
FSC
www.fsc.org
FSC® C083411

# Inhalt

## Hinweise zum Buch

**Zu diesem Buch gibt es einen ergänzenden eLearning-Kurs**

Mithilfe des Kurses können Sie online überprüfen, inwieweit Sie die Themen des Buches verinnerlicht haben. Gleichzeitig festigt die Wiederholung in Quiz-Form den Lernstoff.

Der eLearning-Kurs kann Ihnen dabei helfen, sich gezielt auf Prüfungssituationen vorzubereiten.

Der eLearning-Kurs ist eng mit vorliegendem Buch verknüpft. Sie finden im Folgenden zu den wichtigen Kapiteln QR-Codes, die Sie direkt zum dazu gehörigen Fragenkomplex bringen. Andersherum erhalten Sie innerhalb des eLearning-Kurses am Ende eines Fragendurchlaufs neben der Auswertung der Lernstandskontrolle auch konkrete Hinweise, wo Sie das Thema bei Bedarf genauer nachlesen bzw. vertiefen können. Diese enge Verzahnung von Buch und eLearning-Kurs soll Ihnen dabei helfen, unkompliziert zwischen den Medien zu wechseln, und unterstützt so einen gezielten Lernfortschritt.

# Vorwort

Rechtsmedizin ist ein medizinisches Fachgebiet, aber in der öffentlichen Wahrnehmung viel mehr – und das ist nicht einmal ganz falsch. Tatsächlich definiert sich die Rechtsmedizin als das Fach, in dem medizinisches, aber auch naturwissenschaftliches Wissen und entsprechende technische Verfahren für die Beantwortung rechtlich relevanter Fragen angewandt werden. In der Praxis sind die Übergänge vom reinen Medizinerwissen zur angewandten Kriminalistik und zu den benachbarten Naturwissenschaften fließend. In einer Zeit zunehmender Spezialisierung in der Medizin ist die Rechtsmedizin eines der letzten integrativen Fächer. Sie saugt das Wissen um naturwissenschaftliche Phänomene, medizinische Erkenntnisse, menschliches Verhalten und technisch-analytische Verfahren auf und betrachtet medizinische Befunde als kriminalistische Spuren. Rechtsmediziner denken bei ihrer beruflichen Tätigkeit zeitlich gesehen nicht in die Zukunft, wie das klinische Medizinerinnen tun ("Was kann getan werden, um dem Patienten zu helfen und ihm ein normales Leben zu ermöglichen?"), sondern in die Vergangenheit: „Was ist passiert, dass ein Befund heute so ausschaut und nicht anders? Mit welcher Sicherheit können wir einen Tathergang rekonstruieren? Und wo sind unsere Wissenslücken?“ Medizin als Kriminalistik zu begreifen fasziniert Fachleute genauso wie Laien. Der Detektiv im weißen Kittel ist zwar ein Klischee, aber eines, das durchaus Realität ist. Dieses Buch soll einen kleinen Einblick in den Grenzbereich zwischen Kriminalistik, Medizin und benachbarte Wissenschaften geben. Es kann kein ausführliches Lehrbuch ersetzen, will es aber auch gar nicht. Es soll Interesse wecken für ein spannendes und vielseitiges Tätigkeitsfeld.

Würzburg, im September 2023
Michael Bohnert

Hinweis zur genderneutralen Sprache
Aus Gründen der besseren Lesbarkeit habe ich Personen- und Berufsbezeichnungen abwechselnd in der weiblichen und männlichen Form verwendet. Die männlichen Begriffe schließen die weibliche Bezeichnung selbstverständlich ein und umgekehrt.

# Verzeichnis der Gesetzestexte

# Abkürzungen

| | |
|---|---|
| AWMF | Arbeitsgemeinschaft der wissenschaftlichen medizinischen Fachgesellschaften |
| AAK | Atemalkoholkonzentration |
| BAK | Blutalkoholkonzentration |
| BGB | Bürgerliches Gesetzbuch |
| BKA | Bundeskriminalamt |
| CO | Kohlenmonoxid |
| $CO_2$ | Kohlendioxid |
| CT | Computertomograf bzw. Computertomografie |
| DGRM | Deutsche Gesellschaft für Rechtsmedizin |
| DNA | Deoxyribonucleic acid (deutsch: Desoxyribonukleinsäure – DNS) |
| EEG | Elektroenzephalogramm |
| EKG | Elektrokardiogramm |
| FBI | Federal Bureau of Investigation |
| GEKO | Gendiagnostikkommission |
| ggf. | gegebenenfalls |
| IR | Infrarot |
| JVA | Justizvollzugsanstalt |
| LKA | Landeskriminalamt |
| MRT | Magnetresonanztomografie/Kernspintomografie |
| mtDNA | mitochondriale DNA |
| $O_2$ | Sauerstoff |
| OFA | Operative Fallanalyse |
| PCR | Polymerase Chain Reaction (Polymerasekettenreaktion) |

| | |
|---|---|
| SID/SIDS | Sudden Infant Death/Sudden Infant Death Syndrome |
| SNP | Single Nucleotide Polymorphism |
| StGB | Strafgesetzbuch |
| StPO | Strafprozessordnung |
| STR | Short Tandem Repeat |
| StVG | Straßenverkehrsgesetz |
| UV | Ultraviolett |
| V. a. | Verdacht auf ... |
| ViCLAS | Violent Crime Linkage System |
| Z. n. | Zustand nach ... |

# 1 Einleitung: Was ist Rechtsmedizin?

Rechtsmedizin ist ein medizinisches Fachgebiet und als solches formal nicht anders als beispielsweise Chirurgie, Kinderheilkunde, Radiologie oder Neurologie. Wer Rechtsmediziner, genauer: Ärztin für Rechtsmedizin werden will, muss Humanmedizin studieren und sich danach als Assistenzärztin an einem Institut für Rechtsmedizin weiterbilden. Die Facharztweiterbildungszeit beträgt mindestens 5 Jahre, von denen ein halbes Jahr in der Pathologie und ein weiteres halbes Jahr in der Psychiatrie erfolgen muss. In der rechtsmedizinischen Weiterbildungszeit muss man mindestens 400 Leichenschauen, 300 gerichtliche Obduktionen, 25 Tatortbesichtigungen, 2000 histologische Untersuchungen und 25 osteologische Untersuchungen durchgeführt haben, außerdem 300 mündliche oder schriftliche Gutachten für Staatsanwaltschaft oder Gericht erstattet haben.

Das Fach Rechtsmedizin beschäftigt sich mit der Anwendung medizinischen bzw. naturwissenschaftlichen Wissens und Methoden für rechtliche Fragestellungen. Im Gegensatz zu den klinischen Fächern stehen nicht Prognose und Therapie im Vordergrund („Was hat der Patient für eine Erkrankung und wie kann man sie behandeln?"), sondern die Rekonstruktion der Ereignisse, die zu einem bestimmten Befund (Verletzung, Verhaltensauffälligkeit, ...) führten. Rechtsmediziner denken also zeitlich rückwärts, sie interpretieren medizinische Befunde als Spuren.

Häufig werden die Fächer Rechtsmedizin und Pathologie miteinander verwechselt. Das hat gewisse historische Gründe, denn die Untersuchung von Verstorbenen für die Justiz wurde im 19. Jahrhundert vielerorts von Pathologen vorgenommen, insbesondere in Preußen und den preußisch geprägten Ländern. In Österreich-Ungarn war es der Begründer der modernen forensischen Medizin, die sich damals noch „gerichtliche Medizin" nannte, Prof. Dr. Eduard Ritter von Hofmann (1837–1897), der vehement darauf drängte, dass das Fach eigenständig wurde und sich von der klinisch ausgerichteten Pathologie abnabelte. Diese Trennung wurde im späten 19. und frühen 20. Jahrhundert nach und nach vollzogen. Heutzutage sind die Fächer zwar benachbart, aber ihre Aufgabenspektren unterscheiden sich so sehr, dass in keinem der Fächer die Aufgaben des anderen kompetent bearbeitet werden könnten.

Der schon eben verwendete Begriff „forensisch“ leitet sich vom lateinischen Wort „forum“ ab, das übersetzt „Marktplatz“ heißt. Das Forum war auch der Platz, an dem die öffentlichen Gerichtsverhandlungen stattfanden. Wenn heute im Deutschen der Begriff „Forum“ verwendet wird, dann wird damit eher ein realer oder virtueller Raum bezeichnet, in dem eine Kommunikation zu einem bestimmten Thema stattfindet. Forensisch hingegen bedeutet nicht kommunikativ, sondern rechtlich oder gerichtlich und wird immer dann verwendet, wenn es sich um irgendetwas dreht, was mit Ermittlung oder Rechtsprechung zu tun hat.

# 2 Grundlagen der Kriminalistik

**Die Lernfragen zu diesem Kapitel finden Sie unter:**
https://narr.kwaest.io/s/1171

## 2.1 Eine sehr kurze Geschichte der Verbrechensaufklärung

Eines der Grundprinzipien einer Gesellschaft ist, dass es eine Rechtsordnung gibt, die den Umgang der Gesellschaftsmitglieder untereinander regelt und in der festgeschrieben ist, was erlaubt bzw. was verboten ist und wie diejenigen zu bestrafen sind, die gegen diese Ordnung verstoßen. Diese Regeln heißen Gesetze. Die älteste uns überlieferte Gesetzessammlung stammt aus Mesopotamien, rund 2100 Jahren vor unserer Zeitrechnung. Gesetze sind nichts Naturgegebenes, sondern abhängig von den Werten der jeweiligen Gesellschaft. Auch der Umgang mit vermeintlichen oder tatsächlichen Gesetzesbrechern ist Ausdruck dieser öffentlichen Werte.

**Verstöße** gegen die Rechtsordnung werden im Allgemeinen als „Verbrechen" bezeichnet, wobei dieser Begriff aus juristischer Sicht nur dann korrekt ist, wenn eine Freiheitsstrafe von mehr als einem Jahr droht. Ein Verstoß gegen ein Gesetz, das mit weniger als einem Jahr Freiheitsstrafe oder mit Geldstrafe geahndet wird, wird als „Vergehen" bezeichnet. Vergehen und Verbrechen werden nach dem **Strafgesetzbuch** (StGB) bestraft. Eine „Ordnungswidrigkeit" ist ein Verstoß, der nach dem **Ordnungswidrigkeitengesetz** (OWiG) mit Geldstrafe (oder nach dem **Straßenverkehrsgesetz** mit befristetem Fahrverbot) belegt ist.

Ein Grundprinzip der Rechtsordnung ist, dass diejenigen bestraft werden, die gegen sie verstoßen haben. Dazu gehört, dass der Täter der Tat überführt wird, ihm also bewiesen werden kann, dass er die Tat begangen hat. In modernen zivilisierten Gesellschaften ist die Aufklärung einer Tat ebenso Aufgabe des Staates wie die Verurteilung und Bestrafung des Täters, wobei die Gewaltenteilung dabei garantieren soll, dass der Beschuldigte ein gerechtes und unabhängiges Verfahren erhält. Das ist keineswegs selbstverständlich. Die Trennung zwischen Ermittlung, Anklage und Verurteilung ist eine

Erfindung der Neuzeit. In deutschen Ländern erfolgte die Aufteilung von Polizei und Justiz ab dem Jahr 1719. Im preußischen allgemeinen Landrecht von 1794 wurde unter anderem die Trennung von Polizeirecht, Strafrecht und Strafvollzugsrecht festgeschrieben. Auch der Aufbau einer Kriminalpolizei und die generelle Trennung von Schutzpolizei und Kriminalpolizei passierte in Deutschland im 19. Jahrhundert zuerst in den preußischen Landen. Im Jahr 1885 wurde in Berlin die erste Mordkommission eingerichtet.

Im 19. und beginnenden 20. Jahrhundert entwickelte sich die moderne Verbrechensaufklärung. Diese war und ist dadurch gekennzeichnet, dass dem **Sachbeweis** (⟶ Kapitel 2.3) eine immer größere Rolle zukam und man sich von polizeilicher, juristischer und naturwissenschaftlicher Seite um eine objektive und nachvollziehbare Beweisführung bemühte. Zwar wurden auch schon in den Jahrhunderten zuvor beispielsweise Ärzte im Strafverfahren als Sachverständige befragt, wenn es sich um Tötungsdelikte, Körperverletzungen mit Todesfolge, Kindstötungen oder Abtreibungen handelte (1532 Constitutio Criminalis Carolina), die Urteilsfindungen waren aber sehr subjektiv geprägt – und die Äußerungen der gehörten Sachverständigen ebenso. Das Bemühen um eine Objektivierung der Beweisführung und um die Erforschung von Sachbeweisen ging einher mit dem Aufkommen moderner technischer Verfahren und dem explosionsartigen Zuwachs an naturwissenschaftlichen Erkenntnissen in der zweiten Hälfte des 19. Jahrhunderts und den ersten Jahrzehnten des 20. Jahrhunderts.

Aber auch von juristischer Seite wurde der Verbrechensaufklärung auf der Basis naturwissenschaftlicher und medizinischer Kenntnisse und Verfahren mehr und mehr Aufmerksamkeit zuteil. Als einer der Begründer der modernen Kriminalistik gilt der österreichische Jurist **Hans Gross** (1847–1915). Das von ihm verfasste „Handbuch für Untersuchungsrichter", das auch in viele Sprachen übersetzt wurde, ist eine heute noch lesenswerte, zweibändige Systematik der Verbrechensaufklärung mit all ihren Facetten von Ermittlungstaktik über die Durchführung von Vernehmungen und die Spurensicherung am Tatort bis hin zu kriminalpsychologischen Ansätzen.

Die Kriminalwissenschaften werden heutzutage unterteilt in die juristischen und die nichtjuristischen Kriminalwissenschaften, letztere nochmals in die Kriminologie, die forensischen Wissenschaften und die Kriminalistik (Abb. 1).

Während sich die **Kriminologie** mit den gesellschaftlichen Hintergründen von Verbrechen beschäftigt, also einen sozialwissenschaftlichen Ansatz verfolgt, ist die **Kriminalistik** eine angewandte Wissenschaft, die die

Möglichkeiten der Aufklärung, aber auch der Prävention von Verbrechen zum Ziel hat. Als **forensische Wissenschaften** werden all jene Wissenschaftszweige bezeichnet, die sich mit der Anwendung der Kenntnisse und Methoden ihrer jeweiligen Mutter-Disziplin für rechtliche Fragestellungen beschäftigen. Als Beispiele seien die forensische Anthropologie, die forensische Biologie und Genetik, die forensische Linguistik, die forensische Physik, die forensische Psychologie oder die forensische Medizin genannt – besser bekannt als „Rechtsmedizin".

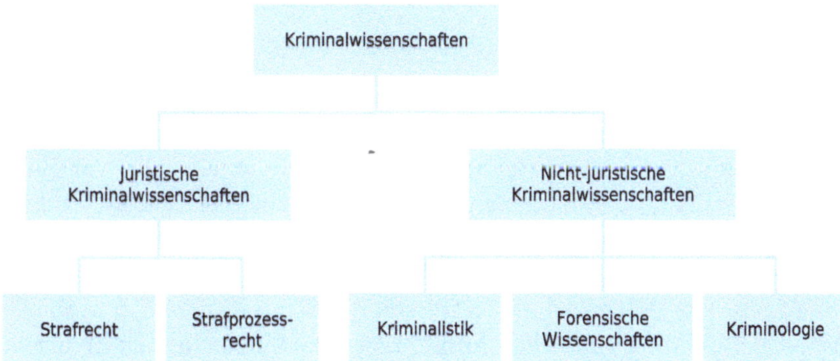


Abb. 1: Kriminalwissenschaften

Die Trennung der forensischen Wissenschaften von der Kriminalistik ist historisch und strukturell begründet: Während die Kriminalistik primär in den Aufgabenbereich der Kriminalpolizei fällt, sind die forensischen Wissenschaften von dieser strukturell meist unabhängig, auch wenn ihre Dienste von Polizei und Staatsanwaltschaft fallbezogen in Anspruch genommen werden. Der Begriff zeigt bereits an, dass Themen und Verfahren systematisch wissenschaftlich erforscht werden – eine Tätigkeit, für die bei der Polizei die Strukturen und die Ressourcen fehlen. Hinzu kommt, dass Wissenschaft etwas ist, das sowohl methodisch als auch hinsichtlich der Erkenntnisse einem stetigen Wandel unterliegt. Die Einbindung der forensischen Zweige in die jeweilige Wissenschaft, also beispielsweise der Rechtsmedizin in die Universitätsmedizin, hat zur Folge, dass die Forensik Anschluss an den wissenschaftlichen Fortschritt hat, sich der aktuellen Methoden und Kenntnisse der jeweiligen Wissenschaft bedienen kann und damit auch Gutachten auf dem neuesten Stand der Wissenschaften erstatten kann.

Die strukturelle Trennung der forensischen Wissenschaften von Polizei und Justiz ist auch heutzutage keineswegs selbstverständlich. So sind in vielen Staaten die rechtsmedizinischen Institute strukturell den Innenministerien (Polizei) oder den Justizministerien unterstellt, aber nicht an eine Universität angeschlossen. In diesen Fällen handelt es sich also um reine kriminalistisch-medizinische Untersuchungseinrichtungen, ohne oder mit allenfalls geringfügigen Möglichkeiten zur wissenschaftlichen Betätigung.

## 2.2 Ermittlungsansätze

Die rechtskräftige Verurteilung eines Täters ist das Ende einer langen Kette von Ereignissen und Handlungen, bei der formal gesehen drei Stufen zu unterscheiden sind. Im **Ermittlungsverfahren** wird untersucht, was überhaupt passiert ist, ob es sich um eine strafbare Handlung handelte und ob man einen Täter dafür ermitteln kann. Das Ermittlungsverfahren wird von der **Staatsanwaltschaft** geleitet. Die Staatsanwaltschaft ist die Herrin des Verfahrens. Die **Polizei** ist als Hilfsorgan der Staatsanwaltschaft zwar die Institution, die die eigentlichen Ermittlungen durchführt, jedoch immer in Absprache mit der Staatsanwaltschaft. Am Ende eines Ermittlungsverfahrens wird dieses entweder eingestellt oder es kommt zu einer Anklage bzw. es wird ein Strafbefehl erlassen. In letzterem Fall werden die gesamten Akten samt Anklageschrift bzw. Strafbefehl an das zuständige Gericht geleitet. Dieses prüft den Sachverhalt und entscheidet, ob die Anklage zugelassen wird oder nicht. Dieses Verfahren nennt man **Zwischenverfahren.** Wenn die Anklage zugelassen wird, dann beginnt das **Hauptverfahren,** in dem eine Gerichtsverhandlung geplant, terminiert und durchgeführt wird, an deren Ende meistens ein Urteil steht. Bei einem Strafbefehl wird dieser an den Beschuldigten verschickt, der ihn akzeptieren oder dagegen Widerspruch einlegen kann. Bei einem Widerspruch kommt es zu einer Gerichtsverhandlung. Unter gewissen Umständen besteht auch die Möglichkeit, dass das Verfahren eingestellt wird. In Gerichtsverhandlungen gelten die Prinzipien der **Mündlichkeit,** der **Unmittelbarkeit** und der **Öffentlichkeit.** In das Urteil darf nur das einfließen, was im Rahmen der Hauptverhandlung vorgetragen wurde (Mündlichkeit), die Prozessbeteiligten (Gericht, Staatsanwaltschaft, Verteidigung, ggf. Nebenklage) müssen sich selbst ein Bild von den Beweismitteln machen können (Unmittelbarkeit) und die Öffentlichkeit soll sicherstellen, dass das Verfahren gerecht und nachvollziehbar abläuft.

Gemessen an der Anzahl der staatsanwaltschaftlichen Ermittlungsverfahren und am personellen, zeitlichen wie auch materiellen Aufwand der einzelnen Ermittlungen sind Verurteilungen vergleichsweise selten. Die meisten Ermittlungsverfahren werden eingestellt, weil sich zeigt, dass keine Straftat vorliegt. Und selbst wenn ein Tatverdächtiger ermittelt werden kann, bedeutet das keineswegs, dass er auch verurteilt wird. Das geht nämlich nur, wenn seine Schuld vom Gericht zweifelsfrei festgestellt werden kann.

**Wissen | Ermittlungsfragen**

Bei einer Ermittlung stehen drei Fragen im Mittelpunkt:

- Was ist passiert und ist es eine strafbare Handlung?
- Wer hat es getan?
- Wie kann man den Täter überführen?

So einfach diese Fragen sind, so schwer sind sie oftmals zu beantworten. Eine Ermittlung wird gerne mit dem Zusammensetzen eines Puzzles verglichen, wobei dieser Vergleich hinkt. Denn während bei einem echten Puzzle die Anzahl der Teile und das dargestellte Motiv bekannt sind, weiß man bei den Ermittlungen in einem Kriminalfall nicht, wie viele Steine das Puzzle hat, ob man alle Teile findet, ob nicht manche der Teile, die man gefunden hat, zu einem anderen Puzzle gehören und welches Bild dargestellt werden soll. Wenn man sich dieser Einschränkungen bewusst ist, dann ist der Vergleich jedoch durchaus brauchbar. Doch selbst im Idealfall ist das zusammengesetzte Puzzle eines, das Lücken aufweist und bei dem einige Teile übrigbleiben. Das dargestellte Bild ist aber eindeutig zu erkennen.

Ermittlungen der Polizei beginnen mit dem Anfangsverdacht, es könnte eine strafbare Handlung vorliegen. Wenn sich das bestätigt, dann gibt es zwei Schwerpunkte, nämlich die Feststellung der Tat („Was ist passiert und wie ist es abgelaufen?“) und die Feststellung des Täters („Wer war es und wie kann man ihm das beweisen?“). Die Ermittlungsansätze sind – je nach Tat und Sachlage – vielgestaltig. Bei Tötungsdelikten gehören zum Kreis der möglichen Verdächtigen zum Beispiel Personen, die einen Bezug zum Opfer oder zum Tatort haben, die ein mögliches Motiv haben oder die in der Nähe des Tatorts im Tatzeitraum gesehen wurden. Wenn Spuren am Tatort gesichert werden können, die einem möglichen Tatverdächtigen zugeordnet werden können, erhöht sich der Verdacht ebenso, wie wenn beispielsweise

Verletzungen oder Blutspuren, die von der Tat stammen können, an dieser Person oder seiner Bekleidung gefunden werden. Die Ansätze zur Täterermittlung werden als „**Weingart'sches Gerippe**" bezeichnet, benannt nach dem Juristen Albert Weingart, der dieses in seinem Buch „Kriminaltaktik" von 1904 vorstellte.

**Wissen | Weingart'sches Gerippe**

- **Anwesenheit am Tatort:** Wer war am Tatort? Festzustellen über Zeugen, vom Täter zurückgelassene Gegenstände, Spuren oder Alibiüberprüfungen von Verdächtigen
- **Eigenschaften, Fertigkeiten, Charakter des Täters:** Welche geistigen und körperlichen Eigenschaften muss der Täter besitzen? Welche Fertigkeiten muss der Täter besitzen? Wer hatte Kenntnisse bestimmter Umstände? Auf welchen Charakter lässt die Tat schließen?
- **Tatmittel und Werkzeuge:** Wem gehört das zur Tat benutzte Mittel? Wer hat das Werkzeug angefertigt, gekauft, verkauft oder sich geliehen? Auf welchen Beruf lässt das Werkzeug schließen?
- **Beweggrund zur Tat:** Anlass (Hass, Rache, Eifersucht, ...), sexuelle Triebe, Endzweck, geistige Störung
- **Wille zur Tat:** Wer offenbarte den Willen zur Tat durch schriftliche oder mündliche Äußerungen, durch Vorbereitungen, durch Schutzmaßnahmen gegen Überführung oder Entdeckung oder durch Vorkehrungen zur Sicherung der Vorteile des Verbrechens?
- **Physische Wirkungen auf den Täter:** Wer hat Veränderungen an Körper oder Kleidung? Wer hat einen direkten materiellen Nutzen des Verbrechens?
- **Psychische Wirkungen auf den Täter:** Was deutet auf Schuldbewusstsein hin? Wer zeigte Schuldbewusstsein? Wer zeigte auffälliges Interesse über den Stand der Ermittlungen? Wer hatte besondere Kenntnisse des Tathergangs? Wer kennt Details, die nur der Täter wissen kann?

Ermittlungen dienen dazu, Fakten zu sammeln, sie zu sortieren, zu werten, aus ihnen Hypothesen zu formen und diese dann zu überprüfen. Eine **Hypothese** ist eine logische Aussage, deren Gültigkeit möglich, aber (noch) nicht bewiesen oder widerlegt ist. Sie basiert auf überprüfbaren Bedingungen, wie Befunde, Aussagen, Erfahrungssätze, Naturgesetze oder anderes. Der Wert einer Hypothese ist abhängig von der Belastbarkeit dieser Bedingungen. Wichtig ist dabei, Hypothesen nicht mit Fantasien zu verwechseln: Nicht alles, was überhaupt denkbar ist, ist auch wahrscheinlich. Man kann schon aus ermittlungsökonomischer Sicht nicht alles berücksichtigen, was theoretisch entfernt in Betracht kommt. So ist es wenig wahrscheinlich, dass, wenn ein Mann mit Stichverletzungen in einer von innen verschlossenen Wohnung in einer großen Blutlache liegt, er durch einen Außerirdischen ermordet wurde, der sich nach der Tat entmaterialisierte und deshalb keine Fußspuren am Tatort hinterließ.

Es empfiehlt sich vielmehr das nach dem Philosophen und Theologen William von Ockham (1288–1347) als **„Ockham'sches Rasiermesser"** benannte Prinzip zu beachten, nach welchem von mehreren möglichen Erklärungen für einen Sachverhalt die einfachste Theorie allen anderen vorzuziehen ist. Eine Theorie ist dann einfach, wenn sie möglichst wenige Variablen enthält und diese in klaren Beziehungen zueinanderstehen, sodass sich der zu erklärende Sachverhalt logisch erschließt.

Dies bedeutet jedoch keineswegs, dass man sich als Ermittler möglichst rasch auf eine Theorie versteifen und die anderen Möglichkeiten außer Acht lassen sollte, im Gegenteil: Es ist ratsam, zunächst einmal möglichst viele Fakten zu sammeln, bevor man ausgefallene Hypothesen entwirft oder Theorien über einen Fall aufstellt. Der Bemerkung des fiktiven Detektivs **Sherlock Holmes** in der Geschichte „Ein Skandal in Böhmen" (Arthur Conan Doyle, 1891) ist diesbezüglich nichts hinzuzufügen:

> „Es ist ein kapitaler Fehler, eine Theorie aufzustellen, bevor man entsprechende Anhaltspunkte hat. Unbewusst beginnt man Fakten zu verdrehen, damit sie zu den Theorien passen, statt dass die Theorien zu den Fakten passen."

Voreingenommen zu sein ist sicherlich einer der größten Fehler, die ein Kriminalist begehen kann. Es gibt aber noch ein paar mehr.

**Wissen | Was ist schädlich für einen Kriminalisten?**

- Meinung ohne Fakten
- Meinung anstatt Wissen
- Verwechslung von Fantasie und Hypothese

- Lernunwillen
- Voreingenommenheit
- Ungeduld
- Selbstüberschätzung
- fehlende soziale Kompetenz
- übermäßiges emotionales Engagement

Man kann, um den Juristen und ehemaligen Professor für Strafrecht an der Universität Bern **Hans Walder** (1920–2005) zu zitieren, aber auch eine Positivliste von Kriterien aufstellen, die ein Kriminalist erfüllen sollte.

**Wissen | Was benötigt ein Kriminalist?**

- Beobachtungsgabe
- rasche Auffassungsgabe
- gutes Gedächtnis
- konsequentes, scharfsinniges Denken
- Fantasie
- Selbstkritik
- Optimismus
- Geduld, bei Bedarf auch Verbissenheit
- Ehrgeiz

## 2.3 Befunde, Spuren, Beweise

Ein **Beweis** ist definitionsgemäß eine Kette von Schlussfolgerungen, die die Wahrheit einer Behauptung belegt. Beweise sind die Grundlage einer richterlichen Entscheidung. Ganz grob – und ohne, dass diese Einteilung einen Anspruch auf Vollständigkeit erhebt oder die juristischen Feinheiten berücksichtigt – kann man Personenbeweise von Sachbeweisen unterscheiden.

Ein **Personenbeweis** ist beispielsweise eine Zeugenaussage. Zeugen sollen wahrheitsgemäß das wiedergeben, was sie von einer bestimmten Sache mitbekommen haben, sollen ihre Erinnerung an einen Vorgang ohne Wertung und ohne Veränderung wiedergeben. Diese Anforderung muss in vielen Fällen kritisch gesehen werden: So wie die Wahrnehmung abhängig ist von der Vorinformation, dem Wissen, der konkreten Situation und den individuellen Fähigkeiten zur Beobachtung, so ist die Erinnerung abhängig vom Umfang der Wahrnehmung, von der emotionalen und verstandesmäßigen Bewertung eines Vorfalls, von der Häufigkeit vergleichbarer Ereignisse im sonstigen Leben und von der seither verstrichenen Zeit.

Ein **Sachbeweis** ist hingegen im weitesten Sinn gegenständlich fassbar. Er basiert auf einem oder mehreren Befunden, wie sie etwa Beschädigungen an einem Fahrzeug, Verletzungen, Blutspuren, Schuhabdrücke, Fingerabdrücke oder auch Laborergebnisse darstellen. Damit diese Befunde aber zu einem Beweis werden, bedürfen sie der Interpretation durch Sachverständige. Die wissenschaftliche Kriminalistik beschäftigt sich mit den Sachbeweisen und versucht, kriminalistische Fragen mit den Kenntnissen und Methoden der Wissenschaft zu beantworten.

Grundlage eines jeden Beweises sind **Befunde.** Hierbei kann es sich um die unterschiedlichsten Dinge handeln: Gegenstände, Zeugenaussagen, Verletzungen, Ergebnisse von Laboruntersuchungen, menschliches Verhalten, Banküberweisungen und vieles mehr. Befunde können etwas mit einer Tat zu tun haben, sie können aber auch davon völlig unabhängig sein: Eine weggeworfene Zigarettenkippe an einem Tatort kann vom Täter stammen oder dort nur zufällig liegen.

Damit ein Befund zur **Spur** wird, muss eine Hypothese erstellt („Zigarettenkippe stammt vom Täter") und überprüft werden (DNA-Vergleich mit einem Tatverdächtigen). Aber auch dann ist eine Spur noch nicht eindeutig (Zigarettenkippe kann zwar einem Tatverdächtigen zugeordnet werden, beweist aber noch nicht die Täterschaft).

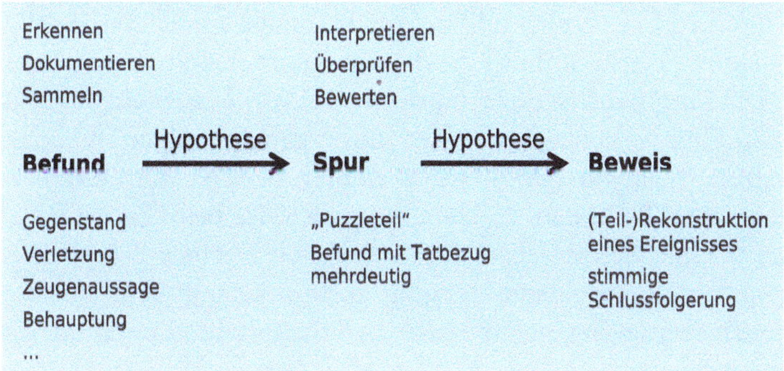


Abb. 2: Vom Befund zum Beweis

Um einen **Beweis** zu führen, braucht es mehrere Spuren und weitere Hypothesen. Bildlich gesprochen ist die Spur ein Puzzleteil. Ein Beweis sind mehrere benachbarte Puzzleteile, die zusammen einen Ausschnitt des gesuchten Bildes darstellen.

Durch den französischen Arzt, Juristen und Kriminalisten **Edmond Locard** (1877–1966) wurde das Prinzip der gegenseitigen Spurenübertragung erkannt und beschrieben:

> „Überall dort, wo er geht, was er berührt, was er hinterlässt, auch unbewusst, all das dient als stummer Zeuge gegen ihn. Nicht nur seine Fingerabdrücke oder seine Fußabdrücke, auch seine Haare, die Fasern aus seiner Kleidung, das Glas, das er bricht, die Abdrücke der Werkzeuge, die er hinterlässt, die Kratzer, die er in die Farbe macht, das Blut oder Sperma, das er hinterlässt oder an sich trägt. All dies und mehr sind stumme Zeugen gegen ihn. Dies ist der Beweis, der niemals vergisst."

Wenn beispielsweise von einem Täter Schläge mit einem Hammer gegen den Kopf des Opfers geführt werden, dann finden sich Antragungen von Blut, Gewebe und Haaren am Hammer, aber auch Abriebe von Schmutz oder Lackpartikel vom Hammerkopf in der Wunde. Das Locard'sche Prinzip ist insbesondere bei gegenständlichen Spuren gut nachvollziehbar, gilt aber nicht nur für diese. So hinterlässt die Tat auch psychologische Spuren beim Täter, was beispielsweise in Verhaltensänderungen auffällig werden kann, wie auch schon im letzten Punkt des Weingart'schen Gerippes (s. o.) erwähnt wurde.

Es gibt keine Legaldefinition dafür, was eine Spur ist. Die Vielfalt der Möglichkeiten wird in den zahlreichen Versuchen sichtbar, eine Systematik der Spuren zu erstellen. Keine davon ist falsch, alle sind sie unvollständig. In der kriminalistischen Praxis hat sich die grobe Einteilung in **situative Spuren** und **gegenständliche (materielle) Spuren** etabliert. Als situative Spuren werden die räumliche Lage und Verteilung von Befunden bezeichnet. Häufig handelt es sich um das Zustandsbild eines Raumes und den Endzustand eines Geschehens. Die kriminalistische Herausforderung ist, aus einem solchen Standbild einen Film zu machen, also den Tathergang in seiner Dynamik zu rekonstruieren. Dabei muss differenziert werden zwischen tatrelevanten und tatunabhängigen Befunden. So kann beispielsweise beim Tatort eines tödlichen Streits eine Weinflasche schon seit Tagen in einer Ecke liegen oder bei der aktuellen Auseinandersetzung dorthin gelangt sein. Für die gegenständlichen Spuren hat sich die in Abb. 3 dargestellte Einteilung als praktikabel erwiesen.

Im Idealfall kann eine Spur sowohl dazu dienen einen Tatablauf zu rekonstruieren als auch die Identität des Spurenlegers festzustellen. Letzteres geschieht bei Fingerspuren über den daktyloskopischen Vergleich, bei vielen anderen Spuren über den Vergleich mit dem DNA-Profil.

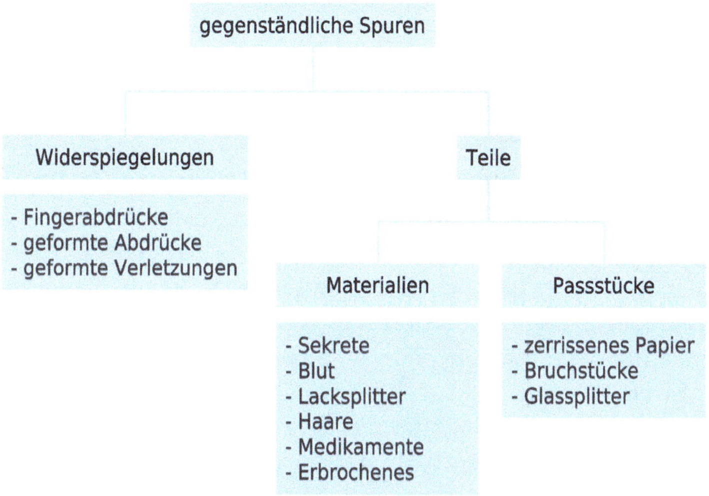


Abb. 3: Systematik der gegenständlichen Spuren

Spuren sind so etwas wie die Essenz der Kriminalistik. Die Aufklärung eines Falls steht und fällt mit ihnen. Für gegenständliche Spuren hat sich die Abfolge der folgenden fünf Schritte als notwendig herausgestellt, um aus einer Spur auch einen Beweis machen zu können: Erkennen – Dokumentieren – Sichern – Kategorisieren – Rekonstruieren.

**Wissen | Prinzipien der Spurensicherung**

- Fünf Schritte: Erkennen – Dokumentieren – Sichern – Kategorisieren – Rekonstruieren
- Eine Spur ist unwiederbringlich verloren, wenn sie nicht richtig erkannt, gesichert und aufbewahrt wird.
- Die Methode der Spurensicherung ist abhängig von der nachfolgenden Untersuchungsmethode.

- Jede Spur muss so gesichert werden, dass eine nachträgliche Verfälschung, Veränderung oder Verunreinigung ausgeschlossen werden kann.
- Bei jeder gesicherten Spur muss jederzeit nachvollziehbar sein, wo, wann, wie und von wem sie gesichert wurde und wer sie in der Folge in Verwahrung hatte („chain of custody“).

Es handelt sich dabei primär um die Aufgabe der Kriminalpolizei, die hierfür eigene Dezernate eingerichtet hat. Für die **Spurensuche** kommen je nach gesuchter Spurenart verschiedene Beleuchtungseinrichtungen (Tatortleuchte, UV-Lampe, Infrarotfotografie), chemische Verfahren (z. B. Luminol für Blutspuren, Ninhydrin, Jod oder Cyanacrylat für Fingerabdrücke) oder biologisch-medizinische Vorteste (z. B. Hemastix für Blut) zum Einsatz. Die **Spurendokumentation** erfolgt durch Beschreibung (Lokalisation, Art, Größe, Farbe, Gewicht und andere physikalisch-chemische Eigenschaften nach Bedarf) und durch Fotografie. Die **Spurensicherung** erfolgt gelegentlich im Original, häufiger aber durch Klebefolien oder – vor allem für den Nachweis von DNA – durch Abriebe mit DNA-freien Tupfern.

**Fallbeispiel | Das Phantom von Heilbronn**

Das Phantom von Heilbronn war die zwischen 2007 und 2009 in Europa am intensivsten gesuchte Verbrecherin. Auf ihr Konto gingen seit 1993 zahlreiche Diebstähle, Einbrüche, aber auch Raubüberfälle, Körperverletzungen und mehrere Tötungsdelikte in Deutschland, Österreich und Frankreich, darunter auch der Überfall auf einen Streifenwagen auf der Heilbronner Theresienwiese am 25.04.2007, bei dem eine Beamtin getötet und ein Beamter durch einen Kopfschuss schwer verletzt wurde. Diese Tat, welche zudem am helllichten Tag stattfand, war Namensgeberin für das Phantom von Heilbronn. Allen Taten gemeinsam war, dass bei der polizeilichen Spurensicherung und anschließenden Auswertung der DNA-Spuren immer wieder der genetische Fingerabdruck derselben Frau gefunden wurde und es gleichzeitig kaum andere hinweisende Spuren oder gar brauchbare Zeugenaussagen zu der Person gab. Die Breite der Straftaten und die geografische Verteilung verwirrte noch mehr.

Durch operative Fallanalysen (→ Kapitel 9.7) ging man davon aus, dass es sich um eine junge Frau, möglicherweise von männlichem Habitus handle, die Kontakte zur Drogenszene habe und sehr mobil sei. Schließlich konnte nachgewiesen werden, dass es sich bei den Spuren um Verunreinigungen der zur Spurensicherung verwendeten Wattetupfer handelte und die vermeintliche Täterin eine Arbeiterin eines Herstellers war, es die gesuchte Serientäterin also gar nicht gab und die vermeintlich verknüpften Verbrechen nicht von derselben Person verübt worden waren. Dies führte dazu, dass für die Spurensicherung seither DNA-freie Tupfer verwendet werden. Der Überfall auf den Streifenwagen in Heilbronn konnte später dem nationalsozialistischen Untergrund (NSU) zugeordnet werden.

Die **Kategorisierung** erfolgt einerseits nach dem Ort, an dem die Spur gesichert wurde, andererseits nach der Spurenart. Letztendlich dienen alle Spuren der **Rekonstruktion** eines Tathergangs. Je eindeutiger diese gelingt, desto größer ist der Beweiswert der daran beteiligten Spuren.

**Wissen | Vorgehen bei der Sicherung von DNA-Spuren**

- DNA-freie Tupfer verwenden
- bei angetrockneten Spuren Tupfer mit Aqua bidest befeuchten und Spur mit mäßigem Druck unter drehenden Bewegungen abreiben
- bei feuchten Spuren diese mit Tupfer mit mäßigem Druck unter drehenden Bewegungen abreiben
- Mundschutz und Handschuhe bei der Asservierung der Spuren tragen
- mögliche Kontamination durch andere Personen oder Spuren vermeiden
- Tupfer und Spurenträger im Original jeweils einzeln verpacken
- feuchte Spuren trocknen lassen
- verpackte Spurenträger eindeutig beschriften: wo, wann, von wem entnommen
- Spuren trocken und bis maximal Raumtemperatur lagern
- Blut- und Urinproben einfrieren

Auch medizinische Befunde können zu Spuren werden. Die Feststellung und Dokumentation, vor allem aber die kriminalistische Bewertung von Verletzungen, Leichenerscheinungen oder Laborbefunden ist originäre Aufgabe der Rechtsmedizin. Aber auch hier gilt, dass Spuren mehrdeutig sind und ihre Bewertung nur in der Zusammenschau mit anderen Spuren sowie den Umständen des Falles gelingen kann. So kann aus einer Verletzung allein – etwa einer Schusswunde am Kopf – nicht automatisch abgeleitet werden, ob sie vom Opfer selbst oder von einem Fremdtäter beigebracht wurde. Es gibt aber Kriterien für die eine und die andere Variante.

# 3 Rechtsmedizinische Untersuchungsmethoden

**Die Lernfragen zu diesem Kapitel finden Sie unter:**
https://narr.kwacst.io/s/1172

## 3.1 Lokalaugenschein

Mit „Lokalaugenschein" wird die rechtsmedizinische Besichtigung eines Tatorts bezeichnet. Für den Begriff des Tatorts gibt keine gesetzliche Definition. Von manchen wird jeder Ort, an dem Täter bei der Vorbereitung oder der Durchführung einer Straftat gehandelt hat, als Tatort bezeichnet. Andere unterscheiden im Hinblick auf Tötungsdelikte zwischen dem **Tatort**, an dem die Tötung stattfand, und dem **Fundort**, an dem der Leichnam gefunden wurde. Beide Orte können identisch sein, müssen es aber nicht.

Die Untersuchung eines Tatorts ist primär eine polizeiliche Aufgabe. Der **Erstangriff** wird von der (uniformierten) Schutzpolizei vorgenommen; wenn Personen verletzt sind, dann sind auch Rettungskräfte vor Ort. Aufgabe der Schutzpolizei ist es, den Tatort zu sichern, erste orientierende Feststellungen zu treffen und Ermittlungen durchzuführen und die dann eintreffende Kriminalpolizei zu unterstützen. Die Arbeit der Kriminalpolizei wird als **Auswertungsangriff** bezeichnet. Sie hat zum Ziel, den Tathergang möglichst umfassend aufzuklären. Das beinhaltet sowohl die Ermittlungen auf subjektiver Ebene, also die Vernehmungen von Zeugen und Beschuldigten, als auch die Sicherung von Spuren. Je nach Delikt werden von den lokalen Kriminalpolizeidienststellen dazu auch Spezialisten der Landeskriminalämter oder nicht-polizeiliche Experten hinzugezogen. Zu letzteren gehören die Rechtsmediziner.

Der rechtsmedizinische Lokalaugenschein geschieht also im Auftrag von Polizei oder Staatsanwaltschaft, wenn diese die Anwesenheit einer Rechtsmedizinerin vor Ort für die Aufklärung eines Sachverhalts für notwendig ansehen. Das ist insbesondere bei Tötungsdelikten oder unklaren Leichenfundsituationen der Fall, manchmal werden Rechtsmediziner aber auch bei der Rekonstruktion von Verkehrsunfällen oder zur Beurteilung von Blutspurenmustern herangezogen. Es gibt keine gesetzliche Vorgabe dafür, Rechtsmediziner an einen Tatort zu holen – aber es macht durchaus großen Sinn, da die interdisziplinäre Zusammenarbeit, der fachlich unterschiedliche Blickwinkel auf dieselben Gegebenheiten letztendlich zu mehr Erkenntnissen führt, als wenn jede beteiligte Institution für sich allein und ohne Austausch mit den anderen arbeiten würde.

Beim Lokalaugenschein wird der **informative Lokalaugenschein** vom rekonstruktiven Lokalaugenschein unterschieden. Ersterer findet beim ersten Auswertungsangriff, also vor der Obduktion statt.

**Wissen | Aufgaben der Rechtsmedizin beim informativen Lokalaugenschein**

- Beurteilung der Spurenlage
- Unterstützung der Kripo bei Spurensicherung
- Leichenschau
- Feststellung von Verletzungen
- erste Einschätzung von Todesart und Todesursache
- Eingrenzung des Todeszeitpunkts
- vorläufige Einschätzung des Tathergangs

Grundlegendes Prinzip der Tatortarbeit ist es, möglichst alle Spuren zu sichern und zu dokumentieren, um gegebenenfalls auch zu einem späteren Zeitpunkt Fragen beantworten zu können, die sich in der frühen Ermittlungsphase gar nicht stellten. Die Dokumentation erfolgt durch wörtliches Beschreiben, Fotografieren und Filmen bis hin zur dreidimensionalen Vermessung, mit der man später eine virtuelle Tatortbesichtigung am Computer vornehmen kann. Bei der Spurensicherung bestimmen die Schwere und Komplexität des Delikts den jeweiligen Umfang der Maßnahmen. Gesucht und gesichert werden Fasern, biologisches Material (Blut, Sperma, Haare etc. zur Untersuchung auf DNA-Spuren) genauso wie mögliche Tatmittel und Fingerabdrücke. Besonderes Augenmerk liegt auf geformten Spuren wie beispielsweise Schuhabdrücken und gegebenenfalls auf dem Verteilungsmuster von Blutspuren, da diese für die Rekonstruktion von Tathergängen sehr aussagekräftig sind.

Es liegt in der Natur der Sache, dass im Rahmen der Tatortbesichtigung Spuren zerstört werden. Jede Bewegung vor Ort bedeutet bereits eine

Veränderung der Originalsituation. Darum gibt es einige grundlegende Regeln für das Verhalten an einem Tatort.

**Wissen | Grundlegende Regeln für das Verhalten am Tatort**

- ruhig und konzentriert bleiben
- Spurensicherungsanzug, Handschuhe und Mundschutz tragen
- Situation detailliert und in Ruhe erfassen, auf typische und atypische Befunde achten
- nicht gleichzeitig schauen und laufen, vor jedem Schritt auf den Boden schauen
- Gegenstände erst nach vorheriger Betrachtung und Dokumentation anfassen
- nicht frühzeitig über den Tathergang spekulieren

Es ist nur allzu menschlich – und ein typischer Anfängerfehler – sich nach den ersten Eindrücken bereits auf einen wahrscheinlichen Tathergang festzulegen, insbesondere wenn die Befunde scheinbar eindeutig sind. In diesem Fall wird alles, was nicht in diese Theorie passt, ausgeblendet. Das bedeutet nicht, dass keine Hypothesen gebildet werden sollen. Es gilt aber, diese mit den vorgefundenen Fakten zu überprüfen (→ Kapitel 2.3).

In vielen Fällen ist die Einschätzung der Todesart nicht auf den ersten Blick sicher möglich. So können Todesfälle aus innerer Erkrankung mit Blutungen nach außen einhergehen, was dann zu der Annahme eines gewaltsamen Todes führt. Und selbst offensichtliche Gewalteinwirkungen, wie etwa Stichverletzungen, können sowohl durch eigene Hand als auch durch fremde Hand entstanden sein. Man benötigt eine gewisse Erfahrung, um typische Situationen wie etwa einen Suizid mit Stichen in die Herzregion als einen solchen zu erkennen und von einem Tötungsdelikt abzugrenzen. Das betrifft alle Arten von Todesfällen. Mit dem Wissen des Typischen kann man sich dann gezielt auf die Suche nach Atypischen machen, wie Diskrepanzen zwischen Spurenbild und Verletzungen oder nachträglichen Veränderungen am Tatort oder am Leichnam. Die Gründe für solche nachträglichen Veränderungen durch den Täter oder an der Tat nicht Beteiligte sind vielfältig. So können sie dem gezielten Verwischen von Spuren dienen, im Extremfall die Ermittler auf eine falsche Fährte führen, was man als Tatortinszenierung bezeichnet. In anderen Fällen sind sie Ausdruck innerer Bedürfnisse des Täters. So ist es beispielsweise typisch für eine engere persönliche Beziehung des Täters zum Opfer, wenn er die Getötete anschließend in eine schlafende Position bringt und sie zudeckt, was man als „emotionale Wiedergutmachung“ *(„Undoing“)* bezeichnet. Nicht jedes Zudecken eines Leichnams ist aber gleichbedeutend mit einem Undoing. So kann der Verstorbene auch vom Leichenfinder oder nach der Feststellung des Todes von den Rettungskräften abgedeckt worden sein. Und keineswegs kann man davon ausgehen, dass der Tatort unverändert geblieben ist, wohinter nicht einmal das Motiv der Spurenverwischung liegen muss: Es ist beispielsweise nicht ungewöhnlich, dass ein Leichenfinder Fenster und Türen öffnet, um den Geruch zu beseitigen, herumliegende Dinge auf die Seite räumt oder gar saubermacht. Es ist daher wichtig, sich einige grundlegende Fragen in Bezug auf die Situation und die Umstände zu stellen.

**Wissen | Fragen am Leichenfundort**

- Wer ist die/der Verstorbene?
- Welchen Bezug hat das Opfer zum Fundort?
- Gibt es Hinweise auf eine Gewalttat?
- Ist der Fundort auch der Tatort?
- Wer hat die Leiche gefunden?
- Wurde die Position des Leichnams verändert?
- Wurde etwas am Fundort verändert?

Die Rechtsmedizinerin muss sich darüber im Klaren sein, dass sie am Tatort zwar ihre vorläufige Einschätzung zum Tathergang abgeben soll, der Leichnam aber zunächst einmal ebenfalls eine kriminalistische Spur ist, die entsprechend gesichert werden muss. Die Leichenschau kann also erst nach Freigabe durch die Beamten der Spurensicherung erfolgen und jegliche Veränderung sollte am besten durch Fotografie oder Video dokumentiert werden. In aller Regel wird man sich vor Ort mit einer orientierenden Leichenschau begnügen, um möglichst wenig Spuren zu zerstören. Darüber hinaus gehört es zur Aufgabe der Rechtsmedizinerin, die Parameter zur Eingrenzung des Todeszeitpunkts zu erheben (→ Kapitel 3.2).

Der **rekonstruktive Lokalaugenschein** findet nach der Obduktion statt. Zu diesem Zeitpunkt liegen schon genauere Erkenntnisse und Ermittlungsergebnisse vor. So weiß man beispielsweise nach der Obduktion, ob das Opfer Verletzungen von Schlagadern *(Arterien)* hatte, was bei der Beurteilung von Blutspurenmustern am Tatort wichtig ist. Man weiß, ob die Verletzungen sehr rasch zur Handlungsunfähigkeit führten oder ob das Opfer noch längere Zeit in der Lage war, sich zu wehren oder zu fliehen. Man kann im Idealfall die Reihenfolge der Verletzungsentstehung am Tatort nachvollziehen. Wenn ein Beschuldigter festgenommen wurde und dieser Angaben zum Tathergang macht, dann kann man diese ebenfalls am Tatort versuchen, anhand der Spurenlage zu überprüfen.

Die Analyse des **Blutspurenverteilungsmusters** wird in den deutschsprachigen Ländern häufig von Rechtsmedizinern vorgenommen. Das ist durchaus sinnvoll, handelt es sich doch um biologische Spuren, die im Rahmen von Verletzungen oder Erkrankungen entstanden sind und für deren Beurteilung medizinisches Wissen hilfreich ist. Blutspuren entstehen bei allen mechanischen Gewalteinwirkungen, bei denen es zu Verletzungen der Haut zu Lebzeiten kam. Darüber hinaus gibt es zahlreiche krankhafte Zustände, bei denen ebenfalls Blutungen nach außen auftreten können, wie etwa Magenschwüre, Tumore des Rachens, des Kehlkopfes oder der Bronchien oder spontan rupturierte Krampfadern der Unterschenkel. Das erfahrungsbasierte Wissen um Blutspuren ist daher vergleichsweise groß, zudem können viele Fragestellungen rund um die Entstehung von Blutspuren, deren Alterung, ihre Nachweisbarkeit und ihre rekonstruktive Bedeutung experimentell nachgestellt werden, zumal auch die biophysikalischen Grundlagen und damit das Verhalten von Blut außerhalb des Körpers weitgehend verstanden sind. Für Blutspuren am Tatort gilt wie für alle Spuren das schrittweise Vorgehen: Erkennen – Dokumentieren – Sichern – Kategorisieren – Rekonstruieren. Flankierend kommen dazu Verfahren des Nachweises von Blut (nach Reinigung oder Alterung) und der Asservierung für DNA-Untersuchungen.

### Wissen | Blutspurenkategorien

- passive Spuren: Tropfspuren, Blutlachen, Abrinnspuren
- Transferspuren: Wischspuren, Kontaktspuren
- Projektionsspuren: Spritzspuren, Abschleuderspuren, Ausatemspuren, Spritzschatten
- verschiedenes

Rekonstruktiv bedeutsam können alle sein. Besonders wertvoll sind jedoch Transferspuren, wie etwa blutige Handabdrücke oder Schuhspuren (Abb. 4), sowie Projektionsspuren.

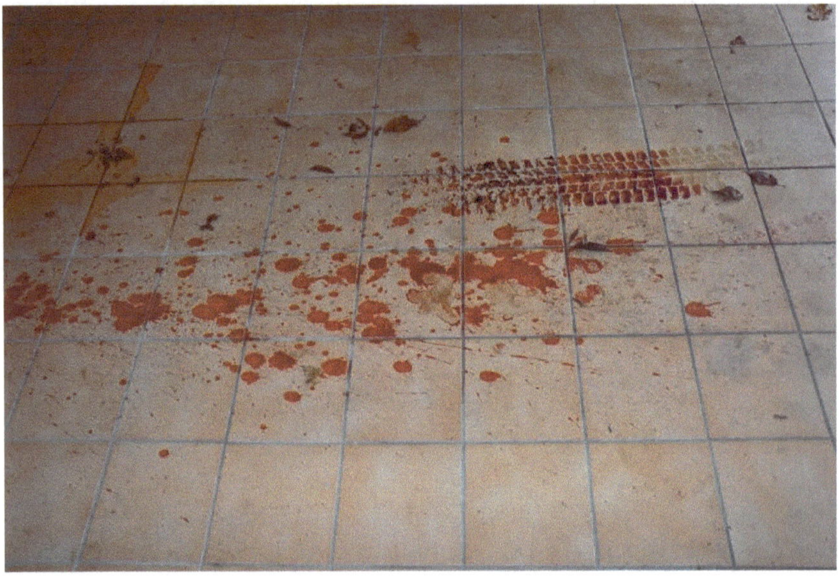

Abb. 4: Blutspritzer und blutige Reifenspur auf dem Boden einer Garage

Als Beispiele für Projektionsspuren seien Spritzspuren aus Wunden und **Abschleuderspuren** von Werkzeugen genannt. Wenn beispielsweise mehrfach mit einer Eisenstange auf den Kopf des Opfers eingeschlagen wird, so werden bei jedem Ausholen zum erneuten Zuschlagen Spritzer von der Stange abgeschleudert, die dann typische lineare bis bogenförmige Muster einnehmen, die man dann an einer Wand in der unmittelbaren Umgebung und an der Decke des Raumes finden kann. Gleichzeitig werden sich bei jedem Schlag auf den bereits blutigen Kopf Spritzer aus der Wunde radiär in der Nachbarschaft verteilen. Solche Spritzer sind dann auch am Täter bzw. dessen Bekleidung zu finden. Einen entsprechenden Befund bei experimenteller Nachstellung zeigt Abb. 5.

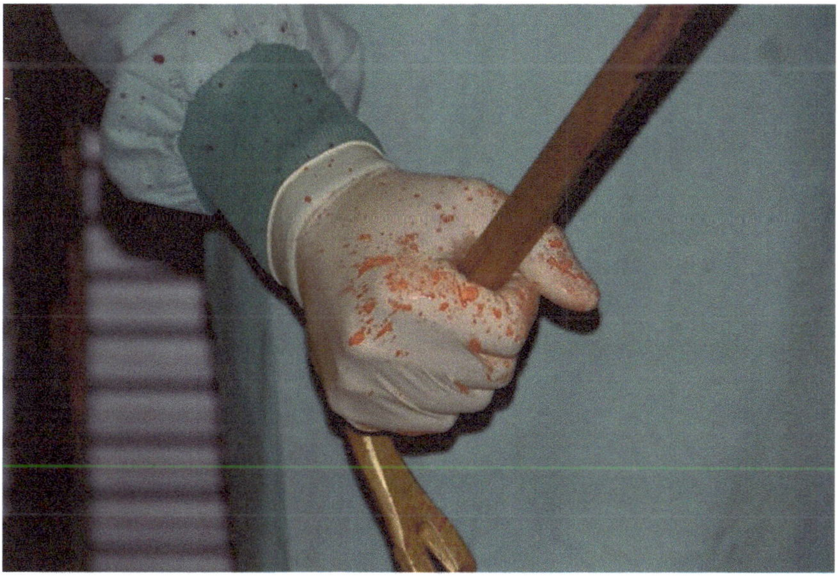

Abb. 5: Spritzspuren an der Hand und am Unterarm nach mehrfachem Schlagen mit einem „Kuhfuß“ auf einen blutgetränkten Schwamm (Simulation eines Tötungsdelikts, bei dem mehrfach auf den Kopf des am Boden liegenden Opfers eingeschlagen wird)

Je höher die Energie, mit der die Spritzer beschleunigt werden, desto kleiner sind sie. Je kleiner sie sind, desto weniger weit fliegen sie. Aus der Form der Spritzer oder Tropfen kann zudem berechnet werden, in welchem Winkel sie aufgetroffen sind. Während ein senkrecht auf den Untergrund aufkommender Tropfen eine rundliche Figur einnimmt, wird er umso länglicher geformt, je kleiner der Winkel zur Auftrefffläche wird. Bei flachen Winkeln unter 45° kommt es zur charakteristischen Ausrufezeichen-Form, wobei der Punkt des Ausrufezeichens gegenüber der Richtung liegt, aus der der Tropfen geflogen kam (Abb. 6). Somit kann bestimmt werden, aus welcher Richtung und in welchem Winkel Tropfen oder Spritzer gekommen sind, so dass man den Ort der Entstehung rekonstruieren kann.

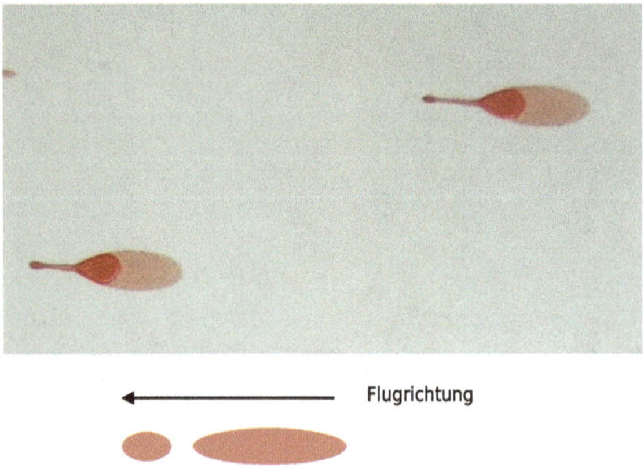


Abb. 6: Ausrufezeichenform von Blutspritzern, die im flachen Winkel auftrafen

Nicht alle Blutspuren sind immer offensichtlich. Wenn der Tatort gereinigt wurde oder wenn die Spuren auf einem dunklen, saugfähigen Untergrund sind, dann können sie auf den ersten Blick auch übersehen werden. Für die Suche nach solchen verborgenen Blutspuren gibt es verschiedene Vortests. Am bekanntesten ist der **Luminol**-Test, bei dem eine Lösung aus 3-Aminophtalsäurehydracid, Wasserstoffperoxid und Natronlauge zu einem schwachen hellbauen Leuchten führt, wenn sie mit angetrocknetem Blut in Kontakt gerät. Da die Leuchtreaktion sehr schwach ausfällt, kann der Test nur in abgedunkelten Räumen vorgenommen werden. Zudem reagiert die Lösung auch auf andere Oxidantien. Die Methode hat aber ihre Stärken vor allem in Fällen, bei denen eine Reinigung des Tatorts oder der Gegenstände erfolgt war, da sie die Blutantragungen morphologisch sichtbar macht.

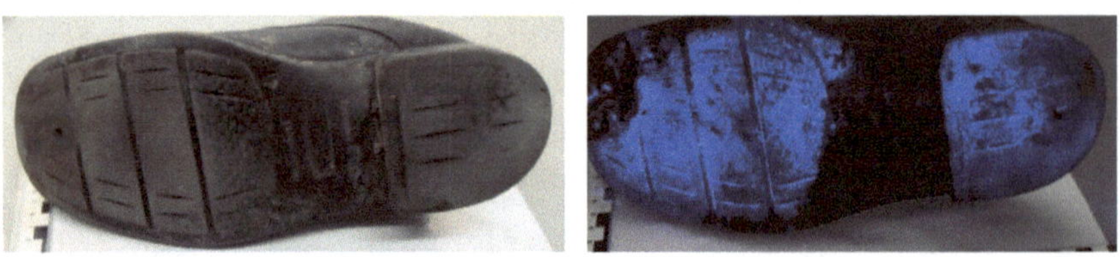

Abb. 7: Schuhsohle mit latenten Blutantragungen, im linken Bild nicht sichtbar, im rechten Bild sichtbar gemacht durch den Luminol-Test

Gerade bei einem dunklen Untergrund, etwa schwarzer Bekleidung, hat sich die Infrarotfotografie (→ Kap. 3.3.1) als eine mögliche Alternative zur Spurensuche und -dokumentation erwiesen.

Die Analyse des Blutspurenverteilungsmusters kann einen wertvollen Beitrag zur Rekonstruktion von Tathergängen leisten. Allerdings darf auch diese Methode in ihrer Aussagekraft nicht überschätzt werden; auch bei Blutspuren gilt, dass sie mehrdeutig sein können und nur im Zusammenhang mit anderen Befunden und Spuren Beweiskraft erhalten.

## 3.2 Untersuchung von Verstorbenen

### 3.2.1 Leichenschau

Als Leichenschau wird die äußere Untersuchung eines Verstorbenen bezeichnet. Dabei handelt es sich um eine ärztliche Aufgabe. Für die Leichenschau ist keine Zusatzqualifikation vorgeschrieben, jede Ärztin und jeder Arzt ist dazu verpflichtet. Es ist also keine ausschließlich rechtsmedizinische Domäne, auch wenn die Leichenschau durch eine Rechtsmedizinerin sicherlich sorgfältiger, mit mehr Sachverstand und mit mehr Erfahrung vorgenommen wird.

**Wissen | Notwendige Feststellungen bei der Leichenschau**

- Todeseintritt
- Todeszeitpunkt
- Identität
- Todesursache
- Todesart
- meldepflichtige Erkrankungen
- Vergiftungen

Die Untersuchung soll bei gutem Licht erfolgen, die Verstorbene muss entkleidet werden, alle Körperregionen einschließlich Körperöffnungen sollen inspiziert, das Skelettsystem abgetastet werden. Bei Hinweisen auf eine Gewalteinwirkung muss die Untersuchung abgebrochen und die Polizei verständigt werden.

**Wissen | Ablauf einer Leichenschau**

- Feststellung des Todes: sichere Todeszeichen, nicht überlebbare Verletzungen
- Feststellung der Identität: eigene Kenntnis, Personalausweis, Angaben von Angehörigen
- allgemeiner Eindruck: Umgebung, Körperhaltung, Bekleidungszustand, Pflegezustand, Ernährungszustand, Hinweise auf Krankheitsvorgeschichte, Anhaftungen von Fremdmaterial
- Leichnam entkleiden
- Untersuchung des Verstorbenen von Kopf bis Fuß: Suche nach Hinweisen für eine Gewalteinwirkung, Körperöffnungen und Hautfalten inspizieren
- Abbruch der Leichenschau und Verständigung der Polizei bei Verdacht auf nicht natürlichen Tod oder bei unklarer Identität
- Ausfüllen der Todesbescheinigung

Sehr häufig werden Todesart und Todesursache miteinander verwechselt. Die **Todesursache** bezeichnet den medizinischen Grund für den Tod. Die **Todesart** bezeichnet die Umstände, unter denen jemand zu Tode kommt. Hier gibt es nur zwei Möglichkeiten: der Tod ist die Folge einer Erkrankung oder die Folge einer Gewalteinwirkung. Im ersten Fall ist es ein **natürlicher Tod**, im zweiten Fall ein **nicht natürlicher (=gewaltsamer) Tod**, wobei man hier noch drei Unterformen unterscheidet: bei einer Gewalteinwirkung durch fremde Hand ist es ein **Tötungsdelikt**, bei Gewalteinwirkung durch eigene Hand ein **Suizid** und in allen anderen Fällen ein **Unfall.** Diese Unterscheidung braucht durch den Leichenschauarzt nicht getroffen werden, noch viel weniger muss er sich Gedanken über die rechtliche Würdigung machen. Wesentlich ist aber, eine Gewalteinwirkung als Anfang einer Kausalkette zu erkennen, an deren Ende der Tod steht. Für diese Kausalkette gibt es keine zeitliche Beschränkung. Wenn der Tod letztendlich die kausale Folge eines Verkehrsunfalls ist, der sich vor Jahren ereignete, dann handelt es sich um einen nicht natürlichen Tod.

### Wissen | Typische Fehler bei der Leichenschau

- Verwechslung Todesart – Todesursache
- Verletzung der Meldepflichten
- Verkennung von Leichenerscheinungen
- Angaben zur Todesursache sind Spekulationen
- Verkennung von Kausalzusammenhängen
- Nicht-Erkennen gewaltsamer Todesfälle

Die Feststellung der **Todesursache** ist strenggenommen allein durch die äußere Leichenschau nur selten möglich. Am ehesten gelingt sie noch bei heftigen mechanischen Gewalteinwirkungen, wie etwa einem Polytrauma oder perforierenden Verletzungen von Rumpf, Hals oder Kopf, also bei nicht natürlichen Todesfällen. Bei einer zunehmenden Verschlechterung einer schweren Erkrankung ist der Tod mit hoher Wahrscheinlichkeit auf diese zurückzuführen, vor allem wenn der Verlauf ärztlich begleitet wurde. Sicher kann man sich aber selten sein. Obduktionsstudien haben immer wieder darauf hingewiesen, dass in bis zu 40 % der Fälle die klinisch vermuteten Diagnosen falsch oder unvollständig waren. Daran hat sich, trotz der Möglichkeiten moderner klinischer Untersuchungsmethoden, nicht viel geändert.

Als Todesursachen sollen in der Todesbescheinigung keine funktionellen Endzustände wie „Herz-Kreislauf-Versagen“ oder „Herzstillstand“ eingetragen werden, sondern der medizinische Grund dafür. Die Todesbescheinigungen erfassen die Todesursache in einer dreistufigen Kausalkette (siehe Abb. 8). Diese Kausalkette spiegelt vor allem den sogenannten linearen Sterbetyp wider. Gerade bei Personen mit mehreren oder komplexeren Krankheitsbildern lässt sich die Todesursache jedoch häufig nicht in dieser Vorgabe ausdrücken. In diesen Fällen ist der Tod meistens Folge eines komplexen Versagens mehrerer Organsysteme, die sich gegenseitig beeinflussen (z. B. Atemschwäche, Einengung der Herzkranzschlagadern und chronische Blutarmut). In anderen Fällen führt eine Grunderkrankung zu mehreren Folgeproblemen, die gemeinsam mit der Zeit zum Tod führen.

| **Medizinische Angaben: wahrscheinlichste Todesursache/klinischer Befund**<br>Bitte nur eine Todesursache pro Feld, nicht Endzustände wie Atemstillstand, Herz-Kreislaufversagen, Kachexie usw. | | Zeitdauer zwischen Beginn der Krankheit und Tod | ICD-Code |
|---|---|---|---|
| I. **Unmittelbar zum Tod führende Krankheit** | a) letztliche Todesursache<br>Herzbeuteltamponade | | |
| **Vorangegangene Ursache**<br>(Krankheiten, die die unmittelbare Todesursache herbeigeführt haben) | b) als Folge von<br>Herzinfarkt | | |
| **Grundleiden**<br>(ursprüngliche Ursache) | c) als Folge von<br>Koronare Herzkrankheit | | |
| II. **Andere wesentliche Krankheiten** | | | |
| | | | |
| **Epikrise: weitere Angaben zur Todesursache und zu Begleiterkrankungen**<br>☐ weitere Angaben s. vertraulicher Teil 2 | | | |
| ☐ Obduktion wird angestrebt | | | |

Abb. 8: Ausschnitt aus der bayerischen Todesbescheinigung mit Beispiel einer Kausalkette zur Todesursache

In Deutschland versterben jährlich rund 900.000 Menschen. In 96 % der Fälle handelt es sich um einen natürlichen Tod infolge einer Erkrankung. Etwa 38.000 Menschen sterben eines gewaltsamen Todes, wobei rund 800 einem Tötungsdelikt zum Opfer fallen, etwa 10.000 sich suizidieren und rund 28.000 an den Folgen eines Unfalls versterben.

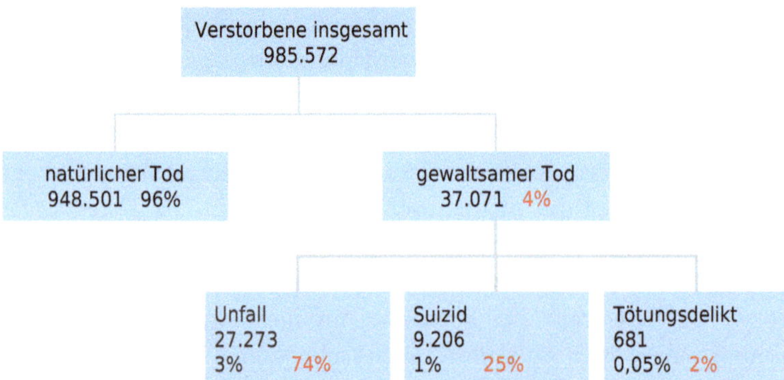


Abb. 9: Todesfälle in Deutschland im Jahr 2020, aufgeschlüsselt nach den Todesarten (absolute und relative Zahlen)

Ein generelles Problem ist, dass die Leichenschau ein eigentlich untaugliches Instrument zur sicheren Feststellung von Todesart und Todesursache ist. Das liegt nicht nur daran, dass viele Leichenschauärzte nicht die notwendige Erfahrung und Kenntnisse haben, sondern in der Natur der Sache: Man kann durch das äußere Ansehen eines Verstorbenen nur in seltenen Fällen sicher sagen, wodurch der Tod eingetreten ist. Das Fehlen offensichtlicher Verletzungen an der Körperoberfläche bedeutet jedoch keineswegs, dass keine mechanische Gewalteinwirkung stattgefunden hat; eine Intoxikation ist ohnehin äußerlich nie auszuschließen. Am einfachsten ist es noch, wenn der Tod durch massive mechanische Gewalteinwirkung eingetreten ist, mit schweren Verletzungen. Schwierig ist es hingegen, wenn keine oder nur oberflächliche Verletzungen festzustellen sind, was in den allermeisten Fällen so ist. Zudem können Leichenerscheinungen fehlgedeutet, diskrete Verletzungen übersehen werden, zumal bei ungünstigen Untersuchungsbedingungen, wenn späte Leichenerscheinungen vorliegen oder die Beleuchtung schlecht ist. Wenn durch die Leichenschau die Todesart nicht festgestellt werden kann, gibt es die Möglichkeit, auf dem Leichenschauschein eine unklare Todesart anzugeben.

Wenn die Identität unklar ist, der Tod auf eine Gewalteinwirkung zurückzuführen ist oder die Todesart bei der Leichenschau nicht geklärt werden kann, dann ist die Polizei oder die Staatsanwaltschaft zu verständigen. Das niedersächsische Bestattungsgesetz (§ 4 Nds. BestattG) gibt detaillierte Hinweise auf die Fallkonstellationen, in denen diese Verständigung zu erfolgen hat, die auch außerhalb Niedersachsens eine gute Handlungsrichtlinie darstellen.

### Recht | Durchführung der Leichenschau

**§ 4 Bestattungsgesetz Niedersachsen**

(4) Die Ärztin oder der Arzt hat die Polizei oder die Staatsanwaltschaft unverzüglich zu benachrichtigen, wenn

- 1. Anhaltspunkte dafür vorhanden sind, dass der Tod durch eine Selbsttötung, einen Unfall oder ein Einwirken Dritter verursacht ist (nicht natürlicher Tod),
- 2. Anhaltspunkte dafür vorhanden sind, dass der Tod durch eine ärztliche oder pflegerische Fehlbehandlung verursacht ist,
- 3. Anhaltspunkte dafür vorhanden sind, dass der Tod auf eine außergewöhnliche Entwicklung im Verlauf der Behandlung zurückzuführen ist,
- 4. der Tod während eines operativen Eingriffs oder innerhalb der darauf folgenden 24 Stunden eingetreten ist,
- 5. die Todesursache ungeklärt ist,
- 6. die verstorbene Person nicht sicher identifiziert werden kann,

> - 7. der Tod in amtlichem Gewahrsam eingetreten ist,
> - 8. die verstorbene Person das 14. Lebensjahr noch nicht vollendet hat, es sei denn, dass der Tod zweifelsfrei auf eine Vorerkrankung zurückzuführen ist, oder
> - 9. bereits fortgeschrittene oder erhebliche Veränderungen der Leiche eingetreten sind,
>
> und, soweit nicht unzumutbar, das Eintreffen der Polizei oder der Staatsanwaltschaft abzuwarten. Die Ärztin oder der Arzt hat in einem solchen Fall von der Leichenschau abzusehen oder diese zu unterbrechen und bis zum Eintreffen der Polizei oder der Staatsanwaltschaft darauf hinzuwirken, dass keine Veränderungen an der Leiche und der unmittelbaren Umgebung vorgenommen werden. (...)

Über die Durchführung und Ergebnisse der Leichenschau wird durch die Ärztin eine Todesbescheinigung ausgestellt, die Grundlage für die Beurkundung des Sterbefalls ist. Die dort vermerkte Todesursache und Todesart wie auch die Bemerkungen zu den Fallumständen bilden die Grundlage für die amtliche Sterbefallstatistik.

Rechtsmediziner werden vergleichsweise selten mit der primären Leichenschau beauftragt, sondern meistens erst von der Polizei verständigt, wenn ein Fall kriminalistisch verdächtig erscheint. Die **rechtsmedizinische Leichenschau** unterscheidet sich daher von der sonstigen ärztlichen Leichenschau. Sie ist üblicherweise Bestandteil des Lokalaugenscheins (→ Kapitel 3.1). Beim Verdacht auf ein Kapitaldelikt hat die Spurensicherung Vorrang vor der Besichtigung des Leichnams, die Leichenschau erfolgt erst nach der Freigabe durch die Kriminaltechnik. Jegliche Veränderung wird erst nach einer Fotodokumentation der Situation vorgenommen. Da eine Veränderung der Position des Leichnams dazu führen kann, dass sich Blut aus Wunden ergießt oder es zum Ablaufen von Flüssigkeit aus Mund und Nase kommt, was dann die ursprüngliche Spurenlage am Leichnam überdeckt, weil ohnehin jede Manipulation zu einer Zerstörung von Spuren führen kann, wird die Leichenschau mehr orientierend durchgeführt, ohne Entkleiden. Man verschafft sich einen Überblick über etwaige Verletzungen und deren anatomischer Verteilung und gibt eine erste, vorläufige Einschätzung des Tathergangs ab.

Ein wichtiger Bestandteil der rechtsmedizinischen Leichenschau ist außerdem die **Eingrenzung der Postmortalzeit.** Die Frage, wann der Tod eingetreten ist, spielt in Kriminalfällen eine wichtige Rolle. Sie ist aber nicht leicht zu beantworten. Am ehesten gelingt sie über medizinische Parameter noch innerhalb der ersten Stunden bis etwa einen Tag nach Todeseintritt. Anhand der Leichenabkühlung und der sogenannten supravitalen Reaktionen (→ Kapitel 4.1), insbesondere der mechanischen und elektrischen Erregbarkeit der Muskulatur, aber auch der Ausprägung der Totenflecken und der Leichenstarre kann durch Vergleich mit anderen Fällen ein Zeitintervall eingegrenzt werden, in dem der Tod mit hoher Wahrscheinlichkeit eingetreten ist (Tab. 1).

| Parameter | Minimum (Stunden) | Maximum (Stunden) |
|---|---|---|
| Leichenflecken auf Fingerbeerendruck wegdrückbar | 1 | 20 |
| Leichenflecken vollständig verlagerbar | 1 | 6 |
| Wiedereintreten der Leichenstarre nach Brechung | 2 | 20 |
| idiomuskulärer Wulst auslösbar | 1,5 | 13 |
| elektrische Erregbarkeit der mimischen Muskulatur (6 Stadien) | 3,5 +/- 2,5 (Stadium VI) | 13,5 +/- 8,5 (Stadium I) |

Tab. 1: Einige Parameter, die neben der Leichenabkühlung zur Eingrenzung des Todeszeitpunktes verwendet werden

Für die elektrische Erregbarkeit der mimischen Muskulatur werden spezielle **Reizstromgeräte** verwendet. Diese haben zwei Elektroden, die in die Muskulatur am Oberlid bzw. in den Mundwinkeln gestochen werden. Anschließend wird ein definierter Stromreiz ausgelöst und beobachtet, ob und wie stark sich die Muskulatur des Gesichts zusammenzieht. In der vollen Ausprägung wirkt es, als würde die Verstorbene grimassieren. Ein solcher Befund ist im Mittel bis 3,5 Stunden nach Todeseintritt zu erwarten. Bei der schwächsten Ausprägung kommt es nur zu einer ganz umschriebenen Muskelkontraktion direkt neben den Einstichstellen. Dieser Befund ist im Mittel 13,5 Stunden nach Todeseintritt zu erheben, wobei es hierfür erhebliche Streubreiten gibt (± 8,5 Stunden).

Für die Prüfung des **idiomuskulären Wulstes** wird mit einem länglichen festen Gegenstand auf den Bizepsmuskel des Verstorbenen geschlagen.

Im positiven Fall bildet sich an der Schlagstelle ein sichtbarer, manchmal auch nur tastbarer Muskelwulst aus. Der Befund zeigt an, dass sich der Muskel noch mechanisch reizen lässt.

Am besten untersucht ist die **Abkühlung** eines Leichnams im Vergleich zur Umgebungstemperatur. Zunächst einmal bleibt die Körperkerntemperatur für etwa zwei Stunden stabil, dann folgt ein exponentieller Abfall der Temperatur. Nach spätestens einem Tag haben sich Körperkerntemperatur und Umgebungstemperatur angeglichen. Allerdings wird das Abkühlverhalten von vielen Parametern beeinflusst: der Körpermasse, der Bekleidung bzw. Bedeckung des Leichnams, ob sich der Leichnam in stiller oder bewegter Luft befindet, ob er sich in feuchter oder trockener Umgebung befindet und nicht zuletzt von der Umgebungstemperatur. In der Praxis werden die tiefe Rektaltemperatur und die Umgebungstemperatur gemessen sowie die übrigen Parameter (Bekleidung/Bedeckung, Luftzug, Feuchtigkeit) vermerkt. Die Körpermasse wird im Rahmen der Obduktion später gewogen, für eine erste Beurteilung am Leichenfundort wird sie geschätzt. Wesentliche Parameter sind die Rektaltemperatur, die Umgebungstemperatur und die entsprechend den Umgebungsbedingungen korrigierte Körpermasse. Mit diesen kann unter Zuhilfenahme eines Nomogramms oder entsprechender Computerprogramme/Apps die Zeit abgeschätzt werden, die seit dem Todeseintritt vergangen ist. Nach wie vor am gebräuchlichsten ist das Nomogramm nach Henssge.

**Wissen | Postmortalzeit**

Die Parameter zur Eingrenzung der Postmortalzeit werden bei der Leichenschau erhoben, nicht bei der Obduktion.

Neben der rechtsmedizinischen Leichenschau im Zusammenhang mit einem Lokalaugenschein gehört es bei vielen Instituten zur Aufgabe, die gesetzlich vorgeschriebene zweite Leichenschau vor der Einäscherung einer Verstorbenen, die **Kremationsleichenschau,** durchzuführen. Durch diese soll nochmals sichergestellt werden, dass kein nicht natürlicher Todesfall übersehen wurde.

### 3.2.2 Obduktion

Die Obduktion, auch als Sektion oder Autopsie bezeichnet, ist eine innere Leichenschau, von der prinzipiell drei Formen unterschieden werden müssen: Die **klinische Obduktion** dient der medizinischen Qualitätssicherung. Sie wird im Auftrag der zuvor behandelnden Ärzte und mit Einwilligung der Angehörigen vorgenommen und gehört in das Aufgabengebiet der Pathologie. Voraussetzung ist, dass es sich um einen natürlichen Todesfall handelt. Im Rahmen der Obduktion soll die Todesursache eindeutig geklärt werden, mehr noch aber die Ausprägung der Erkrankung erfasst werden.

Die **anatomische Obduktion** dient der Ausbildung von Studierenden der Medizin. Die Personen haben ihre Einwilligung dazu bereits zu Lebzeiten abgegeben („den Körper der Wissenschaft vermacht"). Sie wird an entsprechend einbalsamierten Leichen über mehrere Wochen hinweg während eines Semesters von den Studierenden und den Anatomen gemeinsam vorgenommen.

Die **gerichtliche Obduktion** dient der Feststellung von **Todesart** und **Todesursache** und wird an Verstorbenen vorgenommen, bei denen ein nicht natürlicher Tod oder eine unklare Todesart bescheinigt worden war. In diesen Fällen ist der Leichnam ein potenzielles Beweismittel in einem Ermittlungs- bzw. Strafverfahren und deshalb beschlagnahmt worden. In Fällen, in denen die **Identität** des Verstorbenen nicht bekannt ist, dient sie zudem der Feststellung von Identitätsmerkmalen.

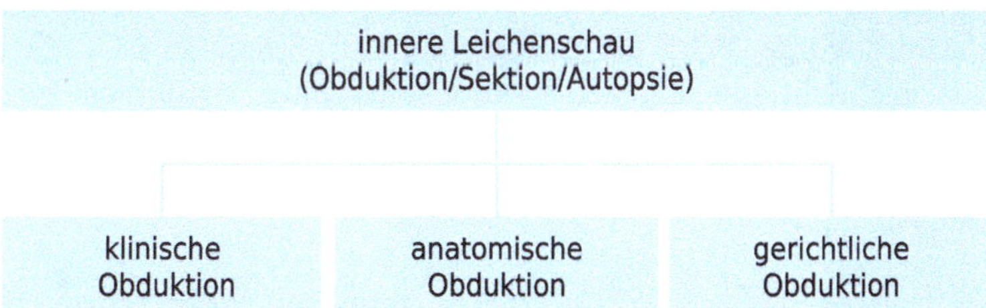


Abb. 10: Formen der inneren Leichenschau

Die rechtlichen Rahmenbedingungen sind in der Strafprozessordnung (StPO) festgelegt.

### Recht | Rahmenbedingungen für Obduktionen

**§ 87 StPO: Leichenschau, Leichenöffnung, Ausgrabung der Leiche**

(1) Die Leichenschau wird von der Staatsanwaltschaft, auf Antrag der Staatsanwaltschaft auch vom Richter, unter Zuziehung eines Arztes vorgenommen. Ein Arzt wird nicht zugezogen, wenn dies zur Aufklärung des Sachverhalts offensichtlich entbehrlich ist.
(2) Die Leichenöffnung wird von zwei Ärzten vorgenommen. Einer der Ärzte muss Gerichtsarzt oder Leiter eines öffentlichen gerichtsmedizinischen oder pathologischen Instituts oder ein von diesem beauftragter Arzt des Instituts mit gerichtsmedizinischen Fachkenntnissen sein. Dem Arzt, welcher den Verstorbenen in der dem Tod unmittelbar vorausgegangenen Krankheit behandelt hat, ist die Leichenöffnung nicht zu übertragen. Er kann jedoch aufgefordert werden, der Leichenöffnung beizuwohnen, um aus der Krankheitsgeschichte Aufschlüsse zu geben. Die Staatsanwaltschaft kann an der Leichenöffnung teilnehmen. Auf ihren Antrag findet die Leichenöffnung im Beisein des Richters statt.
(3) Zur Besichtigung oder Öffnung einer schon beerdigten Leiche ist ihre Ausgrabung statthaft.
(4) Die Leichenöffnung und die Ausgrabung einer beerdigten Leiche werden vom Richter angeordnet; die Staatsanwaltschaft ist zu der Anordnung befugt, wenn der Untersuchungserfolg durch Verzögerung gefährdet würde. Wird die Ausgrabung angeordnet, so ist zugleich die Benachrichtigung eines Angehörigen des Toten anzuordnen, wenn der Angehörige ohne besondere Schwierigkeiten ermittelt werden kann und der Untersuchungszweck durch die Benachrichtigung nicht gefährdet wird.

Gemäß § 89 StPO muss eine gerichtliche Obduktion die Öffnung von Kopf-, Brust- und Bauchhöhle umfassen. Bei der Obduktion von Neugeborenen ist nach § 90 StPO zu klären, ob es nach der Geburt gelebt hat bzw. lebensfähig gewesen wäre. Bei Verdacht auf eine Vergiftung soll der chemische Giftnachweis erfolgen (§ 91 StPO).

Diese rechtlichen Rahmenbedingungen sind wenig detailreich. Detaillierter sind beispielsweise die Leitlinien zur Durchführung einer rechtsmedizinischen Obduktion, die von der Deutschen Gesellschaft für Rechtsmedizin

(DGRM) bei der Arbeitsgemeinschaft der Wissenschaftlichen Medizinischen Fachgesellschaften (AWMF) veröffentlich wurden, oder die Empfehlungen zur Durchführung gerichtlicher Obduktionen, die vom Ministerrat der Europäischen Union 1999 verabschiedet wurden. In diesen ist detailliert aufgeführt, wie eine Obduktion durchzuführen ist, damit sie den forensischen Anforderungen entspricht.

Gerichtliche Obduktionen erfolgen demnach nach einem festen Schema, das fallabhängig angepasst wird. Durchgeführt werden sie in einem Team, das aus mindestens drei Personen besteht: 1. Obduzent, 2. Obduzent, Präparator. Im Idealfall ist die polizeiliche Sachbearbeiterin des Falls bei der Obduktion anwesend und schildert die Vorgeschichte und die bisherigen Ermittlungsergebnisse.

### Wissen | Ablauf einer Obduktion

- Falls möglich, wird vor der Obduktion von dem Leichnam eine Ganzkörpercomputertomographie vorgenommen.
- Danach wird die Bekleidung inspiziert und auf Beschädigungen oder Spuren untersucht.
- Bei der äußeren Leichenschau werden zunächst die sicheren Zeichen des Todes dokumentiert, dann verschafft man sich einen Überblick über den allgemeinen Körperzustand, Verletzungen und Spuren am Körper. Anschließend wird der Körper von Kopf bis Fuß im Detail angeschaut. Die Befunde werden dabei diktiert und fotografiert.
- Danach folgt die innere Leichenöffnung, bei der die drei Körperhöhlen (Kopfhöhle, Brusthöhle, Bauchhöhle) geöffnet und die Organe paketweise nacheinander entnommen und präpariert werden. Auch hier werden die Befunde diktiert und gegebenenfalls auch fotografiert. Die Präparation der Organpakete und Organe erfolgt nach den oben erwähnten Leitlinien.
- Wenn Verletzungen am Leichnam vorliegen, werden diese gesondert dargestellt, um ihre Schwere und Tiefe zu erfassen. Je nach Fallkonstellation werden auch die Extremitäten und der Rücken seziert, um dort vorhandene Befunde darzustellen. So ist es beispielsweise bei tödlichen Fußgängerunfällen wichtig, die Anfahrtsrichtung und die primären Anstoßstellen nachzuweisen.

- Von allen Organen werden Proben für feingewebliche *(histologische)* Untersuchungen entnommen. Für toxikologische Untersuchungen werden Proben der Körperflüssigkeiten (Blut, Mageninhalt, Galle, Urin, Augenkammerwasser, Gehirnwasser) und von manchen Organen asserviert. Für molekularbiologische Untersuchungen wird eine Blutprobe einbehalten. Je nach Fall werden auch weitere Proben entnommen, beispielsweise für virologische oder bakteriologische Untersuchungen.
- Die Organe kommen wieder zurück in die Körperhöhlen, die Sektionsschnitte werden vernäht, der Leichnam gereinigt.
- Das bei der Obduktion diktierte Protokoll umfasst sowohl eine detaillierte Befundbeschreibung als auch eine (vorläufige) Einschätzung des Tathergangs, der Todesart und der Todesursache.

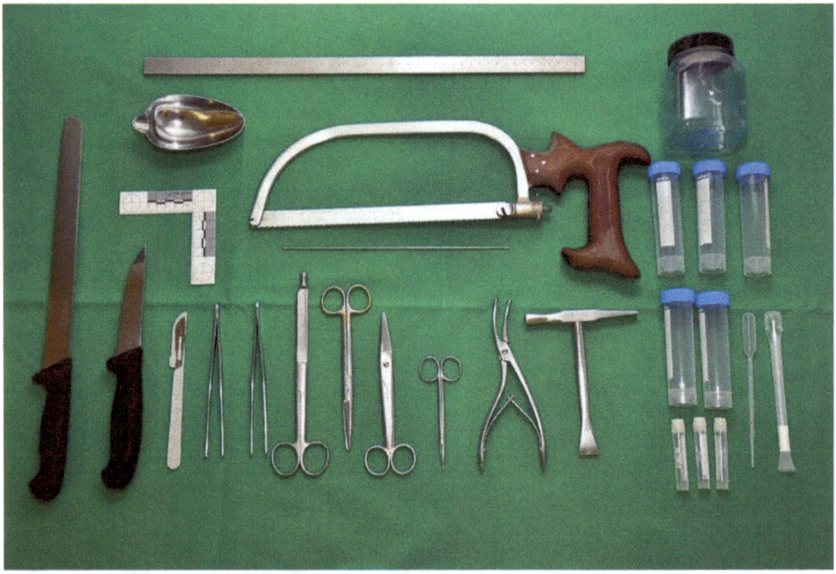

Abb. 11: Obduktionsbesteck und Asservatebehälter

Das benötigte Instrumentarium für eine Obduktion besteht aus Präpariermessern, Organmessern, Skalpellen, Präparierscheren (Darmschere, Koronarschere, Muskelschere), Pinzetten (anatomische Pinzette, chirurgische

Pinzette), einer Säge für die Öffnung des Schädels, einer Zange für das Abziehen der harten Hirnhaut, einer Rippenschere, Schwämmen, einer Schöpfkelle für die Asservierung von Körperflüssigkeiten, Zentimetermaß, Nadel und Faden, weiterhin Messbechern für Körperflüssigkeiten und einer Waage für die Organe.

Moderne Obduktionstische sind aus Edelstahl, höhenverstellbar, haben in die Tischplatte integrierte Wasserabläufe, daneben ein Wasserbecken und eine Handbrause, so wie sie auf dem Titelblatt dieses Buches zu sehen sind. Für die Präparation der entnommenen Organpakete gibt es einen beweglichen Aufsatz, den Präpariertisch, an dem auch Ablagen für die Instrumente und für Gefäße zur Asservierung von Proben angebracht sind.

Die Bekleidung der Obduzenten besteht aus Hosen und Kittel sowie ggf. Mänteln wie im Operationssaal. Weiterhin gehören Mundschutz, Handschuhe, Schutzbrille, wasserdichte Einmalschürzen und OP-Haube zur persönlichen Schutzausrüstung.

Die Obduktion geht nicht mit einer Zerstörung des Leichnams einher. Die Schnitte zur Öffnung der Körperhöhlen werden so gelegt, dass sie nicht entstellen. Sie werden nach der Obduktion wieder vernäht. Ein obduzierter Leichnam kann ohne weiteres aufgebahrt werden, damit die Angehörigen am offenen Sarg von ihm Abschied nehmen können, ohne dass man die zuvor durchgeführte Obduktion bemerkt. In aller Regel wird der Leichnam, welcher als Beweismittel in einem Ermittlungsverfahren beschlagnahmt war, nach der Obduktion von der Staatsanwaltschaft freigegeben, so dass die Angehörigen ihn bestatten können.

In nicht wenigen Fällen können die Todesart und die Todesursache durch die Obduktion allein nicht geklärt werden. Viele wesentliche todesursächliche Befunde lassen sich autoptisch nicht erfassen, weil sie entweder gar keine oder nur unspezifische makroskopische Veränderungen am Körper hinterlassen oder weil sie so klein sind, dass sie mit bloßem Auge nicht zu erkennen sind. In diesen Fällen können weiterführende Untersuchungen, wie eine Bestimmung der Blutalkoholkonzentration, der Nachweis von Drogen, Medikamenten oder Giften sowie die mikroskopische Begutachtung der Organproben weiterhelfen. Diese Untersuchungen werden jedoch nicht routinemäßig in jedem Fall vorgenommen, sondern fallabhängig und nach Auftrag durch die ermittelnde Staatsanwaltschaft.

### 3.2.3 Identifizierung

Es ist nicht selten, dass die Identität einer Verstorbenen nicht sicher feststeht. Dies betrifft beispielsweise fäulnisveränderte Leichen, Personen, die verbrannt sind oder bei denen der Körper durch schwere Verletzungen stark entstellt ist. In diesen Fällen dient die Obduktion auch der Feststellung von Identitätsmerkmalen. Grundvoraussetzung für eine Identifizierung ist, dass die körperlichen Merkmale der vermissten Person bekannt sind, um sie mit denen des Leichnams vergleichen zu können.

**Wissen | Äußere körperliche Merkmale für die Identifizierung**

- Geschlecht
- ungefähres Alter
- Körpergröße
- Statur, Körperbau
- Hautfarbe
- Haarfarbe, Frisur
- Augenfarbe
- Tätowierungen
- charakteristische Narben
- sonstige Kennzeichen (z. B. Amputationen, Missbildungen, Muttermale)

Wenn der Leichnam keine fortgeschrittenen Leichenerscheinungen aufweist und zumindest der Kopf nicht zerstört ist, dann kann eine **Identifizierung durch die Angehörigen** erfolgen, entweder direkt oder durch Vorlage eines Bildes des Verstorbenen.

Auch **persönliche Gegenstände** wie etwa typischer Schmuck, Bekleidung, Schlüsselbund oder anderer Tascheninhalt können dabei helfen, zumindest den Verdacht der Identität eines unbekannten Verstorbenen zu erhärten. Die alleinige Identifizierung über Bekleidung und persönliche Gegenstände ist aber nicht möglich. Zum einen sind im Zeitalter der Massenproduktion die Gegenstände kaum so individuell, dass sie nur einer Person zugeordnet werden könnten, zum anderen bedeutet das Auffinden selbst von charakteristischen Dingen in den Taschen einer Person keineswegs, dass diese auch der Besitzer war. So können etwa Schlüssel, Geldbörsen oder Notizbücher auch gestohlen worden sein. Die persönlichen Gegenstände können aber ein Baustein sein, mit dem im Zusammenhang mit körperlichen Merkmalen eine Identifizierung wahrscheinlich wird.

Wenn bekannt ist, bei welchem Zahnarzt eine vermisste Person in Behandlung war, dann kann man deren **Zahnstatus** erfragen und mit dem Gebissbefund der Leiche hinsichtlich fehlender Zähne und Füllungen abgleichen. Der Zahnstatus ist – zusammen mit den übrigen Befunden – in sehr vielen Fällen ausreichend, um eine Person sicher zu identifizieren.

Wenn auch dies nicht ausreicht, so besteht die Möglichkeit, eine unbekannte Leiche über ihr **DNA-Profil** (→ Kapitel 9.3) zu identifizieren. Hierfür werden bei der Obduktion Blut- oder Gewebeproben entnommen und im Labor analysiert. Als Vergleichsproben kommen in Betracht: Gegenstände der vermissten Person, an denen DNA-Material anhängt (z. B. Haarbürste, Zahnbürste), zu Lebzeiten gewonnene Blut- oder Gewebeproben aus einem Krankenhaus oder einer Arztpraxis, in manchen Fällen auch das in der polizeilichen DNA-Analysedatei befindliche DNA-Muster oder Wangenschleimhautabriebe von direkten leiblichen Verwandten.

Wenn es sich bei dem unbekannten Verstorbenen um eine Person handelt, die bereits erkennungsdienstlich behandelt worden war, dann können auch die **Fingerabdrücke** zur Identifizierung verwendet werden, sofern diese am Leichnam noch erhoben werden können. Dies kann bei fortgeschrittener Fäulnis, Brandzehrung oder auch mechanischer Zerstörung der Hände schwierig bis unmöglich sein. Die Sicherung der Fingerabdrücke geschieht mittlerweile digital. Diese Untersuchung wird vom Erkennungsdienst der Polizei vorgenommen.

Weitere Möglichkeiten, wie die Röntgenvergleichsanalyse, der Schädel-Bild-Vergleich oder die Fotoidentifikation spielen in der forensisch-medizinischen Routine eine untergeordnete Rolle. Sie werden vor allem dann angewandt, wenn die oben genannten Verfahren kein Ergebnis erbracht haben.

### 3.2.4 Bildgebung

Auch wenn die Obduktion zwar nach wie vor die beste Möglichkeit ist, um die Befunde innerlich wie äußerlich umfassend darzustellen und Proben für weiterführende Untersuchungen zu asservieren, so hat sie doch auch ihre Schwächen. Ein Nachteil ist, dass die Darstellung von inneren Befunden zwangsläufig mit einer Durchtrennung der darüber liegenden Weichteile einhergeht, wodurch manche Befunde auch zerstört werden. Man muss sich also im Klaren sein, dass jede Präparation mit einer Veränderung der ursprünglichen Situation einhergeht und dass gegebenenfalls Fragen, die sich im Verlauf der Obduktion ergeben, nicht mehr beantwortet werden können, eben weil die Originalsituation nicht mehr gegeben ist.

Ein Versuch, dieses Problem zu umgehen, ist, den Leichnam vor der Obduktion mit modernen, hochauflösenden bildgebenden Verfahren wie der **Computertomographie** oder der **Kernspintomographie** zu untersuchen, um somit den Originalzustand dokumentiert zu haben und gegebenenfalls auch im Nachhinein Fragen beantworten zu können, die sich erst im Laufe der weiteren Ermittlungen ergeben. Hierfür wurden die für den klinischen Einsatz entwickelten Untersuchungsprotokolle angepasst. Die Computertomographie geht mit einer nicht unerheblichen Strahlenbelastung für die Patienten einher, was im postmortalen Einsatz jedoch unerheblich ist. Daher können dort längere Untersuchungszeiten und höhere Strahlungsintensitäten verwendet werden, die Schichtdicken können dünner sein und die Abstände der einzelnen Schichten enger beieinander. Ein weiterer Vorteil der Bildgebung ist, dass man als Obduzentin bereits eine Ahnung hat, was bei der Obduktion auf einen zukommt.

Die gerade in der Anfangszeit teilweise herrschende Euphorie, die Untersuchung eines Leichnams durch moderne bildgebende Verfahren könne die klassische Obduktion als Goldstandard ersetzen, ist mit der Zeit einer nüchterneren Betrachtung gewichen. So zeigen sich immer wieder Schwächen bei der Darstellung von Organen und inneren Oberflächen sowie von Wunden. Viele Befunde sind bei der direkten visuellen und haptischen Untersuchung der Organe viel besser zu erkennen als bei der Auswertung eines Computertomogramms am Bildschirm. Bei der Suche nach Fremdkörpern, etwa Projektilen bei Schusstodesfällen, sind bildgebende Verfahren hingegen durch nichts zu ersetzen.

Die Kernspintomographie, die nicht mit einer Strahlungsbelastung für die Patienten einhergeht, ist gerade für die Befunderhebung an lebenden Gewaltopfern von Vorteil. Sie ist aber technisch aufwändiger, teurer und wird nur an wenigen Zentren eingesetzt.

Der Vorteil der Computertomographie und der Kernspintomographie ist neben der Darstellung der Weichgewebe vor allem die Möglichkeit, Befunde rechnerisch dreidimensional darzustellen. Hierfür kommen hochauflösende Multislice-Verfahren zum Einsatz. Dies spielt insbesondere bei knöchernen Verletzungen eine große Rolle.

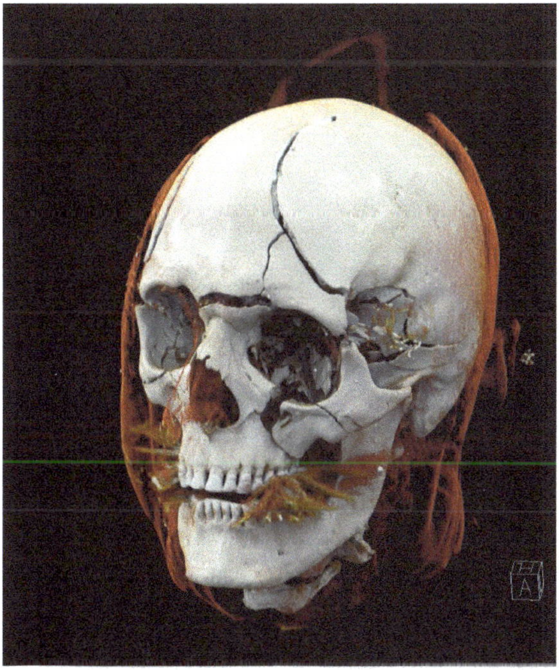

Abb. 12: Dreidimensionale computertomographische Rekonstruktion des Schädels eines Mannes mit Kopfdurchschuss. Gut zu erkennen sind die Schussbrüche der Stirn, des Nasenbeins, des linken Oberkiefers und des linken Schläfenbeins, in welchem sich der Ausschuss befand.

Bildgebende Verfahren sind bei der Darstellung von Knochenbrüchen der Obduktion weit überlegen, da die Frakturen in situ und unverändert gezeigt werden können, während sie bei der Obduktion nur dadurch dargestellt werden können, dass man die umgebenden Weichteile entfernt, was regelmäßig zur Verschiebung der Knochenfragmente führt.

Die Anwendung moderner bildgebender Verfahren ist bislang nicht flächenmäßig an den rechtsmedizinischen Instituten etabliert. Während manche Institute eigene Computertomographen haben und andere im Bedarfsfall auch im Routinebetrieb auf Geräte der radiologischen Kliniken zurückgreifen können, können an anderen Standorten solche Untersuchungen nur im Ausnahmefall und mit größerem organisatorischem Aufwand vorgenommen werden. In naher Zukunft aber wird die postmortale Bildgebung zum Standard gehören.

### 3.2.5 Histologie

Viele todesursächlichen Befunde sind mit bloßem Auge am Verstorbenen nicht oder nur andeutungsweise festzustellen, da sie sich auf der mikroskopischen Ebene abspielen. Dies betrifft vor allem krankhafte entzündliche Geschehen wie Herzmuskelentzündungen (Abb. 13), Lungenentzündungen oder Entzündungen des Gehirns, aber auch frühe Stadien des Herzinfarkts oder manche Stoffwechselerkrankungen. Für die feingeweblichen *(histologischen)* Untersuchungen werden bei der Obduktion Proben der inneren Organe, aber auch gegebenenfalls der Haut, der Muskulatur oder was auch immer fallbezogen von Interesse sein könnte, in Formalin einbehalten.

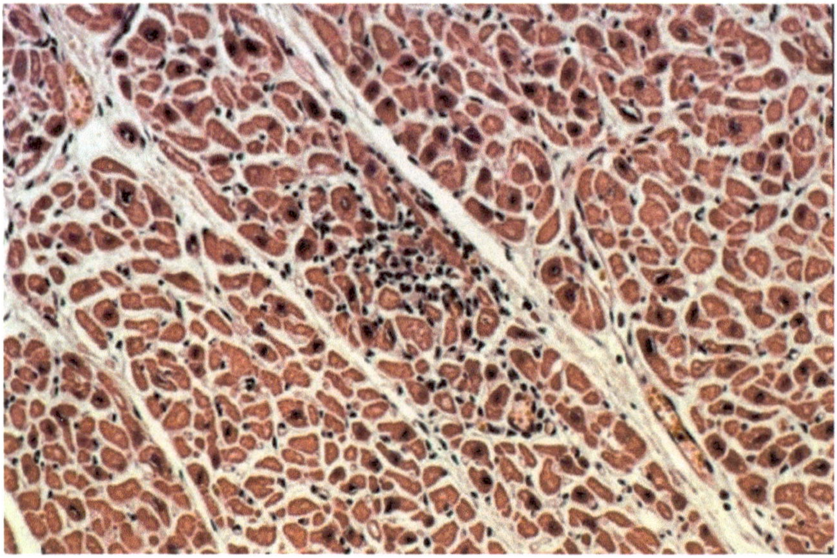

Abb. 13: Histologisches Präparat aus dem Herzen (HE-Färbung). In der Bildmitte ist eine Ansammlung von Entzündungszellen entsprechend einer Herzmuskelentzündung zu erkennen.

Für die Herstellung mikroskopischer Präparate werden diese Organproben zugeschnitten (etwa die Fläche einer Briefmarke und 5 mm Dicke), in einer aufsteigenden Alkoholreihe entwässert, entfettet und in Paraffin eingebettet. Von diesen Paraffinblöcken werden dünne Scheiben abgehobelt, auf Glasobjektträger aufgezogen, gefärbt und eingedeckelt. Die Standardfärbung ist die Hämatoxylin-Eosin-Färbung (HE-Färbung), sie ist in sehr vielen Fällen ausreichend für die Beurteilung.

Für manche Fragestellungen, wie etwa den Nachweis einer Lungenfettembolie, gibt es auch andere Verfahren, wie die Untersuchung von dünnen Proben, die mit einem sogenannten Doppelmesser entnommen wurden und die nicht gefärbt, also „nativ" unter dem Mikroskop angeschaut werden. Gerade für den Nachweis von freiem Fett ist die übliche Probenaufbereitung von formalinfixiertem Material nicht geeignet, da dieses dabei entfettet wird. Stattdessen wird die Gewebeprobe tiefgefroren und hiervon dann dünne Scheiben auf Objektträger aufgezogen.

Die mikroskopische Untersuchung der Organe rundet die bei der Obduktion erhobenen, makroskopischen Befunde ab, ergänzt sie, kann sie aber auch korrigieren. Neben der Bestimmung der Todesursache vor allem bei autoptisch unklaren Fällen liegt der Wert der histologischen Untersuchungen in der Rechtsmedizin vor allem auf der Vitalitätsdiagnostik und der Wundaltersbestimmung. Darüber hinaus dient die mikroskopische Untersuchung der Gewebe dem besseren Verständnis traumatischer Vorgänge.

Neben den Routinefärbungen, bei denen die verschiedenen Zellen unterschiedlich angefärbt und somit mikroskopisch unterschieden werden können, kommen auch spezielle lichtoptische Verfahren wie die **Polarisationsmikroskopie** oder **immunhistochemische Färbungen** zum Einsatz. Mit letzteren können gezielt einzelne Zelltypen, aber auch Gewebsreaktionen angefärbt werden. Solche Untersuchungen werden vor allem für die Fragen der Vitalität, der Überlebenszeit und zur Wundaltersbestimmung vorgenommen.

### 3.2.6 Exhumierung

In manchen Fällen kommt erst nach der Bestattung der Verdacht auf, dass es sich nicht um einen natürlichen Todesfall handelte, sondern dass eine Straftat vorlag. Dieser Verdacht kann auch mit einer zeitlichen Verzögerung von Jahren aufkommen. Wenn die Verstorbene erdbestattet wurde, dann stellt sich die Frage, ob durch eine Exhumierung und nachfolgende Obduktion Befunde am Leichnam festgestellt werden können, die den Verdacht erhärten oder widerlegen. Es ist keineswegs ausgeschlossen, dass wesentliche krankhafte oder traumatische Befunde auch noch nach vielen Jahren Erdbestattung zu finden sind. Es kommt dabei sehr auf den Einzelfall und die zugrundeliegende Fragestellung an.

Die Geschwindigkeit, mit der sich ein beerdigter Körper zersetzt, hängt vor allem von den Umgebungsbedingungen ab (→ Kapitel 4.3), die von vorneherein nicht unbedingt klar sind. Bei einem nassen Erdgrab besteht die Möglichkeit, dass der Leichnam teilweise in Leichenlipid umgewandelt wurde, bei einem trocken-kühlen Erdgrab oder in einer Gruft ist eine Mischung aus Verwesung und Mumifizierung zu erwarten. In aller Regel liegen mehrere Zersetzungsvorgänge nebeneinander vor. Daher kann auch nicht im Vorfeld sicher gesagt werden, inwieweit eine rechtsmedizinische Befunderhebung zielführend möglich ist. Es finden sich in der Literatur aber viele Mitteilungen über Fälle, bei denen die Todesursache auch noch nach Jahren festgestellt werden konnte. Selbst wenn der Leichnam bereits weitgehend skelettiert ist, sind zumindest knöcherne Verletzungen (Brüche, Schuss-, Stich oder Hiebwunden) noch feststellbar (→ Kapitel 4.4).

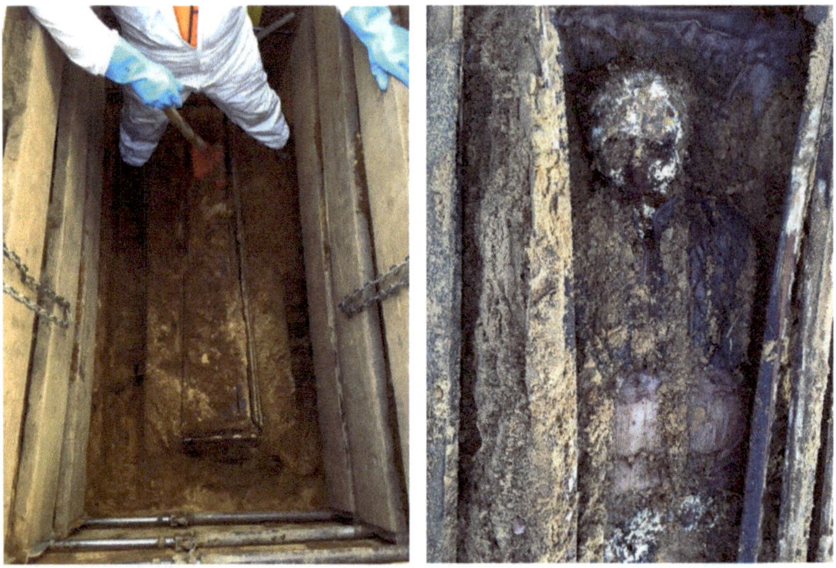

Abb. 14: Freigelegter Sarg im geöffneten Grab (links) und exhumierte Verstorbene im geöffneten Sarg (rechts) nach dreijähriger Bestattung

Bei der Ermittlung von Straftaten werden die Exhumierung und Obduktion gemäß § 87 StPO richterlich angeordnet. Es gibt aber auch andere Situationen, beispielsweise wenn durch DNA-Untersuchungen geklärt werden soll, ob es sich bei dem Verstorbenen um den leiblichen Vater einer lebenden Person handelt. In diesem Fall wird die Exhumierung und die Probennahme zur Abstammungsbegutachtung vom Familiengericht angeordnet. Bei zivilrechtlichen oder sozialrechtlichen Fragen (z. B. Kausalität von Unfall und Tod) muss das zuständige Friedhofsamt einer Exhumierung zustimmen.

Exhumierungen sind selten, aber für die Öffentlichkeit spektakulär. Um Schaulustige abzuhalten, werden sie oft in den frühen Morgenstunden vorgenommen, wobei der Friedhof oder zumindest Teile davon für die Öffentlichkeit gesperrt sind und das betroffene Grab und seine Umgebung durch Bauzäune oder andere Sichtschutzwände abgeschirmt werden. Zunächst werden dann durch die Friedhofsmitarbeiter die Grababdeckung und der Grabstein entfernt, anschließend das Erdreich über dem Sarg abgetragen. Der Sarg mit der Verstorbenen wird dann als Ganzes herausgehoben, anschließend der Leichnam von Bestattern in einen Transportsarg umgebettet und zur Obduktion verbracht. In den Fällen, in denen eine Vergiftung im Raum steht, werden zudem Bodenproben rings um den Sarg entnommen. Die Anwesenheit von Rechtsmedizinern ist zwar nicht zwingend vorgeschrieben, aber gerade in Fällen von möglichen Straftaten üblich.

Wenn der Leichnam feuerbestattet wurde, dann erübrigt sich eine Exhumierung. In diesem Fall ist nicht einmal mehr die Identitätsfeststellung möglich. Theoretisch könnte daher auch die Asche einer anderen Person beerdigt worden sein. Um eine entsprechende Verwechslung auszuschließen, werden bei der Kremierung eines jeden Verstorbenen beispielsweise mit Nummern gravierte feuerfeste Steine mitgeführt. Durch bautechnische Maßnahmen wird außerdem vermieden, dass es zur Vermischung der Asche von verschiedenen Verstorbenen kommt.

## 3.3 Optische Verfahren

### 3.3.1 Fotografie

Die Dokumentation von Befunden durch Fotografie ist aus der kriminalistischen Praxis nicht mehr wegzudenken und hat die Anfertigung von Skizzen etwas in den Hintergrund gedrängt. Da mittlerweile digitale Aufnahmen alltäglich geworden sind, werden auch die Befunddokumentationen oft von Personen vorgenommen, die wenig Wissen und Verständnis von Technik, Bildkomposition und Beleuchtung haben und sich auf die Automatik-Einstellungen der Kameras verlassen. Das führt sehr häufig dazu, dass das

Bildmaterial nicht zu gebrauchen ist. Mittlerweile gibt es zahlreiche Arbeitsanweisungen, in denen Standards zur Dokumentation von medizinischen Befunden oder Tatorten definiert sind.

**Wissen | Rechtsmedizinische Fotodokumentation von Personen**

- Portrait, Übersicht: Die untersuchte Person muss auf den Bildern identifizierbar sein, Befunde müssen in ihrer anatomischen Verteilung dokumentiert werden.
- Teilübersichten und Details:
- bevorzugt lotrechte Aufnahmen, nach den Körperachsen ausgerichtet
- anatomische Landmarken helfen dabei, die Befunde nach Lage und Größe auf den Fotos im Nachhinein einordnen zu können.
- Details (einzelne Verletzungen) mit Maßstab fotografieren. Die Befunde müssen vollständig auf den Fotos erkennbar sein. Die anatomische Zuordnung ergibt sich aus den zugehörigen Teilübersichten.
- auf Schärfe, Farbechtheit, Beleuchtung achten
- Fotos immer im Original abspeichern
- Veränderungen (Belichtung, Kontrast) nur in Kopien der Dateien vornehmen
- Metadaten (Aufnahmedatum, Aufnahmezeit) abspeichern

Neben der konventionellen Fotografie im Bereich des sichtbaren Lichts gibt es auch die Möglichkeiten, in den angrenzenden Wellenlängenbereichen (ultraviolett, infrarot) zu fotografieren. Der Bildsensor einer modernen Spiegelreflexkamera kann üblicherweise ultraviolette wie auch infrarote Strahlung aufnehmen. Allerdings ist standardmäßig vor dem Bildsensor ein Filter eingebaut, welcher diese Strahlung blockt. Für die Fotografie im langwelligen UV-Bereich ist der Filter unerheblich, für die Fotografie im infraroten Wellenlängenbereich muss er aber entfernt werden. Für die UV-Fotografie muss zudem darauf geachtet werden, dass das verwendete Objektiv UV-Strahlung durchlässt.

Für die **Ultraviolettfotografie** wird das abzubildende Objekt mit einer an ultravioletter Strahlung reichen Lichtquelle beleuchtet. Ein vor das Objektiv montierter Filter sorgt dafür, dass keine Strahlung im sichtbaren

Wellenlängenbereich über 420 nm durchgelassen wird. Als klassisches Anwendungsgebiet der UV-Fotografie in der Rechtsmedizin gilt die Dokumentation von Bissmarken, die selbst nach Wochen gelingen kann, wenn die eigentliche Verletzung längst verheilt ist. Da UV-Strahlung nicht tief in die Haut eindringt, können nur Befunde dargestellt werden, die oberflächlich sind, also keine Hämatome, da diese Blutungen im Unterhautfettgewebe liegen. Darüber hinaus kann die Methode Anwendung bei der Dokumentation von Spuren oder bei der Untersuchung von Dokumenten finden. Wenn Spurenträger und Spur im ultravioletten Strahlungsbereich ein anderes optisches Verhalten aufweisen als im sichtbaren Licht, kann eine Spur besser vom Untergrund abgegrenzt werden. Dies wurde zur besseren Darstellung von latenten Fingerspuren oder von angetrockneten Körperflüssigkeiten verwendet.

Für die **Infrarotfotografie** wird hingegen ein Filter vor dem Objektiv verwendet, der nur infrarote Strahlung (meist ab 830 nm) durchlässt. Auch in diesem Fall wird der sichtbare Wellenlängenbereich überwiegend ausgespart. Das Objekt muss mit einer Lichtquelle beleuchtet werden, die vorwiegend langwellige Strahlung aussendet. Klassische Anwendungsgebiete der forensischen Infrarotfotografie sind die Dokumentation von Blutspuren auf dunklem Untergrund, von Schmauchspuren und von wenig kontrastierenden Beschriftungen. Darüber hinaus hat sich gezeigt, dass sich Tätowierungen bei fäulnisveränderten Leichen besser darstellen lassen, in manchen Fällen auch verwaschene Blutungen im Unterhautfettgewebe kontrastreicher sichtbar werden.

### 3.3.2 Optische Such- und Vortestverfahren

Optische Verfahren haben eine lange Tradition in der modernen Kriminalistik. Die Lupe wurde gar zu ihrem Sinnbild. Unter dem Begriff „*Screening*“ werden Methoden zusammengefasst, die als Vortest oder als Suchverfahren dienen. Mit ihnen sollen Befunde sichtbar gemacht werden, die unter normalen Tageslichtbedingungen nicht oder nur schlecht zu erkennen sind.

Eine einfache Methode, um schlecht erkennbare medizinische Befunde sichtbar zu machen, ist die **Diaphanoskopie**, also die Durchleuchtung eines Körpers mit einer Lichtquelle. So können beispielsweise am Schädeldach im Rahmen der Obduktion Blutungen in der Tiefe des Knochens oder feine Haarrisse sichtbar gemacht werden. Eine andere Möglichkeit ist die Eingrenzung eines Hämatoms beim Lebenden, das je nach螺ttönung manchmal nur schlecht sichtbar ist: Wenn eine Taschenlampe auf die Haut aufgesetzt wird, entsteht rings um diese ein Halo. Der Durchmesser dieses Halo verkleinert sich über einem optisch dichteren Medium, etwa einem Hämatom (Abb. 15) oder einem Knochen, während er sich über einer Flüssigkeitseinlagerung *(Ödem)* vergrößert. Im Randbereich eines Hämatoms zeigt der Halo eine asymmetrische Verschmälerung. Diese kann dazu benutzt werden, die Ränder einer Blutung im Unterhautfettgewebe einzugrenzen.

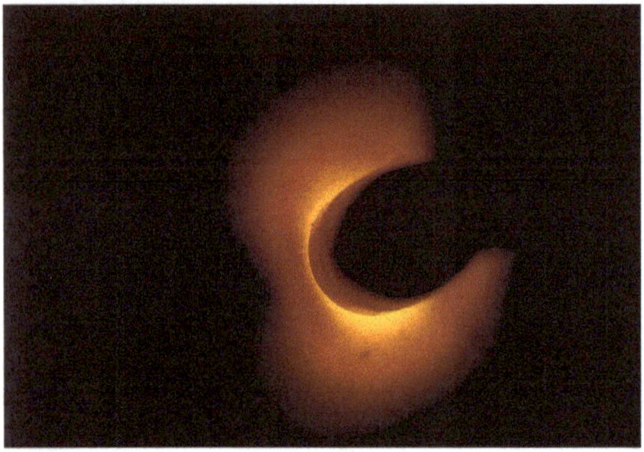

Abb. 15: Diaphanoskopie eines Hämatoms: Links von der Lampe zeigt der Halo eine Einbuchtung, die dem Rand einer Hautunterblutung entspricht.

Die **UV-Fluoreszenz** kann verwendet werden, um schlecht kontrastierende Befunde besser sichtbar zu machen, wenn diese unter UV-Licht stärker fluoreszieren als der Untergrund oder die Umgebung. Als Beispiel genannt seien angetrocknete Spermaflecken, die eine starke UV-Fluoreszenz aufweisen. Manche zahnfarbene Kunststofffüllungen lassen sich durch UV-Licht vom Zahn besser abgrenzen. Die UV-Fluoreszenz der Knochensägefläche gibt einen Hinweis auf die Knochenliegezeit. Feine Vernarbungen lassen sich auf der Schnittfläche der Herzmuskulatur unter UV-Licht abgrenzen, auch wenn man sie mit bloßem Auge unter der Sektionssaalbeleuchtung nicht erkannt hat.

Forensische Lichtquellen, sogenannte **Tatortleuchten,** werden sowohl zur Spurensuche an Tatorten als auch im Labor verwendet. Das Prinzip ist die Kombination aus leistungsstarken Lichtquellen, die in verschiedenen, wechselbaren Wellenlängenbereichen leuchten (Weißlicht sowie monochromatisches Licht im nahen UV-Bereich und den verschiedenen Farbbereichen) und gefärbten Brillen (meist gelb, orange und rot). Latente Spuren, wie etwa angetrocknete Flüssigkeiten oder Fingerabdrücke können so sichtbar gemacht werden, ohne dass sie verändert oder beschädigt werden, wie das beispielsweise bei der Verwendung chemischer Reagenzien teilweise der Fall ist.

## 3.4 Untersuchung lebender Personen

Während sich in früheren Zeiten (und in manchen Staaten, etwa den USA, bis heute) die Tätigkeit von Rechtsmedizinern auf die Begutachtung von Todesfällen beschränkte, hat in den letzten Jahrzehnten die Untersuchung lebender Personen einen immer breiteren Raum eingenommen. Die Untersuchung von Tatverdächtigen bei Tötungsdelikten, von Opfern von Sexualdelikten und von misshandelten Kindern gehörten zwar schon immer zum Aufgabenspektrum des Fachs, mittlerweile werden aber Rechtsmedizinerinnen regelmäßig hinzugezogen, wenn es aus Ermittlungssicht notwendig erscheint, mögliche körperliche Folgen von Straftaten oder Spuren zu dokumentieren und zu sichern. Die Untersuchung von lebenden Personen ist in den §§ 81a-d der Strafprozessordnung reglementiert. Nach diesen ist die körperliche Untersuchung von Beschuldigten wie auch von Zeugen zulässig, um nach Spuren oder Tatsachen zu suchen, die für das Verfahren von Bedeutung sind, also um Beweismittel zu sichern. Medizinische Befunde sind Sachbeweise, die eine Behauptung belegen oder widerlegen können und haben daher eine hohe Wertigkeit in einem Strafverfahren.

**Recht | Untersuchung von Beschuldigten und anderen Personen**

**§ 81a StPO: Körperliche Untersuchung des Beschuldigten; Zulässigkeit körperlicher Eingriffe**

(1) Eine körperliche Untersuchung des Beschuldigten darf zur Feststellung von Tatsachen angeordnet werden, die für das Verfahren von Bedeutung sind. Zu diesem Zweck sind Entnahmen von Blutproben und andere körperliche Eingriffe, die von einem Arzt nach den Regeln der ärztlichen Kunst zu Untersuchungszwecken vorgenommen werden, ohne Einwilligung des Beschuldigten zulässig, wenn kein Nachteil für seine Gesundheit zu befürchten ist.

(2) Die Anordnung steht dem Richter, bei Gefährdung des Untersuchungserfolges durch Verzögerung auch der Staatsanwaltschaft und ihren Ermittlungspersonen (§ 152 des Gerichtsverfassungsgesetzes) zu.

Die Entnahme einer Blutprobe bedarf abweichend von Satz 1 keiner richterlichen Anordnung, wenn bestimmte Tatsachen den Verdacht begründen, dass eine Straftat nach § 315a Absatz 1 Nummer 1, Absatz 2 und 3, § 315c Absatz 1 Nummer 1 Buchstabe a, Absatz 2 und 3 oder § 316 des Strafgesetzbuchs begangen worden ist.
(3) Dem Beschuldigten entnommene Blutproben oder sonstige Körperzellen dürfen nur für Zwecke des der Entnahme zugrundeliegenden oder eines anderen anhängigen Strafverfahrens verwendet werden; sie sind unverzüglich zu vernichten, sobald sie hierfür nicht mehr erforderlich sind.

**§ 81c StPO: Untersuchung anderer Personen**

(1) Andere Personen als Beschuldigte dürfen, wenn sie als Zeugen in Betracht kommen, ohne ihre Einwilligung nur untersucht werden, soweit zur Erforschung der Wahrheit festgestellt werden muss, ob sich an ihrem Körper eine bestimmte Spur oder Folge einer Straftat befindet.
(2) Bei anderen Personen als Beschuldigten sind Untersuchungen zur Feststellung der Abstammung und die Entnahme von Blutproben ohne Einwilligung des zu Untersuchenden zulässig, wenn kein Nachteil für seine Gesundheit zu befürchten und die Maßnahme zur Erforschung der Wahrheit unerlässlich ist. Die Untersuchungen und die Entnahme von Blutproben dürfen stets nur von einem Arzt vorgenommen werden.
(3) Untersuchungen oder Entnahmen von Blutproben können aus den gleichen Gründen wie das Zeugnis verweigert werden. Haben Minderjährige wegen mangelnder Verstandesreife oder haben Minderjährige oder Betreute wegen einer psychischen Krankheit oder einer geistigen oder seelischen Behinderung von der Bedeutung ihres Weigerungsrechts keine genügende Vorstellung, so entscheidet der gesetzliche Vertreter; § 52 Absatz 2 Satz 2 und Absatz 3 gilt entsprechend. Ist der gesetzliche Vertreter von der Entscheidung ausgeschlossen (§ 52 Absatz 2 Satz 2) oder aus sonstigen Gründen an einer rechtzeitigen Entscheidung gehindert und erscheint die sofortige Untersuchung oder Entnahme von Blutproben zur Beweissicherung erforderlich, so sind diese Maßnahmen nur auf besondere Anordnung des Gerichts und, wenn dieses nicht rechtzeitig erreichbar ist, der Staatsanwaltschaft zulässig. Der die Maßnahmen anordnende Beschluß ist unanfechtbar. Die nach Satz 3 erhobenen Beweise dürfen im weiteren Verfahren nur

> mit Einwilligung des hierzu befugten gesetzlichen Vertreters verwertet werden.
> (4) Maßnahmen nach den Absätzen 1 und 2 sind unzulässig, wenn sie dem Betroffenen bei Würdigung aller Umstände nicht zugemutet werden können.
> (5) Die Anordnung steht dem Gericht, bei Gefährdung des Untersuchungserfolges durch Verzögerung auch der Staatsanwaltschaft und ihren Ermittlungspersonen (§ 152 des Gerichtsverfassungsgesetzes) zu; Absatz 3 Satz 3 bleibt unberührt. § 81a Absatz 3 gilt entsprechend.
> (6) Bei Weigerung des Betroffenen gilt die Vorschrift des § 70 entsprechend. Unmittelbarer Zwang darf nur auf besondere Anordnung des Richters angewandt werden. Die Anordnung setzt voraus, daß der Betroffene trotz Festsetzung eines Ordnungsgeldes bei der Weigerung beharrt oder daß Gefahr im Verzuge ist.

In vielen Fällen wurden und werden Untersuchungen von Opfern nach Körperverletzungsdelikten von klinisch tätigen Ärzten durchgeführt. Die Erfahrung zeigt jedoch, dass deren Befunddokumentation und Atteste häufig oberflächlich und lückenhaft sind, somit nur einen eingeschränkten Beweiswert im Ermittlungsverfahren oder vor Gericht haben.

Der Blick eines klinisch tätigen Arztes auf Verletzungen unterscheidet sich von dem einer Rechtsmedizinerin, was in der Natur der Sache liegt: Aus klinischer Sicht sind vor allem die Schwere und Behandlungsbedürftigkeit von Verletzungen im Zentrum des Interesses, die Verletzungsmorphologie und die anatomische Verteilung von Verletzungen spielt eine untergeordnete Rolle. Oberflächliche, nicht behandlungsbedürftige Verletzungen werden dabei gedanklich leicht ausgeblendet. Aus rechtsmedizinischer Sicht steht die Rekonstruktion von Tathergängen im Vordergrund. Hierfür sind auch kleine, medizinisch wenig bedeutende Verletzungen wie oberflächliche Schürfungen oder Hämatome bedeutsam, vor allem aber deren Lokalisation am Körper. Diese Befunde müssen detailliert erfasst, beschrieben und fotografisch so dokumentiert werden, dass die Befunde auch zu einem späteren Zeitpunkt von Nichtbeteiligten eindeutig erkannt und bewertet werden können.

Die rechtsmedizinische Untersuchung lebender Personen erfolgt ebenfalls nach einem standardisierten Schema, das fallbezogen abgewandelt werden kann.

### Wissen | Ablauf einer rechtsmedizinischen Untersuchung lebender Personen

- Am Anfang der Untersuchung steht – wie auch bei der klinischen Untersuchung – die Anamnese, also die Frage nach der Vorgeschichte: Was ist passiert? Wann war das? Was für Beschwerden liegen vor?
- Dem schließt sich eine schrittweise Ganzkörperuntersuchung an, bei der alle Körperregionen inspiziert werden. Befunde werden notiert/diktiert und fotografiert. Die Fotodokumentation sollte umfangreich sein, mit Übersichten und Teilübersichten des Körpers, so dass die Befunde später auf den Bildern anatomisch und größenmäßig zugeordnet werden können. Verletzungen werden im Detail und mit Maßstab fotografiert. Wesentlich ist auch die Erwähnung von nichtvorhandenen Befunden, insbesondere wenn diese nach den Schilderungen zum Tathergang zu erwarten wären.
- Gegebenenfalls erfolgt bei der Untersuchung auch die Asservierung von Spuren, vor allem von DNA-Spuren, durch Abriebe mit speziellen, DNA-freien Tupfern. Auch die Entnahme einer Blutprobe und die Asservierung einer Urinprobe, in seltenen Fällen auch einer Haarprobe kann je nach Fall notwendig sein, wenn es beispielsweise darum geht, Drogen, Medikamente oder Alkohol nachzuweisen.
- Die Befunde werden im Anschluss diktiert und im Rahmen eines Gutachtens bewertet, wenn ein solches beauftragt wurde. Wenn die Untersuchung nur der Befunddokumentation dient, dann werden sie nur schriftlich und bildlich festgehalten.

Neben aktuellen Gewaltdelikten (⟶ Kapitel 7) gibt es weitere Indikationen für die rechtsmedizinische Untersuchung lebender Personen.

### Wissen | Indikationen für die rechtsmedizinische Untersuchung lebender Personen

- Körperverletzungsdelikte (Opfer und Tatverdächtige)
- häusliche Gewalt
- Sexualdelikte (Vergewaltigung, sexuelle Nötigung)

- Kindesmisshandlung
- sexueller Kindesmissbrauch
- Eingrenzung des Lebensalters
- Folter
- Selbstverletzung und Selbstbeschädigung
- Fahrereigenschaft nach Verkehrsunfällen mit Fahrerflucht
- Verletzungsfolgen nach Verkehrsunfällen (z. B. „Schleudertrauma")
- Tatverdächtige bei Tötungsdelikten, Körperverletzungsdelikten, Sexualdelikten

In manchen Instituten werden auch weitere Untersuchungen vorgenommen:

- Gewahrsamstauglichkeit
- Reisefähigkeit
- Verhandlungsfähigkeit
- Haftfähigkeit
- Schuldfähigkeit
- Blutentnahme und körperliche Untersuchung bei akuter Berauschung

Etwa seit der Jahrtausendwende entwickelte sich auch gesellschaftlich ein stärkeres Bewusstsein für die Notwendigkeit, Misshandlungsdelikte nicht nur zu untersuchen und strafrechtlich zu verfolgen, sondern auch Präventionsmaßnahmen zu entwickeln und Hilfsangebote anzubieten, die über die strafrechtliche Verfolgung hinausgehen. Dies führte dazu, dass vor allem in großstädtischen rechtsmedizinischen Instituten **Gewaltopferambulanzen** gegründet wurden, in denen sich Opfer von Gewalttaten untersuchen und Verletzungen gerichtsfest dokumentieren lassen können, auch ohne gleich eine Strafanzeige zu stellen. Die Ambulanzen bieten eine vertrauliche Dokumentation von Verletzungen und Spurensicherung für Gewaltopfer an, die sich nicht an die Polizei wenden wollen. Hierfür gibt es subjektiv viele Gründe; der wichtigste und häufigste Grund ist die Angst vor dem Täter und vor den Konsequenzen einer Anzeige zum jetzigen Zeitpunkt. Wenn die Anzeige aber nach einigen Wochen oder Monaten erfolgt, dann sind die

Verletzungen längst abgeheilt. In so einem Fall könnte auf die Befunde der vertraulichen rechtsmedizinischen Untersuchung zurückgegriffen werden.

## 3.5 Medizinische Begutachtung

Die Befunderhebung ist eine Sache, die Bewertung der Befunde eine andere. Während Zeugen nur berichten dürfen, was sie gesehen, gehört oder anderweitig mitbekommen haben, ohne dies zu bewerten, ist es Aufgabe der **Sachverständigen,** Rückschlüsse aus Befunden zu ziehen.

### Wissen | Sachverständige

- **Sachverständige im weiteren Sinn:** Person mit besonderer Sachkunde zu einem Thema
- **Sachverständige im engeren Sinn:** Person, die wegen ihrer besonderen Sachkunde beruflich Gutachten für Justiz, Behörden, ... erstattet
- **gerichtliche Sachverständige:** Person, die wegen besonderer Sachkunde als Beweismittel in einem Gerichtsverfahren bestellt ist
- **Privatgutachter:** Kein Beweismittel bei Gericht. Bekundungen können von Prozessbeteiligten als Parteivortrag in Verfahren eingebracht werden
- **öffentlich bestellte Sachverständige:** Person, die aufgrund besonderer Vorschriften für bestimmte Sachgebiete öffentlich bestellt wurde

Sachverständige in einem Ermittlungs- oder Gerichtsverfahren sollen unparteiisch, objektiv, nach bestem Wissen und Gewissen ein Gutachten zu einem Beweisthema erstatten, das ihnen vorgegeben wurde.

Ein **Gutachten** ist ein fachlich begründetes Urteil über eine Beweisfrage zu einem konkreten Anlass, also etwa, durch welches Werkzeug eine Verletzung entstanden ist und ob diese Verletzung zum Tod führte. Die Basis eines Gutachtens sind die festgestellten Befunde, z. B. Verletzungen, Spuren, Untersuchungsergebnisse, und die dazu gemachten Annahmen oder Aussagen zum Tathergang. Im Gutachten soll dargestellt werden, ob und inwieweit diese Annahmen/Aussagen plausibel sind. Außerdem soll dargestellt werden, mit welcher Wahrscheinlichkeit mehrere Ereignisse oder Befunde miteinander kausal verknüpft sind.

Generell gilt, strikt auf die Trennung von Befunden und Interpretation zu achten und diese nicht miteinander zu vermischen. Ein Gutachten soll vollständig sein, also alle gestellten Fragen beantworten, und es soll nachvollziehbar sein. Das wird es, wenn nicht nur direkt die Fragen beantwortet werden, sondern auch die Grundlagen so weit dargestellt werden, dass die nichtmedizinischen Auftraggeber in Polizei oder Justiz im Idealfall selbst die richtigen Schlussfolgerungen ziehen können. Und schließlich muss ein Gutachten auch bei kritischer fachlicher Prüfung überzeugend und widerspruchsfrei sein.

### Wissen | Aufbau eines Gutachtens

- Beweisthema, mit Datum, Eingang des Auftrags, Grundlage der Begutachtung (Akten, Krankenunterlagen, DVD mit Bildern, eigene Untersuchungen, ...)
- Kurze Sachverhaltsschilderung: Worum dreht es sich?
- Befunde: Auflistung beweisrelevanter Ermittlungsergebnisse, Krankenunterlagen, eigene Untersuchungen ohne Bewertung, Ergebnisse anderer Personen als indirekte Rede
- Beurteilung: Vermittlung von Grundlagen zu den Befunden und zum Beweisthema. Bewertung der Befunde im Zusammenhang und im Hinblick auf das gestellte Beweisthema.
- Literaturverweise

Die Anforderungen an Sachverständige und ihre Gutachten sind hoch und müssen es auch sein. Sie haben eine exponierte Rolle im Ermittlungsverfahren wie auch vor Gericht und können mit ihrer Expertise den Ausgang eines Verfahrens maßgeblich beeinflussen. Es ist daher wichtig, sich dieser besonderen Aufgabe und ihrer Wertigkeit auch bewusst zu sein.

### Wissen | Fehler von Sachverständigen

- Selbstüberschätzung
- Verkennen der eigenen Rolle im Verfahren

- Äußerungen zu Themen, die nicht in den eigenen Aufgabenbereich fallen
- persönliche Äußerungen
- Emotionen, Konfrontationen mit Prozessbeteiligten
- Parteilichkeit
- Weglassen relevanter Befunde, die nicht zur vorgefassten Meinung passen
- Voreingenommenheit

Die forensische Begutachtung medizinischer Feststellungen ist für Rechtsmediziner das, was die Krankenversorgung für klinische Mediziner ist: die tägliche Routine. Neben den Obduktionen, den Untersuchungen lebender Personen und den Tatortbesichtigungen, bei denen die zu bewertenden Befunde selbst erhoben werden, sind **Gutachten nach Aktenlage** ein großer Bestandteil der täglichen Arbeit. In diesen Fällen werden Befunde beurteilt, die man selbst gar nicht erhoben hat, von denen man nicht weiß, ob sie richtig oder vollständig sind. Man kann sich also nur darauf verlassen, dass die Ermittlungen sorgfältig geführt und die medizinischen Befunde fundiert erhoben wurden. Typische Gutachten nach Aktenlage sind solche zur **Fahrsicherheit** unter Drogen, Medikamenten oder Alkohol (→ Kapitel 8.2), aber auch zu **Körperverletzungsdelikten** (→ Kapitel 7), bei denen keine rechtsmedizinische Untersuchung erfolgt war.

# 4 Thanatologie

**Die Lernfragen zu diesem Kapitel finden Sie unter:**
https://narr.kwaest.io/s/1173

## 4.1 Sterben und Tod

Sterben ist ein Vorgang, kein schlagartiges Ereignis, selbst in den Fällen, in denen der Tod sehr rasch eintritt. Die Phase ab dem Beginn des Sterbevorgangs wird als **Agonie** (übersetzt: Todeskampf) bezeichnet. Sie kann sehr kurz sein, etwa bei einem plötzlichen Herzstillstand infolge Herzrhythmusstörungen, sie kann sich aber auch über viele Stunden hinziehen, etwa in der Endphase einer Tumorerkrankung. Sie kann in manchen Fällen durch Reanimationsmaßnahmen unterbrochen, im besten Fall (bei erfolgreicher Reanimation) auch abgebrochen werden. Die Dauer ist im Wesentlichen von der Eintrittspforte des Todes abhängig, also auf welche Weise das Individuum zu Tode kommt. Der Tod tritt umso rascher ein, je stärker die essenziellen Organsysteme Gehirn, Herz-Kreislauf-System oder Atmung betroffen sind. Schädigungen des Verdauungsapparats, der Nieren, des Hormonhaushalts oder des Bewegungsapparats können zwar ebenfalls zum Tod führen, jedoch erst nach einer gewissen Überlebenszeit. Die Dauer der Agonie wird außerdem von den körperlichen Reserven des Betroffenen beeinflusst, vor allem vom Alter und von Erkrankungen. So kann eine plötzlich auftretende Erkrankung, wie etwa der Verschluss eines peripheren Blutgefäßes in der Lungenstrombahn durch ein Blutgerinnsel (*Lungenarterienembolie)* bei einem älteren Menschen mit bereits vorgeschädigtem Herz zum Tode führen, während die gleiche Erkrankung bei einem jungen Menschen möglicherweise nur eine Leistungsschwäche und Atembeschwerden zur Folge hat. In gleicher Weise können jüngere Menschen Verletzungen wesentlich besser bewältigen als ältere Menschen. Mit steigendem Lebensalter nimmt die Fähigkeit zur Wundheilung und deren Geschwindigkeit ab, hinzu kommen abnehmende Leistungsreserven und eine raschere Erschöpfbarkeit. Beim Vorliegen mehrerer Erkrankungen gleichzeitig kann gerade bei älteren Menschen die Summe der Beeinträchtigungen irgendwann zum Tod führen; gelegentlich reicht eine leichte zusätzliche Belastung aus, um den gesamten Organismus dekompensieren zu lassen, ähnlich wie der berühmte Tropfen, der ein Fass zum Überlaufen bringt.

Keineswegs führen heftige Gewalteinwirkungen wie Schläge mit einem Hammer auf den Kopf oder Stiche oder Schüsse in Hals, Brust, Bauch und Rücken immer rasch zum Tod, auch wenn das aus dramaturgischen Gründen in Filmen üblicherweise so dargestellt wird. Sie führen nicht einmal zwangsläufig zu einer Handlungsunfähigkeit.

**Wissen | Gradeinteilung der Handlungsfähigkeit**

- **Grad 1:** schwierige, zielgerichtete Handlungen, vollständig erhaltenes Bewusstsein
- **Grad 2:** instinktive, situationsentsprechende Handlungen, Bewusstsein möglicherweise eingeschränkt
- **Grad 3:** Reflexe und Automatismen, Bewusstlosigkeit möglich
- **Grad 4:** unzusammenhängende, schnell erschöpfbare Bewegungsabläufe (z. B. Streckkrämpfe), Bewusstlosigkeit

Tatsächlich kommt es nur dann zu einer unmittelbaren Handlungsunfähigkeit, wenn zentrale Zentren des Gehirns ausfallen (z. B. durch Kopfschuss mit Treffer im Stammhirn) oder der Körper in seiner Gesamtheit zerstört wird (z. B. durch Überrollung durch einen Zug). Selbst bei einer Zerreißung des Herzens, etwa durch energiereiche Munition, hat der Betroffene noch etwa 5–10 Sekunden Zeit zu reagieren. Diese Zeit entspricht der Sauerstoffreserve des Gehirns. Danach stellt das Gehirn seine Tätigkeit ein, die betroffene Person wird bewusstlos. Bei größeren Verletzungen des Herzens, der großen Gefäße oder der Lungen ist eine Handlungsfähigkeit der Grade 1 oder 2 bis zu einer Viertelstunde erhalten. Bei kleinen Verletzungen der Gefäße oder der inneren Organe ist sogar ein mehrstündiges Überleben mit lang erhaltener Handlungsfähigkeit möglich. Erst mit der Zeit kommt es dann zum Zusammenbruch des Kreislaufs und nachfolgend zum Funktionsverlust des Gehirns.

**Fallbeispiel | Ermordung von Kaiserin Sisi**

Ein berühmtes Beispiel ist die Ermordung der Kaiserin Elisabeth von Österreich („Sisi") am 10.09.1898. Ein Attentäter stach ihr am Ufer des Genfer Sees mit einer Feile in die Brust, als sie auf dem Weg zu einem Linienschiff war, mit dem sie und eine Begleiterin nach Territet fahren wollten. Durch die Attacke stürzte sie zwar zu Boden, konnte sich aber wieder aufrappeln und selbstständig das Schiff betreten, ohne dass sie realisiert hatte, dass sie eben tödlich verletzt worden war. Sie begab sich mit ihrer Freundin auf das Oberdeck, wo sie erst zusammenbrach, als das Schiff bereits abgelegt hatte. Der Kapitän ließ wenden und veranlasste, dass die Kaiserin ins Hotel gebracht wurde. Sie verstarb etwa 1 Stunde nach dem Attentat, vermutlich ohne realisiert zu haben, dass sie durch einen Stich tödlich verletzt worden war. Bei der Obduktion stellte sich heraus, dass der linke Lungenflügel und die linke Herzkammer durchbohrt worden waren.

Die Agonie mündet in den **klinischen Tod,** welcher durch Herz- Kreislauf-Stillstand, Bewusstlosigkeit und Atemstillstand gekennzeichnet ist. Diese sind potenziell reversibel, durch Wiederbelebungsmaßnahmen *(Reanimation)* kann eine klinisch tote Person wieder ins Leben zurückfinden.

Gelegentlich berichten Personen, die reanimiert wurden, über sogenannte **Nahtoderfahrungen**. Solche Berichte werden oft religiös oder spirituell-esoterisch überhöht.

**Wissen | Erlebnisse bei der Nahtoderfahrung**

- intensives Farbensehen
- sehr helles, weißes Licht am Ende eines Tunnels
- Gefühl, den eigenen Körper zu verlassen und über ihm zu schweben
- Ereignisse aus der Vergangenheit laufen wie ein Film in Zeitlupe ab
- bereits verstorbene Verwandte oder Freunde kommen, um die Betroffenen abzuholen

Unabhängig von der persönlichen Bedeutung für die Betroffenen ist aus medizinischer Sicht zu sagen, dass die Erfahrungen belegen, dass der Tod noch nicht endgültig eingetreten war und es noch funktionierende Gehirnzellen gab, die maximal unter Stress standen. Ohne ein noch zumindest teilweise funktionierendes Gehirn wäre weder das Erleben noch die Erinnerung daran möglich. Zudem ist der klinische Tod keine zwingende Voraussetzung für diese Erfahrungen. Auch Personen, die extreme Angst hatten, in einer beginnenden Agonie waren oder sich in einer Umgebung mit sehr geringem Sauerstoffanteil befanden (z. B. in sehr großer Höhe), berichteten manchmal über entsprechende Erfahrungen. Die Erlebnisse sind unabhängig vom Kulturkreis, von der Religion oder der Weltanschauung. Sie werden aber durch diese beeinflusst und ausgestaltet.

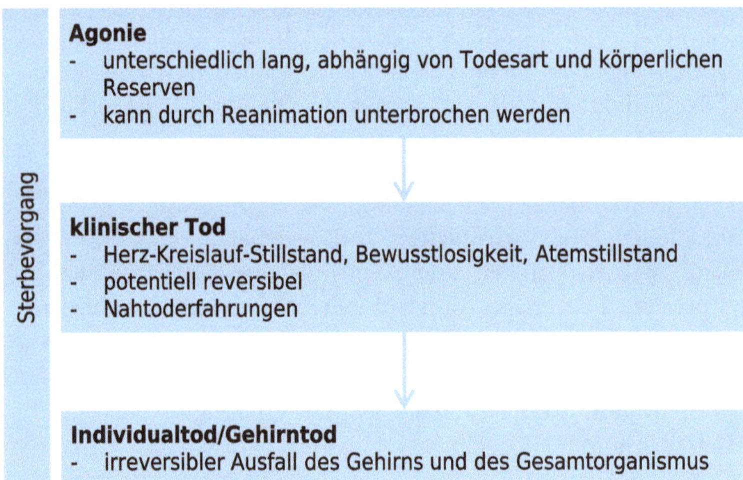


Abb. 16: Phasen des Sterbens

Wenn keine Reanimation vorgenommen wurde oder sie erfolglos blieb, dann geht der klinische Tod nach einigen Minuten in den **Individualtod** über, der gleichbedeutend ist mit dem irreversiblen Ausfall des Gehirns und des Gesamtorganismus. Der **Gehirntod** wird mit dem Individualtod gleichgesetzt.

### Wissen | Definition des Todes gemäß wissenschaftlichem Beirat derBundesärztekammer (1993)

Der Organismus ist tot, wenn die Einzelfunktionen seiner Organe und Systeme sowie ihre Wechselbeziehungen unwiderruflich nicht mehr zur übergeordneten Einheit des Lebewesens in seiner funktionellen Gesamtheit zusammengefasst und unwiderruflich nicht mehr von ihr gesteuert werden.

Wesentlich für die mittel- bis langfristigen Erfolgsaussichten von Reanimationen ist das Ausmaß der Sauerstoffmangelschädigung des Gehirns. Das Gehirn ist das Organ, das von einem Kreislaufstillstand am frühesten betroffen ist, da es auf die ständige Zufuhr von Sauerstoff und Nährstoffen (vor allem Glucose) angewiesen ist. Wenn es zum Kreislaufstillstand kommt, dann hat das Gehirn für etwa 5–10 Sekunden davon noch ausreichend, dann stellt es seine Funktion ein, was als Bewusstlosigkeit äußerlich bemerkbar wird. Wenn die Durchblutung weiter sistiert, dann kommt es nach etwa 8 Minuten zum Absterben des Gehirns. Diese Wiederbelebungszeit kann bei Unterkühlung jedoch deutlich verlängert sein. Die Wiederbelebungszeit anderer Organe ist wesentlich länger (z. B. Herz bis 30 Minuten, Niere bis 2 Stunden).

Unabhängig davon ist die Fähigkeit verschiedener Zellen und Gewebe, auf äußere Reize begrenzte Reaktionen zu zeigen, was als **Supravitalität** bezeichnet wird. So kann sich beispielsweise die Skelettmuskulatur auf einen mechanischen oder elektrischen Reiz hin auch einige Stunden nach dem Tod noch zusammenziehen, was man sich bei der Eingrenzung des Todeszeitpunktes zunutze macht.

In der Agonie wie auch in der Phase des klinischen Todes wirkt der Körper leblos, weshalb er fälschlicherweise für tot gehalten werden kann. Unsichere Todeszeichen können sein:

- Pulslosigkeit
- kein messbarer Blutdruck
- keine sichtbare Herztätigkeit im EKG
- Atemlosigkeit
- abgesunkene Körpertemperatur
- keine peripheren Reflexe
- keine Abwehrreaktionen auf Schmerzreize
- weite Pupillen

Keines dieser Zeichen und auch nicht die Kombination aus mehreren Zeichen darf dazu verführen, den Tod einer Person anzunehmen und zu dokumentieren. Tatsächlich gibt es zahlreiche krankhafte oder traumatische Gründe für einen solchen Zustand, wie beispielsweise Unterkühlung, Stoffwechselentgleisungen, Schädel-Hirn-Traumata oder Intoxikationen.

## 4.2 Frühe Todeszeichen

Als erstes sicheres Todeszeichen werden die **Totenflecken** sichtbar. Sie treten etwa 20 Minuten nach dem Kreislaufstillstand auf, also zu einem Zeitpunkt, an dem die Wiederbelebungszeit des Gehirns weit überschritten ist. Die ersten Totenflecken sind leicht zu übersehen, da es sich um einzelne, fleckige Hautrötungen handelt. Erst im weiteren Verlauf werden sie flächenhaft und fließen zusammen.

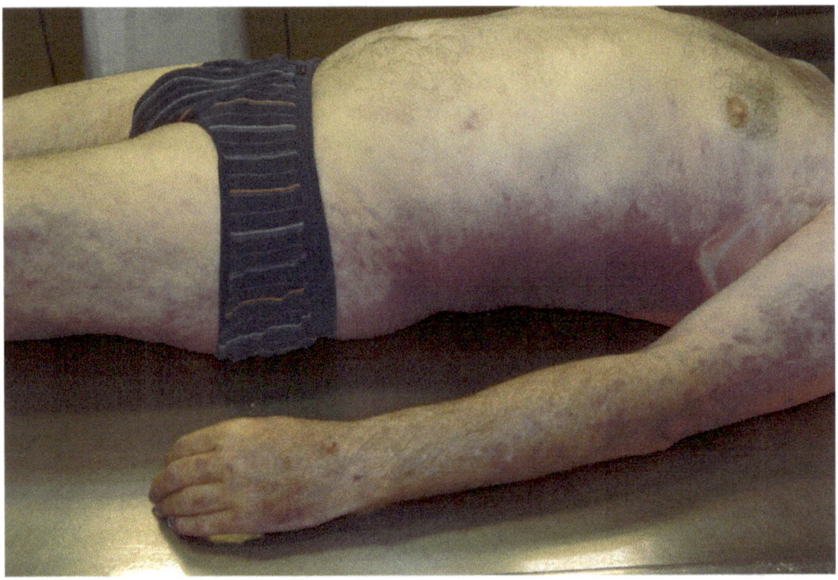

Abb. 17: Totenflecken an den rückwärtigen und seitlichen Körperpartien. Normale Ausdehnung bis etwa in die vordere Achsellinie

Totenflecken entstehen dadurch, dass das nicht mehr zirkulierende Blut schwerkraftbedingt passiv in die abhängigen Körperpartien absinkt, was letztendlich zu einer Blutfülle der feinen Hautgefäße *(Kapillaren)* führt, welche als blauviolette *(livide)* Verfärbung der Haut sichtbar wird (Abb. 17).

Es gibt aber auch hellrote Totenflecken. Sie treten auf, wenn der Leichnam eine längere Zeit gekühlt wird, da dann Sauerstoff aus der Umgebungsluft in die Haut diffundiert und sich an den roten Blutfarbstoff *Hämoglobin* bindet. Andererseits sind hellrote Totenflecken ein Hinweis auf eine Vergiftung durch Kohlenmonoxid (*CO*), welches sich ebenfalls an Hämoglobin bindet. Daran sollte man insbesondere denken, wenn der Leichnam nicht zuvor gekühlt worden war.

Totenflecken finden sich an den abhängigen Körperregionen: Wenn ein Leichnam auf dem Rücken liegt, dann sind sie am Rücken, wenn er auf dem Bauch liegt, dann findet man sie an der Körpervorderseite, wenn er in aufrechter Position verbleibt, etwa beim Erhängen, dann sieht man sie an den Beinen und den Unterarmen. Aussparungen der Totenflecken finden sich überall dort am Körper, wo von außen etwas gegen den Körper drückt, also an den Stellen, an denen der Körper aufliegt, wo enganliegende Kleidungsteile oder sonstige Gegenstände auf den Körper drücken. Die nicht-abhängigen Körperpartien sind hingegen blutarm, eher blass. Die Ausprägung der Totenflecken gibt Hinweise auf die Blutfülle des Körpers zum Todeszeitpunkt. Normalerweise reichen Totenflecken bei Verstorbenen in Rückenlage bis in die vordere Achsellinie, in aufrechter Position von den Füßen bis etwa in die Beckenregion. Spärliche Totenflecken sind entweder die Folge eines akuten Blutverlusts nach außen oder innen (somit ein Hinweis auf die Todesursache) oder einer chronischen Blutarmut. In den ersten Stunden nach dem Todeseintritt können die Totenflecken noch umgelagert werden. Wenn ein Leichnam in dieser Zeit von der Bauchlage in die Rückenlage gedreht wird, dann werden mit der Zeit die Totenflecken an der Körpervorderseite verschwinden und dafür welche an der Körperrückseite entstehen. Nach 4–6 Stunden sind sie nur noch teilweise umlagerbar, später gar nicht mehr. Die Verteilung der Totenflecken an einem Leichnam kann daher anzeigen, ob die Körperhaltung des Verstorbenen nach seinem Tod verändert wurde.

Das zeitlich etwas nachfolgende, zweite sichere Todeszeichen ist die **Totenstarre.** Sie entsteht durch die Versteifung der Muskulatur und somit der Gelenke durch das Absinken der Energie-Spiegel *(ATP)* in der Muskulatur. Die Starre beginnt frühestens nach einer halben Stunde nach Todeseintritt, wobei dieser Zeitpunkt abhängig ist von der Muskelaktivität zu Lebzeiten: Muskeln, die vor dem Todeseintritt stark beansprucht waren, werden rascher steif als Muskeln, die in Ruhe waren und deshalb volle Energiespeicher haben. Aus diesem Grund ist die Reihenfolge, in der einzelne Muskelgruppen steif werden, sehr variabel. Voll ausgeprägt ist die Totenstarre bei einem muskulösen Körper in den großen Gelenken nur mit Mühe zu brechen. Im Verlauf der nächsten Tage löst sie sich wieder, was die Folge einer fäulnisbedingten Zersetzung ist, ein Vorgang, der umso rascher eintritt, je höher die Umgebungstemperatur ist.

Bereits mit dem Todeseintritt beginnt die **Autolyse,** also die Selbstauflösung der Gewebe. Die Aufrechterhaltung von Zell- und Organgrenzen im Körper ist ein aktiver Prozess, der einen funktionierenden Stoffwechsel benötigt. Wenn dieser nicht mehr vorhanden ist, dann kommt es mit der Zeit zum Konzentrationsausgleich zwischen dem Zellinneren und dem extrazellulären Raum, zur Durchlässigkeit von Organgrenzflächen und zur Andauung des Gewebes durch die körpereigenen Verdauungsenzyme. Diese Vorgänge laufen nicht überall am Körper gleichmäßig ab. So sind beispielsweise abgeschlossene Kompartimente wie die Harnblase, die Augenkammer oder das Schädelinnere mit dem Nervenwasser *(Liquor cerebrospinalis)* über mehrere Tage recht stabil. Hingegen kommt es im Magen-Darm-Trakt sehr rasch zur Zersetzung des Gewebes, was man bei der Obduktion beispielsweise daran erkennt, dass die Magenschleimhaut abgeflacht ist und die Bauchspeicheldrüse erweicht. Die Autolyse ist der Grund dafür, dass viele aus der klinischen Medizin bekannte und dort routinemäßig durchgeführten Laboruntersuchungen, wie etwa die Bestimmung des roten Blutfarbstoffs, der Elektrolyte oder der Gerinnungsparameter am Leichenblut nicht durchgeführt werden können.

## 4.3 Späte Todeszeichen

Späte Todeszeichen sind Fäulnis, in der warmen Jahreszeit oft vergesellschaftet mit Tierfraß, Verwesung, Mumifizierung, Leichenlipidbildung und Gerbung. Fäulnis, Tierfraß und Verwesung führen zur Skelettierung, wohingegen Mumifizierung, Leichenlipidbildung oder Gerbung zu einer gewissen Konservierung der Weichgewebe führen. Das Auftreten der verschiedenen Formen ist abhängig von den Umgebungsbedingungen.

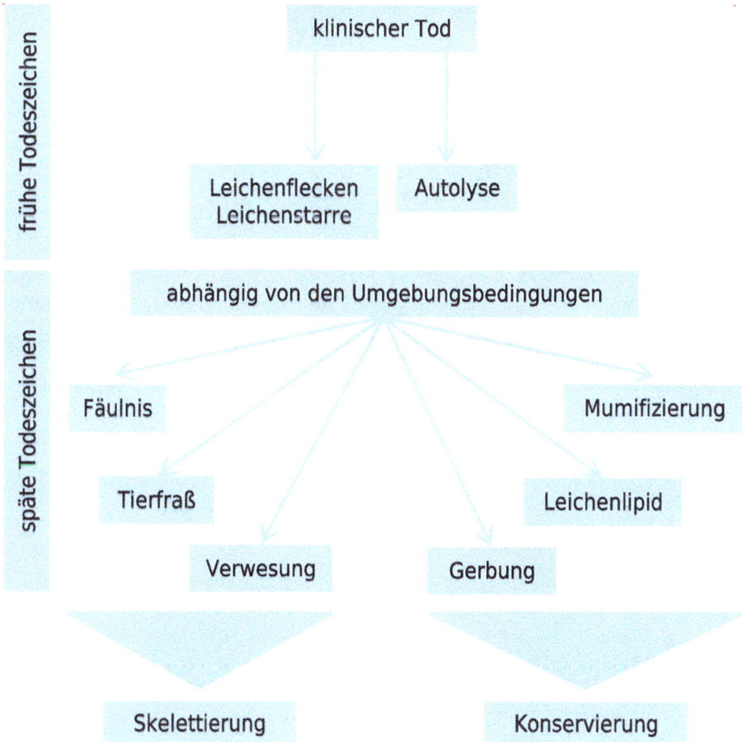


Abb. 18: Entwicklung der späten Leichenerscheinungen

Am häufigsten hierzulande ist die **Fäulnis.** Sie ist die Folge davon, dass sich nach dem Tod die Bakterien vor allem des Darms ungehindert im Körper ausbreiten können. Daher sind die ersten Fäulnisanzeichen auch meistens an der Bauchhaut und hier im rechten Unterbauch zu finden. Es handelt sich dabei um eine Grünverfärbung der Haut, zu der sich dann mit der Zeit ein Durchschlagen der Venenzeichnung an der Haut, eine blasige Abhebung der Oberhaut, eine Gasblähung der Weichteile, Austritt von Flüssigkeit aus den Atemöffnungen und mit der Zeit generelles, flächenhaftes Ablösen der Oberhaut gesellen.

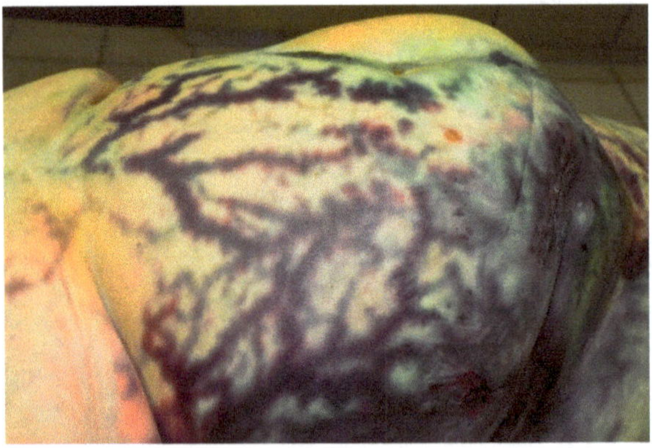

Abb. 19: Fäulnisveränderungen am Bauch: Gasblähung der Bauchdecke, Grünverfärbung der Haut, Durchschlagen der Venennetze, einzelne kleine Blasen

Die Entwicklung der Fäulnisbefunde verläuft – temperaturabhängig – in gewissen Abfolgen (Tab. 2).

| Zeit | Befunde |
|---|---|
| 1 bis 2 Tage | • grünliche Verfärbung der Bauchhaut<br>• Erweichung der Augäpfel |
| 3 bis 7 Tage | • Ausbreitung der Grünfäule<br>• Durchschlagen der Venennetze<br>• Austritt von Fäulnisflüssigkeit aus den Atemöffnungen<br>• Fäulnisblasen der Haut |
| 8 bis 12 Tage | • flächenhafte Missfärbigkeit der Körperoberfläche<br>• flächenhafte Ablösung der Oberhaut<br>• Gasblähung des Bauches, Dunsung des Gesichtes<br>• Haare ausziehbar |
| 14 bis 21 Tage | • starke Gasblähung des Körpers<br>• Augen eingefallen<br>• Nägel ausziehbar<br>• beginnende sekundäre Mumifikation |

Tab. 2: Fäulnisveränderungen im zeitlichen Verlauf

Charakteristisch ist auch der faulige, schmutzige bis süßliche Geruch, der durch die Zersetzung von Muskulatur und anderem Weichgewebe entsteht. Er ist – neben dem unschönen Aussehen – ein wichtiger Grund dafür, dass man vor Toten eine innere Abneigung hat. Dabei ist es wichtig zu wissen, dass fäulnisveränderte Leichen nicht automatisch als infektiös anzusehen sind; tatsächlich ist die Gefahr, sich bei einem Leichnam zu infizieren, selbst dann sehr gering, wenn die Person an einer Infektionskrankheit verstorben ist. Am wichtigsten aber ist zu wissen, dass der Tod an sich nicht ansteckend ist und es so etwas wie **Leichengift** nicht gibt.

Gerade in der warmen Jahreszeit ist die Fäulnis häufig kombiniert mit einem Befall durch **Fliegenmaden.** Die Eiablage durch die Fliegenweibchen kann schon in der Agoniephase erfolgen, der Befall durch Fliegenmaden ist also kein sicheres Todeszeichen! Es ist allerdings ein Hinweis auf abgestorbenes Gewebe – Fliegenmaden fressen nur dieses, kein vitales Gewebe, weshalb sie auch bei der Beseitigung von *Nekrosen* am lebenden Patienten verwendet werden können. Die Eiablage erfolgt, sobald die Temperaturen über 10 °C betragen und es hell ist. Bevorzugt werden die Eierhaufen in den Augenspalten, den Atemöffnungen, den äußeren Gehörgängen, in der Genitalregion, in feucht mazerierten Hautfalten oder in Wunden abgelegt, da die Fliegenmaden hier die besten Startbedingungen haben.

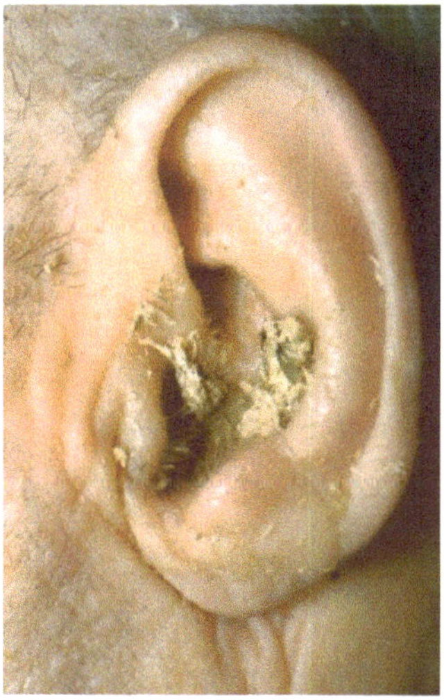

Abb. 20: Fliegeneigelege im äußeren Gehörgang

Das Wachstum der Fliegenmaden beträgt etwa 1–1,5 mm pro Tag, der ganze Entwicklungszyklus mit Verpuppung und Schlüpfen der nächsten Generation adulter Fliegen rund 14 Tage. Wenn also am Leichnam noch keine leeren Puppentönnchen zu finden sind, dann dürfte (eine rasche Eiablage nach dem Todeseintritt vorausgesetzt) der Tod nicht länger als zwei Wochen her sein.

Der Begriff **Verwesung** wird häufig als Überbegriff für die postmortale Leichenzersetzung verwendet, was jedoch nicht richtig ist. Verwesung ist eine bestimmte Form der Leichenzersetzung, bei der vor allem aerobe Bakterien eine Rolle spielen. Verwesung tritt vor allem auf bei kühlen (und etwas feuchten) Umgebungsbedingungen, wie sie beispielsweise in Grüften oder in der kalten Jahreszeit im Freien herrschen. Es gibt aber viele Mischbilder zwischen Fäulnis und Verwesung, insbesondere in der fortgeschrittenen Fäulnisphase, bei der es durch Weichteildefekte dazu kommt, dass Sauerstoff auch ins Körperinnere gelangt, was das Wachstum aerober Bakterien begünstigt.

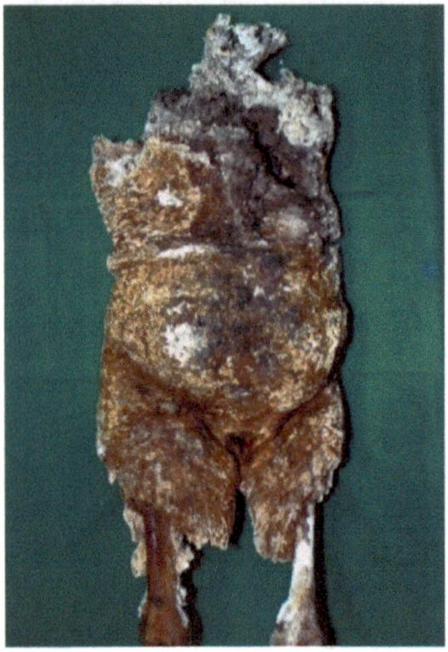

Abb. 21: Weiblicher Torso mit Leichenlipidbildung

Wenn ein Leichnam in feuchter Umgebung und unter Luftabschluss verbleibt, dann kann es zum Auftreten von **Leichenlipid** kommen, früher fälschlicherweise als Fettwachs bezeichnet. Hierbei wird das Fettgewebe des Körpers unter der Haut, aber auch im Körperinneren durch bakterielle Enzyme und die Einlagerung von Elektrolyten gehärtet, weshalb die Statur einer Verstorbenen in groben Zügen erhalten bleiben kann. Leichenlipid ist eine im feuchten Zustand bröcklig-schmierige Masse von hellgrauer Färbung, die modrig riecht. Wenn sie aushärtet, nachdem der Leichnam aus der feuchten Umgebung geborgen wurde, dann wird sie gipsartig fest und verliert ihren Geruch. Sie bleibt unter Raumbedingungen jahrelang stabil und verändert sich nicht mehr.

Eine Konservierung des Leichnams durch **Gerbung** ist bei Leichenfunden aus Hochmooren beschrieben. Entsprechende Fälle gibt es beispielsweise aus dem Norden Deutschlands oder aus Dänemark. In feuchtkalter Umgebung und unter Luftabschluss kommt es durch die Einwirkung von Huminsäuren zur Erweichung der Knochen und zu einer weitgehenden Zerstörung innerer Organe, wobei die Haut lederartig gegerbt und somit konserviert wird. Die Haut ist dann von schmutzig-bräunlicher Farbe, lässt Strukturen noch gut erkennen. Auch die Haare und Nägel sind noch vorhanden; die Haare sind typischerweise rötlich verfärbt.

Ein zumindest an Ohren, Nase, Händen und Füßen häufig anzutreffender Befund beim Einsetzen später Leichenerscheinungen ist die **Mumifizierung,** also die Austrocknung von Gewebe, das dann bräunlich bis schwärzlich verfärbt ist, geschrumpft und schwartenartig fest. Vor allem eher schlanke Personen, die nach dem Tod in warmer, trockener Umgebung verbleiben, mumifizieren leicht. Aber auch das Nebeneinander von Fäulnis, Madenfraß und Vertrocknung am gleichen Leichnam ist immer wieder zu finden. Da die fortschreitende Fäulnis zu einer Flüssigkeitsverarmung des Leichnams führt und dadurch die Wachstumsbedingungen für die Bakterien zunehmend schlechter werden, kommt es zu einer als sekundär bezeichneten Mumifizierung bei Fäulnisleichen; es handelt sich dabei um ein getrocknetes Fixierbild des zuvor erreichten Fäulniszustandes. Solche Zustandsbilder können sehr lange stabil bleiben, wie immer wieder bei sogenannten Wohnungsleichen berichtet wird, die teilweise erst nach Monaten oder gar Jahren gefunden werden. Die Vertrocknung geht mit einer Schrumpfung des Gewebes einher. Dies führt zu dem Eindruck, dass Haare und Nägel auch nach dem Tod noch wachsen. Hierbei handelt es sich aber um einen Mythos. Das scheinbare Wachstum der Hautanhangsgebilde ist darauf zurückzuführen, dass die im Weichgewebe befindlichen Anteile von Haaren und Nägel durch die Gewebsschrumpfung mit der Zeit sichtbar werden.

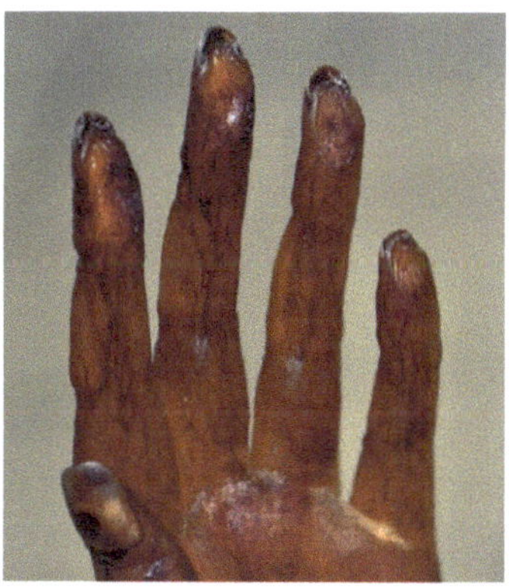

Abb. 22: Mumifizierte Hand

## 4.4 Forensische Osteologie

Osteologie ist die Lehre von den Knochen. Die forensische Osteologie beschäftigt sich mit Knochenfunden, die etwa beim Erdaushub auf Baustellen gefunden werden, von Kindern beim Spielen oder von Pilzsammlern im Unterholz. Zunächst ist zu klären, ob es sich um tierische oder menschliche Knochen handelt, was auf den ersten Blick nicht immer einfach ist.

**Wissen | Fragestellungen bei menschlichen Knochen**

- Sind die Knochen von einem Individuum oder mehreren Individuen?
- Welches Geschlecht liegt vor?
- Wie alt war der Verstorbene?
- Wie groß war die Verstorbene?
- Hatte er besondere körperliche Merkmale?
- Gibt es Hinweise auf Verletzungen zu Lebzeiten oder auf Krankheiten?
- Wie alt sind die Knochen?

| Parameter | weiblich | männlich |
|---|---|---|
| Schädelbau | grazil, glatte Oberfläche | massiv, unebene Oberfläche |
| Muskelansätze | schwach ausgebildet | kräftig ausgebildet |
| Stirn | steil | fliehend |
| Augenbrauenwülste | schwach ausgebildet | kräftig ausgebildet |
| Augenhöhlenform | rundlich, relativ größer, höher, scharfe Ränder | eckig, relativ kleiner, niedriger, abgerundete Ränder |
| Warzenfortsätze | klein bis mittelgroß | mittelgroß bis groß |
| Gaumen | kleiner, parabolisch geformt | größer, breiter, U-förmig |
| Hinterhauptsgelenkfortsätze | kleiner | größer |

Tab. 3: Geschlechtsmerkmale des menschlichen Schädels

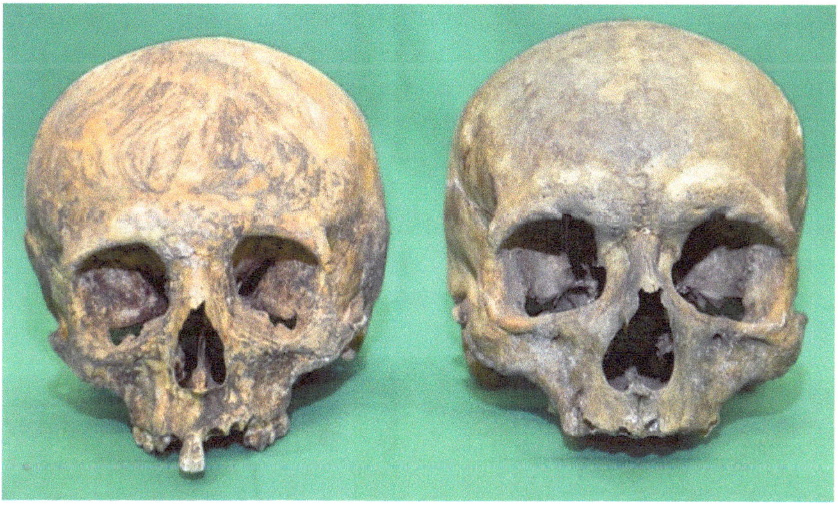

Abb. 23: Weiblicher Schädel (links) und männlicher Schädel (rechts)

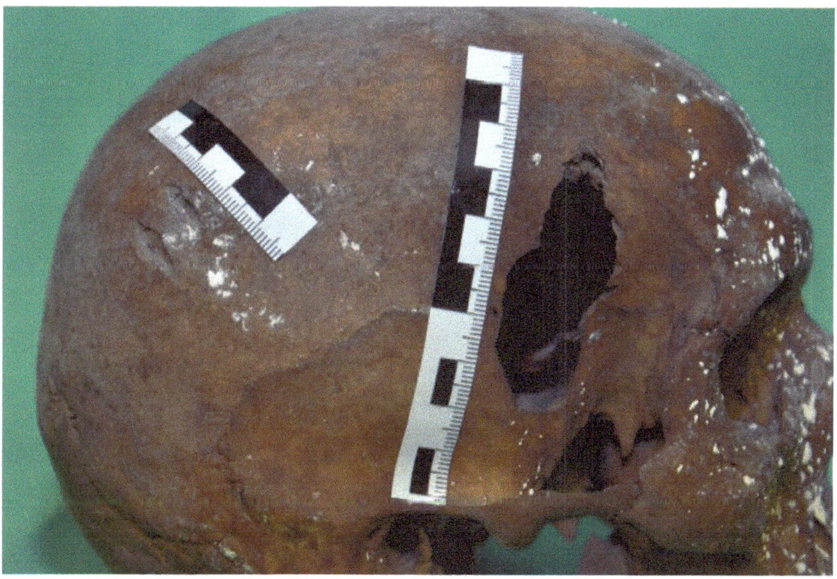

Abb. 24: Schädelfund, vermutlich aus dem 16. Jahrhundert stammend, mit Hiebspuren

Wenn es sich um menschliche Skeletteile handelt, dann ist vor allem die Frage nach der **Liegedauer der Knochen** von forensischer Relevanz: Mit Ausnahme von Völkermord und Mord verjähren Straftaten in Abhängigkeit von der Strafandrohung (§ 78 StGB). In der Praxis bedeutet dies, dass sich die Aufnahme von polizeilichen Ermittlungen auf 30 Jahre bis 50 Jahre beschränkt, es sei denn, es lägen konkrete Hinweise auf Verbrechen etwa aus der Zeit des Nationalsozialismus vor. Bei Knochenfunden mit einer Liegezeit von über 100 Jahren wird nicht mehr ermittelt, selbst wenn sich eindeutige Zeichen eines Tötungsdeliktes finden, wie etwa Hiebspuren am Schädel (Abb. 24), da ein Täter nicht mehr gefunden und zur Rechenschaft gezogen werden kann.

Der Bestimmung der Knochenliegezeit kommt somit wesentliche Bedeutung zu. Leider ist diese nicht einfach zu bewerkstelligen und auch erfahrene Untersucher können sich durchaus mal um ein paar Jahrhunderte vertun. Das liegt daran, dass der Zustand der Knochen von den konkreten Lagerungsbedingungen über die Zeit abhängt, und diese in aller Regel nicht zu rekonstruieren sind. Die Basis aller Untersuchungen ist die makroskopische Beurteilung. Sind die Knochen frei von Weichteilen und Fett, brüchig, mit Rissen in den äußeren Schichten, riechen nicht mehr und zeigen eine leere Markhöhle, dann spricht vieles dafür, dass es sich um eine Liegezeit von mehr als 50 Jahren handelt (Tabelle 4).

| **Befund** | **0 bis 5** | **30 bis 50** | **50 bis 100** | **> 100** |
|---|---|---|---|---|
| Geruchsaktivität | + | - | - | - |
| Weichteilreste | + | - | - | - |
| Fett | + | - | - | - |
| Markhöhlenfüllung | + | (+) | - | - |
| Brüchigkeit | - | (-) | + | + |

Tab. 4: Knochenbefunde in Abhängigkeit von der Liegezeit in Jahren

Die makroskopische Begutachtung wird ergänzt durch technische Verfahren:

**Wissen | Technische Verfahren zur Altersbestimmung menschlicher Knochen**

- Fluoreszenz der frischen Schnittfläche unter UV-Licht
- photometrische Bestimmung des Citratgehalts im Knochenmehl
- mikroskopische Analyse des Zersetzungsgrads des Bindegewebes (Kollagendegradation)

Die Radiocarbonmethode eignet sich nicht für die Bestimmung der Knochenliegezeit im forensisch relevanten Zeitraum, wohl aber für die Datierung historischer Knochenfunde. Sie macht sich zu Nutze, dass durch den Einfluss der kosmischen Strahlung in den oberen Schichten der Atmosphäre aus Stickstoff radioaktiver Kohlenstoff $^{14}C$ entsteht. Dieser sinkt zur Erde, wird als Bestandteil des Kohlendioxids ($CO_2$) von Pflanzen aufgenommen und gelangt schließlich auch den Körper tierischer Lebewesen, in denen sich in Abhängigkeit von der $^{14}C$-Bildung, dessen Aufnahme aus der Atmosphäre und mit der Nahrung sowie des radioaktiven Zerfalls ein Gleichgewicht einstellt. Mit dem Tod wird der Organismus aus diesem Kreislauf entfernt und das vorhandene $^{14}C$ zerfällt exponentiell mit einer Halbwertszeit von 5.730 Jahren. Aus dem Anteil des noch vorhandenen $^{14}C$ in einer Probe des verstorbenen Organismus im Vergleich zu einer aktuellen Vergleichsmessung lässt sich daher abschätzen, wie lange der Organismus schon tot ist.

# 5 Forensische Pathologie

**Die Lernfragen zu diesem Kapitel finden Sie unter:**
https://narr.kwaest.io/s/1174

## 5.1 Der plötzliche und unerwartete Tod aus innerer Ursache

Etwa die Hälfte der gerichtlich obduzierten Todesfälle sind eines natürlichen Todes verstorben, was aber erst durch die Obduktion herausgefunden wird. Aus kriminalistischer Sicht sind vor allem plötzliche und unerwartete Todesfälle (lat.: *„Mors repentina")* kritisch zu hinterfragen, da diese zunächst einmal den Verdacht auf eine Gewalteinwirkung nahelegen. Während „plötzlich" einen raschen Verlauf vom Einsetzen der Symptome bis zum Todeseintritt bedeutet, ist mit „unerwartet" gemeint, dass der Tod entweder aus scheinbarer Gesundheit heraus eintrat oder dass die bekannten Erkrankungen nicht schwerwiegend waren und zudem kein äußeres Ereignis dazu beitrug, dass es zu einer Verschlechterung des Zustandes kam. So könnte beispielsweise eine bis dahin gut kompensierte und damit nicht klinisch relevante Verengung der Herzkranzschlagadern bei starkem Stress zu einem plötzlichen Tod durch einen akuten Herzinfarkt führen. Wenn dieser Stress nun die Folge eines Überfalls oder einer körperlichen Auseinandersetzung ist, dann würde es sich nicht um einen natürlichen Tod handeln, sondern um einen, den der Angreifer verursacht hat.

**Wissen | Verdacht auf nicht natürlichen Tod**

- unbeobachteter Todeseintritt
- unbekannte Vorgeschichte
- verdächtige Auffindesituation
- präterminal delirante Symptomatik
- Verletzungen
- Blutspuren am Fundort
- junges Lebensalter

In vielen Fällen handelt es sich um solche, die **zuhause** aufgefunden werden und bei denen keine Krankengeschichte bekannt ist. Das sind immer wieder auch Personen, die zurückgezogen lebten, so dass der Tod längere Zeit nicht bemerkt wurde. Bei ihrer Auffindung sind die Leichen oft schon fäulnisverändert und zeigen einen Befall durch Fliegenmaden.

Als verdächtig gelten alle **Auffindesituationen,** die in irgendeiner Weise den Verdacht auf eine Fremdeinwirkung, einen Unfall oder einen Suizid aufkommen lassen, z. B. eine zusammengekrümmte Körperhaltung, ein Leichenfund am Fuß einer Treppe, eines Abhangs oder in einer anderen sturzverdächtigen Lage, ein möglicher Verkehrsunfall wie beispielsweise ein Fahrradfahrer im Straßengraben oder der Fahrer eines Lkw, der gegen eine Mauer geprallt ist. Auch das Vorliegen von Verletzungen, zumal von blutigen, oder die Mitteilung, dass der nun Verstorbene am Tag oder in den Stunden vor seinem Tod verwirrt gewesen sei, lassen eine Gewalteinwirkung denkbar erscheinen.

Gerade im jüngeren und mittleren **Lebensalter** ist die Wahrscheinlichkeit, an einer Erkrankung zu versterben, nur etwa halb so hoch wie die Wahrscheinlichkeit, durch einen Unfall, durch Suizid oder durch fremde Hand ums Leben zu kommen. Zwar gibt es auch bei jungen Menschen bösartige Tumore, Erkrankungen des Herz-Kreislauf-Systems oder der Lungen, diese sind aber meistens bekannt, so dass der Tod nicht unerwartet eintritt.

Ebenfalls verdächtig auf ein Fremdverschulden sind Todesfälle im Straßenverkehr, am Arbeitsplatz, beim Sport oder bei sexueller Betätigung. Wenn der Tod kurz nach einem Unfall, einer Auseinandersetzung oder nach einem Arztbesuch bzw. einem ärztlichen Eingriff eintrat, dann liegt der Verdacht auf einen ursächlichen Zusammenhang nahe.

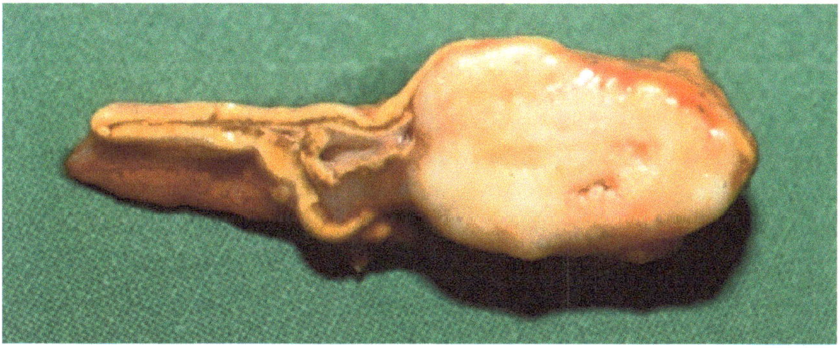

Abb. 25: Tochtergeschwulst (Metastase) eines Bronchialkarzinoms in der Nebenniere eines 60-jährigen Mannes. Die schmale, gelbe Bandstruktur ist die Nebennierenrinde, das weißliche Gewebe die Metastase. Die Tumorerkrankung war zu Lebzeiten nicht bekannt gewesen.

Das Spektrum der Todesursachen, die bei gerichtlichen Obduktionen festgestellt werden, entspricht in seiner Häufigkeit der amtlichen Todesursachenstatistik. In der Mehrzahl der Fälle handelt es sich um Herz- oder Kreislauferkrankungen, um Infektionskrankheiten oder um Lungenerkrankungen. Es gibt aber auch bösartige Tumorerkrankungen oder Missbildungen, die offenbar zu Lebzeiten nicht bekannt waren.

## 5.2 Der plötzliche Säuglingstod

Der plötzliche und unerwartete Tod im Säuglingsalter, auch plötzlicher Säuglingstod, plötzlicher Kindstod, Krippentod, SID oder SIDS genannt, ist ein in Deutschland mittlerweile seltenes, aber dennoch nicht weniger mysteriöses und vor allem belastendes Phänomen.

### Wissen | Definition des plötzlichen Kindstods

Der plötzliche, unerwartete Tod eines Säuglings unter 1 Jahr mit dem Eintritt des tödlichen Ereignisses offensichtlich während des Schlafs, der nach einer gründlichen Untersuchung, einschließlich der Durchführung einer vollständigen Obduktion sowie der Überprüfung der Todesumstände und der Vorgeschichte, ungeklärt bleibt.

Als typisch wird beschrieben, dass das Kind tot im Bettchen gefunden wird, manchmal in Bauchlage und mit dem Kopf unter einer Decke oder dem Kissen, und die Bekleidung feucht ist wie nach kräftigem Schwitzen. Aus der Vorgeschichte wird manchmal berichtet, dass das Kind in den Tagen zuvor etwas schlapp oder unleidig gewesen sei und einen Atemwegsinfekt gehabt habe. Autoptisch findet man in solchen Fällen nur unspezifische Befunde. Recht typisch sind punktförmige Unterblutungen der Haut der Briesdrüse (*Thymus*), der Herzaußenhaut *(Perikard)* und des Lungenfells *(Pleura visceralis)*, eine Überwässerung der Lungen *(Lungenödem)*, eine leere Harnblase und Zeichen eines milden Atemwegsinfekts.

In zahlreichen Studien konnten Risikofaktoren gefunden werden, bei denen das Auftreten eines plötzlichen Säuglingstods wahrscheinlicher ist:

**Wissen | Risikofaktoren für das Auftreten eines plötzlichen Säuglingstods**

- Schlafen in Bauchlage
- komplette Überdeckung
- Überhitzen (dicke Bekleidung, Mützchen)
- Rauchen in Schwangerschaft und in Umgebung des Kindes
- junges Alter der Mutter
- Frühgeburtlichkeit
- nicht stillen

Dementsprechend wurden zahlreiche Empfehlungen formuliert, die insgesamt dazu führten, dass die Anzahl der SIDS-Fälle in den letzten Jahrzehnten in Deutschland stark abgenommen hat. Das bedeutet jedoch nicht, dass man das Phänomen des plötzlichen Säuglingstods verstanden hat. Mittlerweile geht man davon aus, dass sich unter diesem Begriff mehrere krankhafte, zum Tode führende Mechanismen verbergen, die im Einzelnen entweder noch nicht bekannt sind oder aber die mit den zur Verfügung stehenden Mitteln derzeit noch nicht postmortal diagnostiziert werden können. Sehr wahrscheinlich handelt es sich um ein multifaktorielles Geschehen, bei dem eine individuelle Disposition („kränkliches“ oder „schwächliches“ Kind), eine kritische Entwicklungsphase und schädigende Einflüsse von außen (Infekt, Überwärmung, Giftstoffe aus der Umwelt wie z. B. Zigarettenrauch) zusammenkommen und nicht um ein einheitliches, tödlich verlaufendes Krankheitsgeschehen.

Die Diagnose eines plötzlichen Säuglingstods ist eine Ausschlussdiagnose und keine, die aktiv gestellt werden kann. Man kann daher auch nur vom plötzlichen Säuglingstod sprechen, wenn man weiterführende Untersuchungen durchgeführt hat und diese alle ohne wegweisenden Befund geblieben sind. Keinesfalls kann allein durch eine äußere Leichenschau ein plötzlicher Kindstod diagnostiziert werden.

Tatsächlich gibt es zahlreiche Möglichkeiten, weshalb ein Säugling plötzlich und unerwartet verstirbt. So ist zum Beispiel zu bedenken, dass manche Entzündungen (Lungenentzündung, Harnwegsinfekt bis hin zur *Urosepsis*) sich sehr rasch entwickeln können und für die Eltern nicht zu erkennen sind, wenn das Kind nicht offensichtlich krank erscheint. In anderen Fällen wurden durch die Obduktionen bislang nicht bekannt gewesene Missbildungen oder Stoffwechselerkrankungen entdeckt. Aber es finden sich auch immer wieder Tötungsdelikte, wie etwa durch ein Schütteltrauma oder durch Ersticken: Bei retrospektiven Analysen angeblicher Fälle von plötzlichem Säuglingstod waren bis zu 15 % gewaltsame Todesfälle.

Generell wird empfohlen, Todesfälle im Säuglings- und Kindesalter zu obduzieren. Dies dient nicht nur der Aufdeckung möglicher gewaltsamer Todesfälle, sondern auch der Entdeckung bislang unbekannter und womöglich genetisch bedingter Erkrankungen, und damit der Beratung der Eltern bei möglicherweise nachfolgenden Schwangerschaften. Nicht zuletzt hat sich aber auch gezeigt, dass die betroffenen Eltern mit dem Verlust auf die Dauer besser umgehen können, wenn sie wissen, wodurch das Kind tatsächlich verstorben ist.

## 5.3 Ärztliche Behandlungsfehler

Beim Tod im Zusammenhang mit ärztlichen Maßnahmen ist eine **Fehlbehandlung** immer eine der Möglichkeiten für das Versterben eines Patienten. Es wird daher empfohlen, den Tod eines Patienten bei der Polizei oder Staatsanwaltschaft als unklaren Todesfall zu melden, wenn er in engem zeitlichen Zusammenhang mit einer medizinischen Maßnahme eingetreten ist oder sonst der Verdacht auf eine Fehlbehandlung im Raum steht (→ Kapitel 3.2.1). Dies dient auch dem Schutz der behandelnden Ärzte vor dem Vorwurf der Vertuschung.

Bei Todesfällen dient die Obduktion zunächst einmal vor allem der Feststellung und Dokumentation der medizinischen Befunde. Es wird also je nach Fallkonstellation beispielsweise geschaut, ob die Operationsverhältnisse regelrecht sind, ob Nähte dicht sind, ob Katheter richtig liegen, ob nicht wesentliche Befunde bei einer Operation übersehen oder sonstige Fehler begangen wurden. Es werden Organproben entnommen, die weiter untersucht werden können, um Verdachtsdiagnosen zu erhärten oder zu verwerfen. Ohne Obduktion ist die Frage, ob eine ärztliche Maßnahme den Tod verursacht hat oder ob dieser unabhängig von der Behandlung eingetreten ist, nicht zu beantworten. In den meisten Fällen bleibt man dann im Bereich der Spekulationen.

Die Frage, ob eine Behandlung sachgerecht und leitlinienkonform verlaufen war, kann in vielen Fällen von rechtsmedizinischer Seite nicht mit der notwendigen Kompetenz beantwortet werden. Eine solche Begutachtung wird in aller Regel von einem entsprechenden Fachgutachter übernommen, also etwa von einem Facharzt für Kardiologie, wenn eine Fehlbehandlung durch einen anderen Kardiologen im Raum steht. Diagnostik und Therapie von Erkrankungen sind einer ständigen Veränderung unterworfen und es ist daher kaum möglich für eine Rechtsmedizinerin, dabei im Detail immer auf dem Laufenden zu sein.

Wenn Behandlungsfehler durch Angehörige oder den Patienten selbst behauptet werden (nicht jeder Behandlungsfehler muss ja gleich tödlich enden), dann werden derlei Gutachten im Rahmen von Straf- oder Zivilverfahren von vorneherein durch entsprechende Sachverständige aus dem jeweiligen medizinischen Fachgebiet erstattet. In vielen solcher Fälle sind Rechtsmediziner erst gar nicht involviert oder nur beratend für die Justiz, indem nach Durchsicht der Akten mitgeteilt wird, welchem Fach denn ein Gutachter in diesem Fall sinnvollerweise angehören sollte.

# 6 Forensische Traumatologie

**Die Lernfragen zu diesem Kapitel finden Sie unter:**
https://narr.kwaest.io/s/1175

## 6.1 Grundlagen

Traumatologie ist die Lehre von den Verletzungen. Forensische Traumatologie beschäftigt sich mit den verschiedenen Arten von Gewalteinwirkungen auf den menschlichen Körper, den dadurch verursachten Verletzungen und deren Folgen, den Umständen der Verletzungsentstehung und der Frage, inwieweit bestimmte Befundkonstellationen kriminalistisch als Spuren verwertet werden können.

### Wissen | Arten der Gewalteinwirkung

- stumpfe Gewalt
- halbscharfe Gewalt
- scharfe Gewalt
- Projektile
- abnorme thermische Einwirkung
- Elektrizität
- Ersticken
- Vergiftung

Die Form und das Aussehen von Verletzungen sind für die jeweilige Trauma-Art charakteristisch, so dass aus dem Wundbefund auf die Art der Gewalteinwirkung geschlossen werden kann. Auf die Details wird in den folgenden Kapiteln eingegangen.

Neben dem Erkennen der Gewaltart ist die Frage nach den Umständen, aus denen die festgestellten Verletzungen entstanden, von wesentlicher Bedeutung für die polizeilichen Ermittlungen. Dies gilt sowohl für Verstorbene als auch für lebende Personen. Zu unterscheiden sind eine unfallmäßige Entstehung, eine Selbstbeibringung und eine Fremdbeibringung:

**Wissen | Kriterien zur Unterscheidung der Verletzungsentstehung**

Eigene Hand:

- gruppierte Verletzungen
- keine Abwehrverletzungen
- ruhiges Verletzungsbild

Fremde Hand:

- chaotische Verteilung der Verletzungen
- Deckungsverletzungen
- Verletzungen zentraler Gesichtsanteile
- mehrere Formen mechanischer Gewalt

Unfall:

- für jeweiligen Unfallhergang typische anatomische Verteilung
- Verletzungen an vorstehenden Körperpartien

Diese Befundkonstellationen müssen im Einzelfall kritisch überprüft werden. Keinesfalls kann man beispielsweise aus der Tatsache, dass keine Abwehrverletzungen vorliegen, automatisch ableiten, dass es sich um eine Selbstbeibringung handelte.

Bei der Untersuchung von Verstorbenen stellt sich zudem die Frage nach der Vitalität der Befunde, also ob sie zu Lebzeiten *(vital)*, im Sterbevorgang *(agonal)*, unmittelbar nach dem Todeseintritt *(supravital)* oder nach dem Tod *(postmortal)* entstanden sind. Für eine Entstehung zu Lebzeiten spricht, wenn man autoptisch Hinweise auf einen erhaltenen Kreislauf findet (z. B. aktive Blutung nach außen), auf eine Atemtätigkeit (z. B. Einatmung von Erbrochenem oder von Fremdmaterial – *Aspiration)*, auf eine Verschleppung von Gewebe oder Fremdkörpern mit dem Blutkreislauf *(Embolie)*, eine Magen-Darm-Tätigkeit (z. B. Weitertransport von verschlucktem Material aus dem Magen in den Darm), auf eine beginnende Wundheilung (z. B. Bildung eines Blutgerinnsels) oder auf eine erhaltene Handlungsfähigkeit (z. B. Blutstropfen aus einer Wunde, die in der Wohnung verteilt sind).

### Wissen | Zeichen der Vitalität

- aktive Blutung
- Aspiration
- Embolie
- Magen-Darm-Tätigkeit
- Wundheilung
- Zeichen der Handlungsfähigkeit

Im Einzelfall kann die Abgrenzung von vitalen, nur sehr kurz überlebten Verletzungen von agonal oder supravital entstandenen Veränderungen des Körpers schwierig sein.

## 6.2 Stumpfe Gewalt

Stumpfe Gewalt ist die häufigste Form der mechanischen Gewalteinwirkung überhaupt und jedem Menschen bekannt: Schürfungen von Stürzen, Hautrötungen oder blaue Flecken vom Anstoßen an Kanten, Wänden oder Türen sind alltäglich. Stumpfe Gewalt ist definiert als die Einwirkung einer stumpfkantigen Fläche gegen den menschlichen Körper. Neben den Verletzungen, die aus der Druckwirkung auf den Körper resultieren, werden auch Verletzungen durch Zug- oder Scherkräfte zur stumpfen Gewalt gezählt. Eine Systematik der Verletzungen ist in Abb. 26 dargestellt.

Die leichteste äußere Verletzung ist die **Hautrötung.** Sie ist die Folge einer vergleichsweise geringgradigen Druckwirkung, die zu einer vermehrten Blutfülle in den Gefäßen der Haut führt. Sie ist oftmals nur kurze Zeit (wenige Minuten bis Stunden) sichtbar und verblasst mit der Zeit. Hautrötungen können geformt sein und den Abdruck des einwirkenden Gegenstandes widerspiegeln, etwa die Finger der Schlaghand bei einer Ohrfeige.

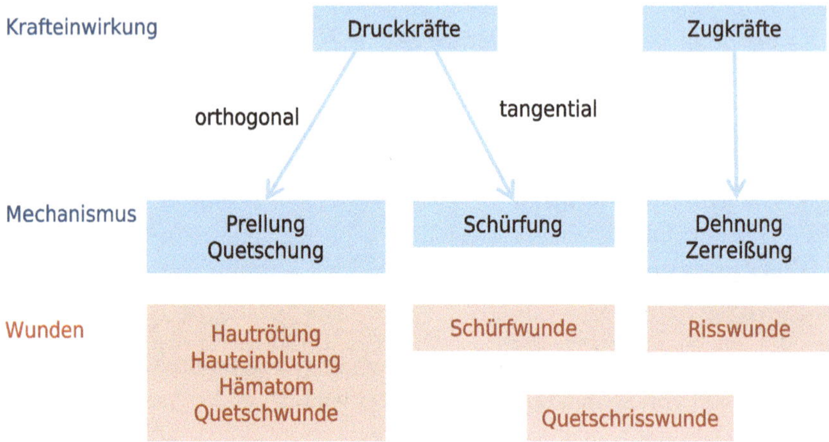


Abb. 26: Systematik der Verletzungen durch stumpfe Gewalt

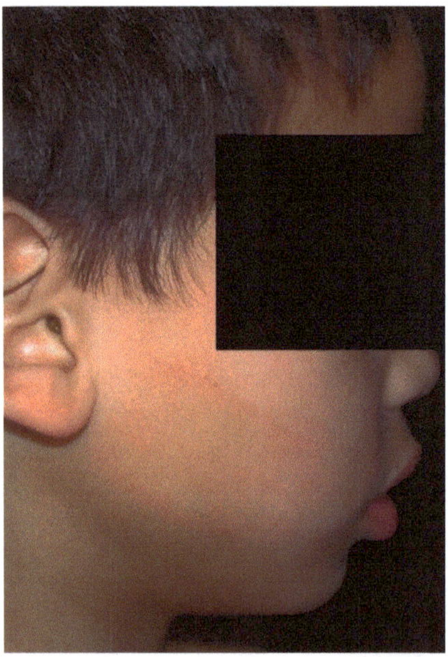

Abb. 27: Streifige Hautrötungen an der Wange nach einer Ohrfeige

Allseits bekannt aus dem Alltag ist das **Hämatom,** auch als Hautunterblutung, Unterhautblutung, Suffusion, Sugillation oder im Volksmund als „blauer Fleck" bezeichnet. Hierbei handelt es sich um eine Blutung im Unterhautfettgewebe, die durch quetschungsbedingte Zerreißungen des Unterhautfettgewebes und der darin befindlichen Gefäße entsteht. Bei alten Menschen oder bei Bindegewebsschwäche können auch geringfügige, banale Traumen für die Bildung eines „blauen Flecks" ausreichen.

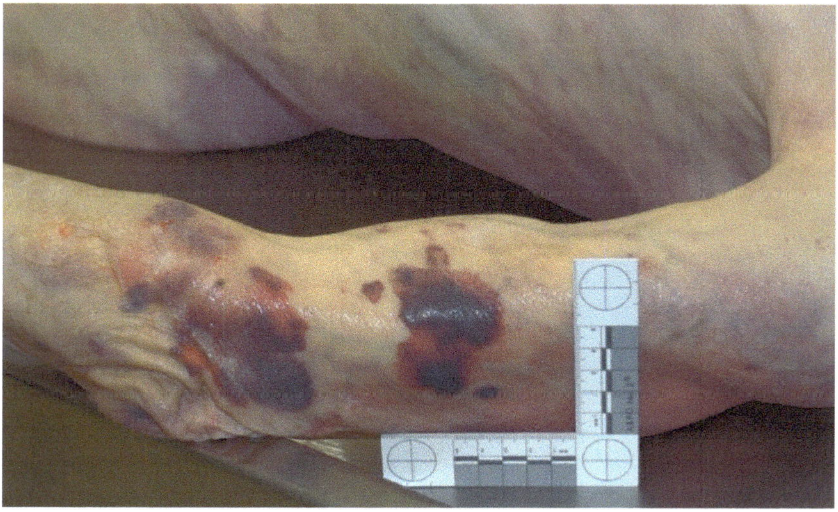

Abb. 28: Typische Hautunterblutungen nach banalen Traumata am Oberarm eines alten Menschen

Da das Unterhautfettgewebe aus einer lockeren Läppchenstruktur besteht, können sich die Blutungen flächenhaft ausbreiten und mit der Zeit auch ihre Lage verändern. So können beispielsweise ursprünglich im Bereich des Kiefers lokalisierte Hämatome infolge der Schwerkraft zum Hals hin wandern. Ebenso ist es nicht selten, dass ein Hämatom erst ein bis zwei Tage nach einem Trauma sichtbar wird.

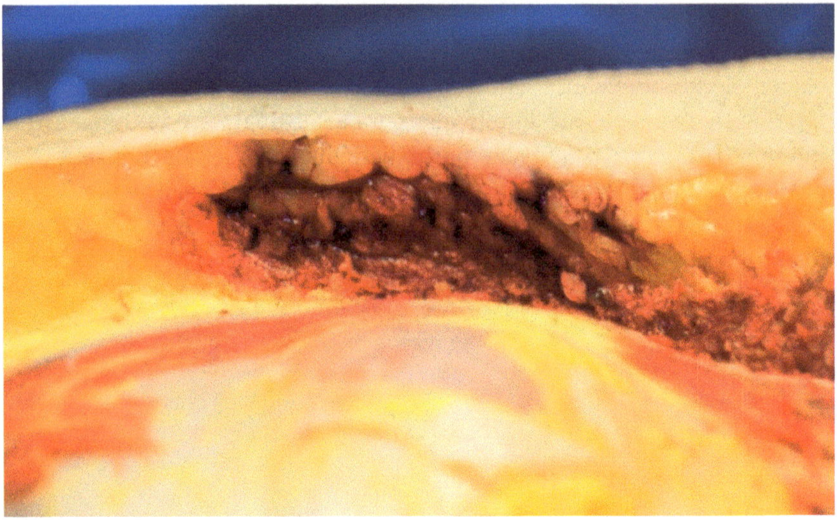

Abb. 29: Schnittfläche eines Hämatoms: Quetschung und Einblutung im gelben Unterhautfettgewebe. Der darüberliegende, weiße Streifen ist die (unverletzte) Haut

Das Hämatom ändert mit der Zeit seine Farbe von blau über grün nach gelb. Dies ist die Folge des Abbaus des ausgetretenen Blutes. Da der Abbau vom Rand des Hämatoms ausgeht, wird dort auch zuerst der Farbwechsel sichtbar, kombiniert mit einer zunehmenden Unschärfe der Ränder.

| Farbe | Zeit |
|---|---|
| blau bis blauviolett | 1. Tag |
| grün | 2.–10. Tag |
| Gemisch | 2.–10. Tag |
| braun | 1.–15. Tag |
| gelb | Ab 2. Tag |

Tab. 5: Farbänderung bei Hämatomen im zeitlichen Verlauf

Wie aus den Zeiten in der Tabelle bereits abzuleiten ist, ist das zeitliche Auftreten der Farbänderungen sehr variabel. Der Hämatomabbau ist abhängig von der Intensität, Größe und Lokalisation der Blutung, vom Alter der

Person und weiteren individuellen Faktoren. Es ist daher kaum möglich, allein aus der Farbe auf das Alter eines Hämatoms zu schließen, man kann dieses allenfalls grob abschätzen.

Vom Hämatom abzugrenzen ist die **Hauteinblutung.** Diese ist nicht im Unterhautfettgewebe, sondern in der darüber liegenden Lederhaut lokalisiert. Hauteinblutungen sind üblicherweise punktförmig bis stecknadelkopfgroß, treten gruppiert bis gemustert auf und sind von hellroter Farbe. Sie sind meist weniger eindrucksvoll als die größeren und farblich intensiveren Hämatome, zeigen aber den Ort einer heftigen Gewalteinwirkung an. Häufig sind sie musterartig konfiguriert, wobei sie den Negativabdruck des verursachenden Gegenstandes darstellen: Sie entstehen durch Zerreißungen von Gefäßen in der Lederhaut, wenn die Haut in die Vertiefung von Gegenständen gepresst wird. Das können weiche Gegenstände sein, wie die getragene Kleidung, aber auch feste Profile wie Schuhsohlen oder Vertiefungen von Autoreifen.

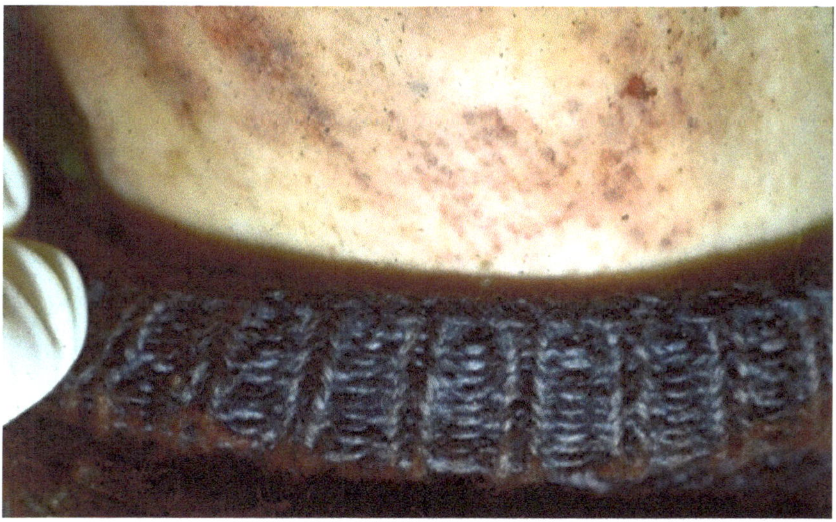

Abb. 30: Punktförmige Hauteinblutungen: Abdruckmarke des Rollkragens nach Tritten gegen den Hals

Eine besondere Form sind doppelstreifige, parallele, rote Hautverfärbungen, die Folge von Schlägen mit schmalen, länglichen Gegenständen sind. Dabei werden die Gefäße in der Haut unter dem Schlagwerkzeug zusammengedrückt und das Blut wird beidseits an die Ränder des komprimierten Hautareals verschoben. Je nachdem, ob dort die Gefäße zerreißen oder nicht, kann der doppelstreifige Abdruck des Schlagwerkzeugs als Hautrötung kurzzeitig sichtbar sein oder als Hauteinblutung bis zu wenige Tage.

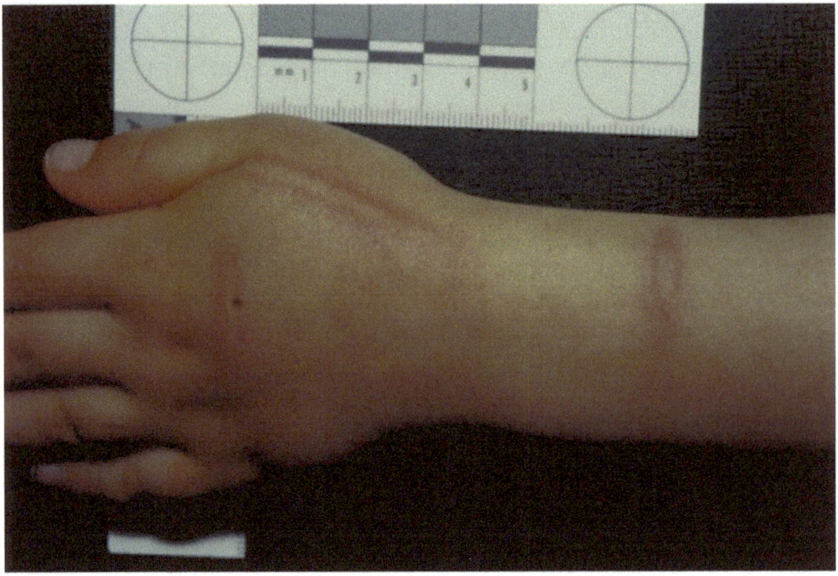

Abb. 31: Doppelstreifige Hauteinblutungen nach Stockschlägen. Der blasse Streifen zwischen den Rötungen entspricht der Breite des Stocks.

Eine **Schürfung** entsteht durch eine tangential streifende Druckwirkung auf die Haut. Hierdurch werden – je nach Stärke und Winkel der einwirkenden Kraft – die oberflächlichen bis tieferen Anteile der Haut weggeschoben. Das Ende der Schürfung ist durch eine Schürfungsmoräne gekennzeichnet, der tapetenartig zusammengeschobene Hauträllchen anhängen. Bei einer frischen Verletzung tritt Wundsekret aus, das bei einer tiefer reichenden Schürfung auch blutig sein kann. Aus dem Wundsekret entwickelt sich mit der Zeit ein gelber bis bräunlicher Schorf, der vertrocknet und die Wunde nach außen hin abdeckt.

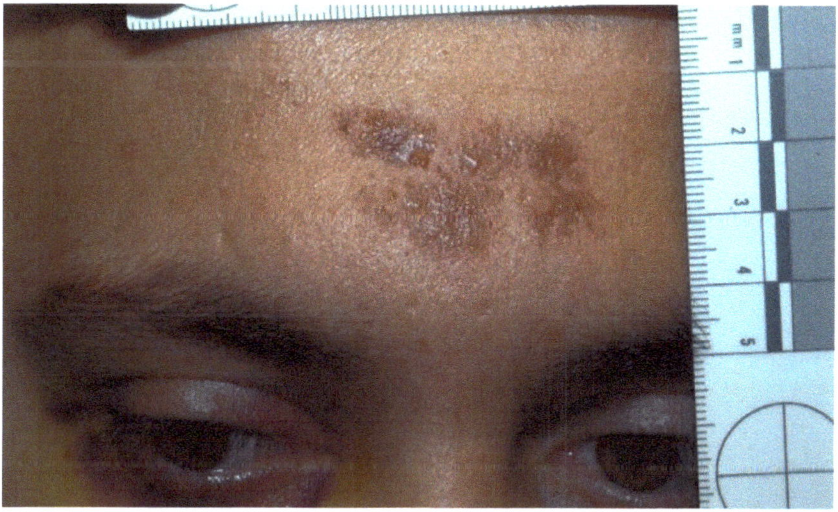

Abb. 32: Schürfungen mit Wundschorf an der Stirn

Die Dauer der Wundheilung ist abhängig von der Fläche und Tiefe der Schürfung. Einen groben Anhaltspunkt für die zeitlichen Verläufe gibt die folgende Tabelle.

| Befund | Zeit |
|---|---|
| Blutungszeit | wenige Minuten |
| weicher Schorf | 1 Stunde |
| verfestigter Schorf | 1 Tag |
| Abfallen des Schorfs | 1 Woche |

Tab. 6: Wundheilungszeit bei Schürfungen

Von der Verschorfung ist bei Todesfällen die Vertrocknung der geschürft freiliegenden Lederhaut abzugrenzen. Nach Eintritt des Todes findet keine Wundheilung statt. Die Areale der Haut, bei der die schützende Oberhaut fehlt, nehmen eine honiggelbe (bei blutarmen Hautarealen) bis rotbraune Farbe (bei blutreichen Hautarealen) und eine feste, lederartige Konsistenz an.

Solche Vertrocknungen sind kein vitales Zeichen, da auch postmortaler Oberhautverlust zu entsprechenden Befunden führt. Postmortal entstandene Vertrocknungen haben das gleiche Aussehen wie eine Schürfung, die kurz vor dem Tod entstanden ist.

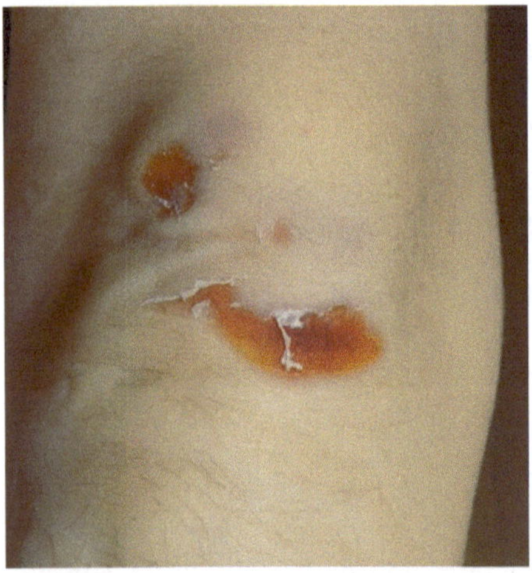

Abb. 33: Honiggelb vertrocknete Schürfungen am Knie bei einem tödlichen Verkehrsunfall. Am Oberrand der Schürfung die anhängende Oberhautmoräne

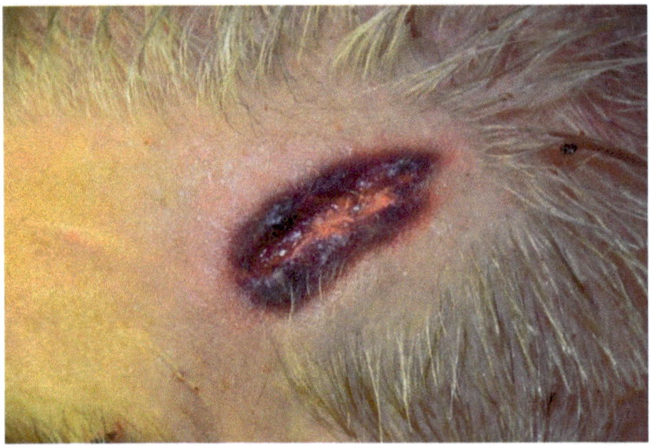

Abb. 34: Quetschwunde mit dunkelbrauner Vertrocknung der Schürfung am Rand

Eine **Quetschwunde** entsteht durch Druckkräfte, die so stark sind, dass sie die Haut durchtrennen. Quetschwunden treten vor allem an Körperregionen auf, bei denen knöcherne Strukturen eher oberflächlich liegen, so dass die Haut und das darunter gelegene Weichgewebe zwischen dem stumpfkantigen Gegenstand und dem Knochen gequetscht werden. Sie zeigen unregelmäßig verlaufende Wundränder mit einem Schürfungs- bzw.

Vertrocknungssaum und Gewebsbrücken in der Wundtiefe. Manchmal sind die Wundränder unterminierbar.

Eine **Risswunde** entsteht durch Überdehnen der Haut und somit abseits des Ortes der primären Gewalteinwirkung. Ihre Kennzeichen sind glatte, nicht geschürfte Wundränder und Gewebsbrücken in der Tiefe. Der Wundrandverlauf ist in sich oftmals unregelmäßig, etwas wellig und nicht so geradlinig wie bei einer Schnittwunde. Häufig sind mehrere Risse nebeneinander zu finden, vor allem dann, wenn nur die äußeren Hautschichten betroffen sind. Solche Verletzungen finden sich beispielsweise in der Leistenbeuge von Fußgängern, die von hinten angefahren wurden.

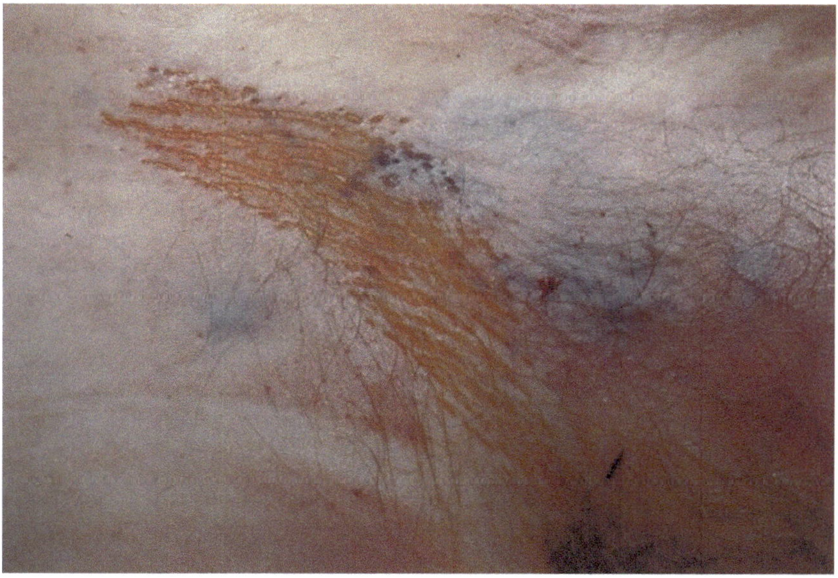

Abb. 35: Oberflächliche Risswunden durch Überdehnung der Haut in der Leistenregion eines von hinten angefahrenen Fußgängers

Eine **Quetschrisswunde** – umgangssprachlich auch als Platzwunde bezeichnet – ist eine Quetschwunde mit rissartigen Ausläufern und kommt fast ausschließlich an der Kopfschwarte vor. Dort ist die Haut mit der darunterliegenden Sehnenplatte (*Galea aponeurotica*) fest verwachsen, wodurch die Kopfschwarte wenig verschieblich ist. Durch Druckkräfte, etwa durch einen Schlag, wird das Gewebe gequetscht, während randständig Zugkräfte auf das kaum elastische Gewebe der unmittelbaren Nachbarschaft einwirken, das dann einreißt. Die gequetschten Anteile der Wunde liegen zentral und sind durch geschürfte, unregelmäßige Wundränder und Gewebsbrücken in der Tiefe gekennzeichnet. Die randständigen rissartigen Ausläufer zeigen die gleichen morphologischen Kriterien wie die Risswunden.

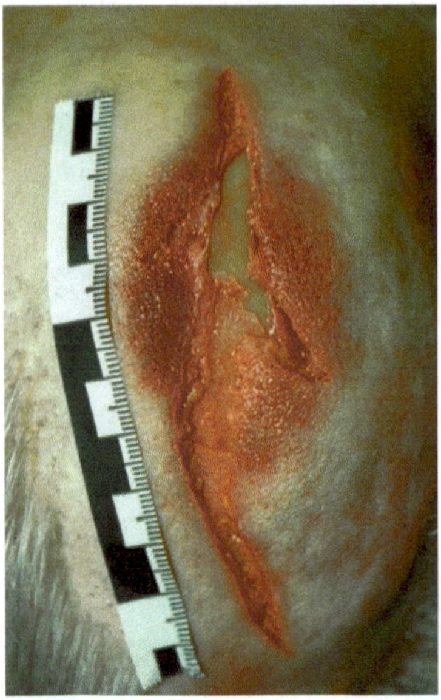

Abb. 36: Quetschrisswunde der Kopfschwarte. Der zentrale Anteil mit den rotbraunen Schürfungen des Wundrandes ist der gequetschte Anteil, nach oben ein kurzer, nach unten ein langer Entlastungsriss, jeweils ohne geschürften Wundrand.

Die geschürften Anteile sind als Abdruck der Kontaktfläche des einwirkenden Werkzeugs zu verstehen: Bei flächenhafter Gewalteinwirkung (etwa Sturz mit Aufschlagen des Kopfes auf dem Untergrund) sind die Wunden eher rundlich-oval und zeigen breite Schürfsäume sowie oft mehrere randständige Risse, die in unterschiedliche Richtungen ziehen können. Schmale, kantige Strukturen (etwa eine Tischkante) führen zu geraden, schmalen Hautdurchtrennungen mit millimeterbreiten Schürfsäumen und eher kurzen Rissen, die von den Wundwinkeln ausgehen. Im Idealfall kann also aus dem Aussehen der Wunde auf das Werkzeug geschlossen werden (Abb. 37).

Während die Verletzungen der Haut gewisse Rückschlüsse auf die Art der Gewalteinwirkung zulassen, sind die inneren Verletzungen Ausdruck der einwirkenden Kraft. Ganz grob gesagt steigt die Wahrscheinlichkeit und die Schwere innerer Verletzungen mit der Stärke der einwirkenden Kräfte.

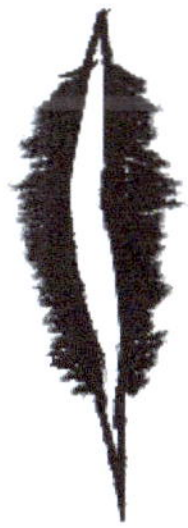

kantiger Gegenstand
(z. B. Kantholz, Tischkante)

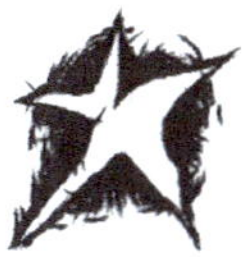

großflächiger Gegenstand
(z. B. Fußboden)

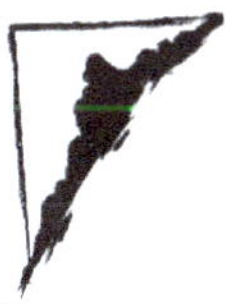

winklig begrenzter Gegenstand
(z. B. Hammerkopf)

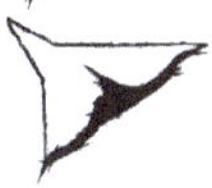

winklig begrenzter Gegenstand (z. B. Hammerkopf) in unterschiedlichen Auftreffwinkeln

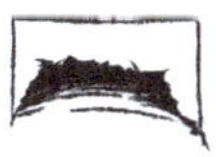

Abb. 37: Verschiedene Formen von Quetschrisswunden der Kopfschwarte (Eigene Darstellung nach: Maresch W, Spann W, Angewandte Gerichtsmedizin. 2. Aufl., Urban & Schwarzenberg, 1987)

Forensisch wie klinisch von besonderer Bedeutung ist das **Schädel-Hirn-Trauma,** das eine Kombination von Verletzungen der Kopfschwarte, der knöchernen Schädelkapsel und des Gehirns darstellt. Brüche des Schädels entstehen durch lokale oder globale Verformung. Dementsprechend unterscheidet man **Biegungsbrüche** (lokale Verformung des Schädels) von **Berstungsbrüchen** (globale Verformung des Schädels). Letztere betreffen vor allem die Schädelbasis. Sie sind die typischen Folgen von Stürzen mit Aufprall des Schädels auf dem Untergrund. Der Verlauf der Bruchlinie zeigt den Vektor der Gewalteinwirkung an: Eine Stauchung in Längsrichtung (z. B. bei einem Sturz auf den Hinterkopf) führt zu einem längsverlaufenden Schädelbasisbruch, eine Stauchung in querer Richtung (z. B. bei einem Sturz auf die Schläfe) führt zu einem Querbruch.

Bei den Biegungsbrüchen des Schädeldachs werden verschiedene Formen unterschieden: einfacher Bruch, Globusbruch, Terrassenbruch und Lochbruch.

- Der **einfache Bruch** die häufigste Form des Schädelbruchs. Er entsteht durch umschriebene stumpfe Gewalteinwirkung und zeigt eine bis mehrere Bruchlinien, die sternförmig von einem Zentrum ausgehen.
- Der **Globusbruch** imponiert durch ein Bruchsystem mit radiären und zirkulären Bruchlinien um ein Zentrum und erinnert entfernt an die Meridiane eines Globus. Er ist die Folge einer größerflächigen Gewalteinwirkung.
- Beim **Terrassenbruch** und beim **Lochbruch** handelt es sich um eingedrückte Brüche des Schädeldachs, bei denen die Kanten des Bruchs stufig geformt (Terrassenbruch) oder lochartig ausgestanzt sind (Lochbruch).

Wenn mehrere Schädelbrüche vorliegen, die durch mehrere stumpfe Gewalteinwirkungen hintereinander entstanden sind (beispielsweise erst durch Schlag mit einem Gegenstand, dann durch Sturz auf den Boden), dann kann die Reihenfolge der Bruchentstehung durch die **Puppe'sche Regel** (benannt nach dem Rechtsmediziner Georg Puppe, 1867–1925) bestimmt werden.

**Wissen | Puppe'sche Regel**

Die Bruchlinien des nachfolgend entstandenen Bruches enden an denen des davor entstandenen Bruches.

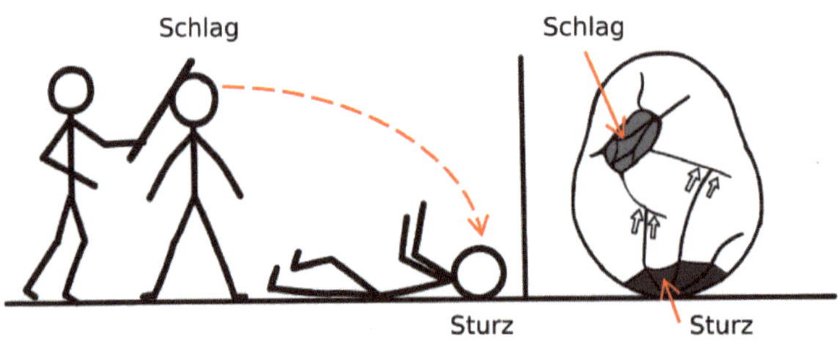


Abb. 38: Puppe'sche Regel: Die Bruchlinien am Schädel vom Sturz bleiben an den Bruchlinien des zuvor erhaltenen Schlags stehen. (Eigene Darstellung nach: Ponsold A, Lehrbuch der Gerichtlichen Medizin. 3. Aufl., Thieme, 1967)

Bei den Verletzungen des Gehirns durch stumpfe Gewalt werden biomechanisch zwei Formen unterschieden:

- Beim **Translationstrauma** kommt es zu einer im Kopf geradlinig fortgeleiteten Gewalteinwirkung, die zu Rindenprellungsherden (Kontusionen) führt, welche mit Unterblutungen der Spinngewebshaut (*subarachnoidale Blutung*) und der harten Hirnhaut (*subdurale Blutung*) einhergehen. Die Rindenprellungsherde treten vor allem an der Gegenstoßseite (Contrecoup), seltener an der stoßzugewandten Seite (Coup) auf. Contrecoup-Blutungen sind die typische Folge von Stürzen und regelmäßig an der Hirnbasis lokalisiert, sehr häufig an den Schläfen- und Stirnlappen.
- Das **Rotationstrauma** entsteht durch eine rasche Drehbewegung des Kopfes um die Horizontalachse. Dabei kommt es zum Auftreten von Scherkräften, die einerseits zum Abriss von Brückenvenen, andererseits zu einer diffusen axonalen Schädigung im Marklager des Gehirns führen.

Die Schwere der Gehirnverletzungen wird klassischerweise in 3 Formen eingeteilt:

- Die **Gehirnerschütterung** (*Commotio cerebri*) ist eine vorübergehende Funktionsstörung des Gehirns, die morphologisch und radiologisch nicht mit fassbaren herdförmigen Verletzungen einhergeht. Typische Zeichen sind eine kurze Bewusstseinsstörung mit kurzzeitigem, rückwirkendem Erinnerungsverlust (*retrograde Amnesie*), Übelkeit, Erbrechen und Kopfschmerzen.
- Bei einer **Gehirnprellung** (*Contusio cerebri*) liegen radiologisch bzw. morphologisch fassbare Schädigungen des Gehirns vor, wie etwa Rindenprellungsherde. Klinisch fallen die Patienten durch eine länger anhaltende Bewusstlosigkeit auf. Die Schäden heilen unter Defektbildung ab.
- Die **Gehirnquetschung** (*Compressio cerebri*) ist die Folge einer Drucksteigerung im Gehirn durch raumfordernde Blutungen oder eine schwere generalisierte Hirnschwellung (*malignes Ödem*). Bei einseitigen Prozessen, in aller Regel sind dies Blutungen, kommt es zur Verschiebung der Mittellinie. Da sich das Gehirn wegen der Begrenzung durch die Schädelkapsel nur eingeschränkt ausdehnen kann, kommt es im Verlauf dazu, dass sich der Hirnstamm in Richtung großes Hinterhauptsloch (*Foramen magnum*) verlagert, was zur Einklemmung des Hirnstamms und zum zentralen Regulationsversagen führt.

Die Blutungen im Schädelinneren werden nach ihrer Lokalisation eingeteilt:

- **Epidurale Blutungen** liegen zwischen der Schädelkapsel und der mit ihr verklebten harten Hirnhaut. Sie entstehen fast immer durch Schädelfrakturen der Schläfenregion mit Zerreißung der dort verlaufenden mittleren Hirnhautschlagader (*A. meningea media*). Bei stärkeren Blutungen kommt es zur Mittellinienverschiebung.
- **Subdurale Blutungen** liegen unter der harten Hirnhaut und treten isoliert bei Rotationstraumen des Kopfes mit Verletzungen der Brückenvenen zwischen Hirnoberfläche und sichelförmigem Blutleiter, als Begleitblutungen bei Schädelfrakturen oder kombiniert mit subarachnoidalen Blutungen bei Kontusionen der Hirnrinde auf. Ein typisches Beispiel für das Auftreten isolierter subduraler Blutungen ist das Schütteltrauma eines Säuglings, bei dem es durch heftiges Hin- und Herpendeln des Kopfes zu Zerreißungen der Brückenvenen kommt.
- **Subarachnoidalblutungen** sind Unterblutungen der Spinngewebshaut des Gehirns. Man unterscheidet hier traumatische Blutungen, die begleitend zu Rindenprellungsherden auftreten, von spontanen Blutungen, die Folgen von Gefäßmissbildungen an der Hirnbasis sind.
- **Intrazerebrale Blutungen** ohne Verbindung zur Hirnoberfläche sind als Folge eines Traumas äußerst selten. Überwiegend sind sie die Folgen krankhafter Prozesse (Bluthochdruck, Gefäßmissbildungen).

Bei stumpfer Gewalteinwirkung gegen das Gesicht können Frakturen des Gesichtsschädels auftreten, wobei die Nase, das Jochbein und der Unterkiefer am häufigsten betroffen sind. Bei Schlägen oder Tritten gegen den Hals können Brüche des Kehlkopfes und Verletzungen der Halsschlagadern entstehen. Letztere können mit zeitlicher Verzögerung zu einer Minderdurchblutung des Gehirns (Schlaganfall) führen. Die inneren Organe des Brustkorbs sind durch die Rippen, das Brustbein, die Schulterblätter und die Wirbelsäule vor direkter Einwirkung stumpfer Gewalt etwas geschützt, können aber – zumal wenn die Bruchgrenzen der knöchernen Strukturen überschritten sind, bei heftiger Einwirkung von außen durchaus geschädigt werden. Am häufigsten kommt dies bei Verkehrsunfällen oder bei Stürzen aus der Höhe vor. Typische Verletzungen der Brustorgane sind Prellungen der Lungen und des Herzens sowie die Einreißung der Körperhauptschlagader (*Aorta*) nach dem Bogen. Diese Verletzung ist ein typisches **Dezelerationstrauma,** also eine Verletzung, die beim plötzlichen Abbremsen des Körpers aus hoher Geschwindigkeit auftritt. Rippenbrüche sind häufige Folgen von Stürzen oder Verkehrsunfällen. Wenn mehrere Rippen in einer Linie gebrochen sind, so spricht man von **Rippenserienbrüchen.** Wenn eine Rippe mehrfach gebrochen ist, dann nennt man dies **Rippenstückbruch.** Stumpfe Gewalteinwirkung gegen den Bauch kann zum Einreißen der inneren Organe führen, wobei die Oberbauchorgane Leber und Milz am häufigsten betroffen sind. Eher selten kommt es zu einer Quetschung der Bauchspeicheldrüse *(Pankreas).* Bei Gewalteinwirkung von hinten, etwa durch Tritte, sind häufig die Nieren betroffen. Allgemein muss man bei Verletzungen von Organen mit Kapsel, wie etwa der Milz, die Gefahr einer zweizeitigen Ruptur beachten. Rupturen von Hohlorganen wie dem Magen oder dem Darm sind selten und kommen am ehesten dann vor, wenn Tritte in den Bauch erfolgen oder (etwa bei Kindesmisshandlungen) der Rumpf stark gequetscht wird. Nicht gar so selten, gerade bei Verkehrsunfällen, sind Blutungen und Einrisse der Darmaufhängung *(Mesenterium).* Stürze und Verkehrsunfälle sind auch die häufigsten Ursachen für Knochenbrüche sowohl der Extremitäten als auch von Wirbelsäule oder Becken. Gerade bei älteren Personen mit erhöhter Knochenbrüchigkeit im Rahmen einer *Osteoporose* sind Brüche des Oberschenkelhalses typisch, es können aber auch Beckenbrüche oder – beim Sturz auf den Rücken – Wirbelsäulenbrüche entstehen.

## 6.3 Scharfe und halbscharfe Gewalt

Scharfe Gewalt ist definiert als die Einwirkung von spitzen oder scharfkantigen Gegenständen. Unfallmäßige Verletzungen durch scharfe Gewalt sind sehr häufig und allgemein aus dem täglichen Leben bekannt, wobei diese Verletzungen meist nur oberflächlich und nicht behandlungsbedürftig sind. Bei schwereren Verletzungen sollte man an eine Fremdbeibringung oder an eine absichtliche Selbstbeibringung denken. Todesfälle durch scharfe Gewalt sind auch unter Berücksichtigung der relativ häufigen „Messerstechereien" vergleichsweise selten. Unter ihnen dominieren die Tötungsdelikte, die bis zu vier Mal häufiger sind als Suizide. Tödliche Unfälle durch scharfe Gewalt sind Raritäten. Die Hauptwerkzeuge bei schweren Verletzungen sind Messer und Glasscherben. Seltener werden Gegenstände wie Scheren, Kugelschreiber, Eispickel, Schraubenzieher oder anderes verwendet.

Verletzungen durch scharfe Gewalt werden eingeteilt in Stich, Schnitt und scharfen Hieb.

### Wissen | Formen der Verletzungen durch scharfe Gewalt

- Ein **Stich** wird durch ein spitzes Werkzeug verursacht, das orthogonal zur Körperoberfläche geführt wird. Der Wundkanal ist tiefer als der Wundspalt lang ist.
- Ein **Schnitt** erfolgt durch ein schneidendes Werkzeug, das tangential zur Körperoberfläche geführt wird. Der Wundspalt ist länger als die Wunde tief ist.
- Ein **Hieb** wird durch eine Schlagbewegung mit einem schweren Instrument mit Schneide (Machete, Schwert, Beil) verursacht. Die Wunde kann sowohl lang als auch tief sein.

Alle Wunden durch scharfe Gewalt sind charakterisiert durch glatte, oft geradlinige, adaptierbare Wundränder, die keinen begleitenden Schürfsaum aufweisen und dadurch, dass in der Tiefe der Wunde keine Gewebsbrücken vorliegen.

Die meisten **Stichverletzungen** haben eine elliptische oder mandelartige Form. Die Wundränder klaffen unterschiedlich stark in Abhängigkeit von der Wundausrichtung in Bezug auf die Hautspaltlinien. Das häufigste Tatwerkzeug ist ein einschneidiges Messer, weshalb unterschiedliche Formen der Wundwinkel zu finden sind: Der zur Schneide weisende Wundwinkel ist spitz zulaufend, der zum Messerrücken weisende Wundwinkel eher stumpf. Wenn die Waffe zwischen Eindringen und Herausziehen in ihrer Längsachse verdreht wird, dann führt das zu einer V- oder L-förmigen Wunde, die auch als „Schwalbenschwanz" bezeichnet wird. Wenn das Messer nicht verdreht, aber in Richtung der Schneide bewegt wird, dann resultiert daraus eine ritzer- bis schnittartige Verlängerung des Wundspalts, also eine Stich-Schnittverletzung. Die Hauptgefahr bei Stichwunden ist äußeres oder inneres Verbluten.

Bei Stichen in die Brust besteht die Gefahr von Verletzungen des Herzens, der Lungen oder der großen Gefäße mit den Folgen einer Herzbeuteltamponade oder einer Blutluftbrust *(Hämatopneumothorax)*. Bei Stichen in den Hals kann es neben einem Blutverlust durch Verletzungen der arteriellen oder venösen Gefäße zu einer Blutaspiration, bei einer Verletzung der Trachea sowie bei einer Öffnung der Drosselvenen *(V. jugularis)* zu einer Luftembolie kommen.

Es ist nur eingeschränkt möglich, aus den Maßen der Wunde auf die Tatwaffe zu schließen. Stichwunden können größer, gleich groß oder kleiner als die Klingenbreite der Tatwaffe sein. Wenn die Klinge nicht ganz in den Körper eingedrungen war, ist der Stichkanal naturgemäß kürzer als die Klingenlänge. Er kann aber auch länger sein als die Klingenlänge, wenn diese bis zum Heft eingedrungen war und dabei die Weichteile komprimiert wurden. Aus der **Eindringtiefe** kann nur eingeschränkt auf die Kraft geschlossen werden, mit der der Stich erfolgte, da der wesentliche Widerstand gegen das Stichwerkzeug von der Haut und der darüber getragenen Bekleidung aufgebracht wird, das Weichgewebe im Körperinneren ist demgegenüber zu vernachlässigen. Werden stabile knöcherne Strukturen wie das Brustbein oder die Schädelkapsel durchstoßen, dann kann daraus auf einen höheren Kraftaufwand beim Stich geschlossen werden. Rippen sind hingegen vergleichsweise leicht mit einem Messer zu verletzen.

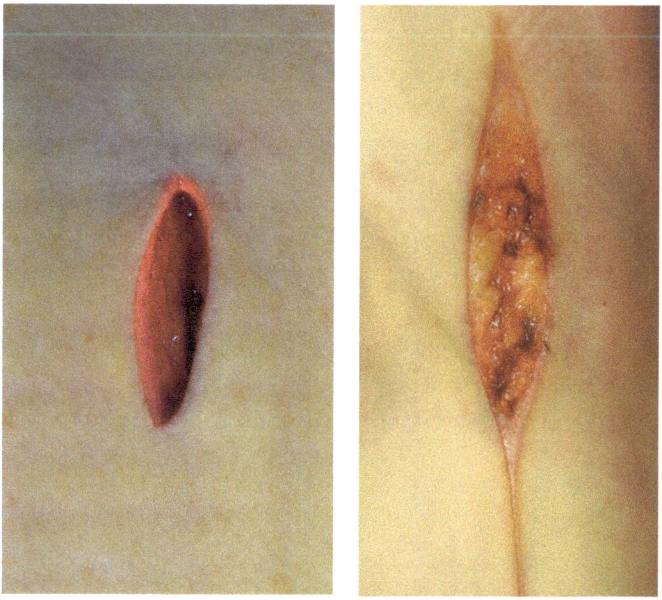

Abb. 39: Stichverletzung (links) und Schnittverletzung (rechts)

Bei **Schnittverletzungen** klaffen die Wundränder in Abhängigkeit von der Wundausrichtung in Bezug auf die Hautspaltlinien und von der Wundtiefe unterschiedlich stark. Die Wundwinkel sind auf beiden Seiten spitz, mit unterschiedlich langen ritzerartigen Ausläufern. An den Rändern gibt es oft keine Begleithämatome, da die Wunde nach außen bluten kann. Dies kann die Abgrenzung zu postmortal entstandenen Wunden erschweren. Werden während des Schnittes Hautfalten aufgeworfen, kann es dazu kommen, dass die Faltentäler nicht durchschnitten werden und so mehrere Schnittwunden in einer Linie durch eine Schnittbewegung entstehen. Meistens sind Schnittverletzungen nicht tödlich, da sie nur selten die größeren, tiefer liegenden Gefäße verletzen. Kriminalistisch bedeutsam sind sie besonders bei Suiziden. Typische Stellen sind hierbei die Handgelenke, die Ellenbeugen und der Hals.

Eine Besonderheit sind Stich- oder Schnittverletzungen aus Glas, da **Glasscherben** im Vergleich zu einem Messer sehr dick sind und auf der Bruchfläche häufig nicht eine, sondern zwei Schneiden haben, nämlich an jeden Rand der Scherbe eine leicht vorstehende Kante. Dies führt dazu, dass oberflächliche Schnittverletzungen oder Wundwinkelauszieher häufig aus zwei parallelen Ritzern bestehen. Weiterhin sind die Wundränder gelegentlich gezackt.

**Hiebverletzungen** sind meist geradlinig, mit gequetschten oder geschürften Wundrändern. An den Knochen kommt es zu schartenartigen Verletzungen und Impressionsfrakturen, insbesondere auch des Schädels, gegen den die Hiebe meist geführt werden. Diese schartenartigen Knochenverletzungen erlauben die Abgrenzung zu Stichen oder Schnitten, da sie bei diesen nicht vorkommen. Todesursächlich sind auch hier vor allem die inneren und äußeren Blutungen, ggf. auch offene Schädel-Hirn-Traumata.

Die Unterscheidung zwischen Selbst- und Fremdbeibringung bzw. Suizid und Tötungsdelikt kann schwierig sein.

| Selbstbeibringung | Fremdbeibringung |
|---|---|
| gruppierte Verletzungen | großflächig verteilte Verletzungen |
| überwiegend parallele Ausrichtung von Stichen und Schnitten | unregelmäßige Ausrichtung von Stichen und Schnitten |
| typisch: Herzregion, Hals, Oberbauch, Handgelenksbeugeseiten | typisch: Rücken, Schädel, Gesicht, obere Anteile der Extremitäten |
| Probierverletzungen | Abwehrverletzungen |

Tab. 7: Unterscheidungskriterien für Selbst- und Fremdbeibringung bei Verletzungen durch scharfe Gewalt

Als **Probier- oder Zauderverletzungen** werden oberflächliche, parallele Schnitte – meist an den Beugeseiten der Handgelenke („Pulsaderschnitte") oder am Hals – bzw. punktförmige, oberflächliche Stiche – meist in der Oberbauch- oder Herzregion – bezeichnet.

**Abwehrverletzungen** sind an den Händen und Unterarmen lokalisiert. Als **aktive Abwehrverletzungen** werden Wunden an den Handflächen, den Fingerbeugeseiten oder in den Fingerzwischenräumen bezeichnet. Sie entstehen beim Versuch des Opfers, nach der messerführenden Hand des Angreifers zu greifen, um diesem das Messer zu entwinden. Ganz besonders typisch hierbei sind Stich-/Schnittverletzungen in der Schwimmfalte zwischen Daumen und Zeigefinger. Als **passive Abwehrverletzungen** werden Wunden bezeichnet, die dadurch entstanden sind, dass die Arme schützend vor den Körper gehalten wurden. Sie sind meistens an den Ellenkanten der Unterarme, den Unterarmstreckseiten und den Handrücken zu finden.

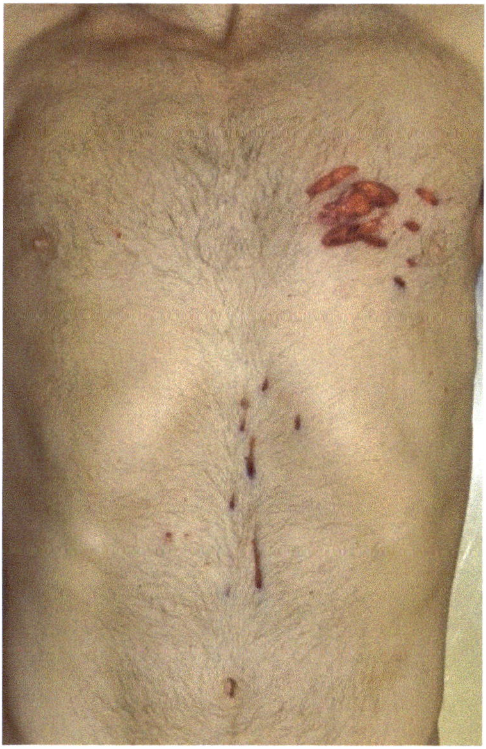

Abb. 40: Suizid: Tieferreichende Stiche der Herzregion, daneben und am Oberbauch Zauderstiche

Verletzungen der Handflächen sind jedoch nicht automatisch Abwehrverletzungen. Auch ein Angreifer kann sich verletzen, wenn die Klinge beim Zustechen plötzlich stark abgebremst wird, etwa durch Knochenkontakt, und die messerführende Hand dadurch vom Handgriff auf die Klinge rutscht. Dabei können je nach Messerhaltung Verletzungen der Fingerbeugeseiten oder der Handfläche entstehen. Charakteristisch ist, dass im Gegensatz zu Abwehrverletzungen immer nur eine (die messerführende) Hand verletzt ist, dass nur die Handfläche bzw. die Fingerbeugeseiten betroffen sind, und zwar quer zur Fingerlängsachse bzw. zur Handfläche, dass die Schnittverletzungen treppenartig abgestuft sind, wenn mehrere Finger betroffen sind und dass dann die schwerste/tiefste Verletzung kleinfingerseitig liegt.

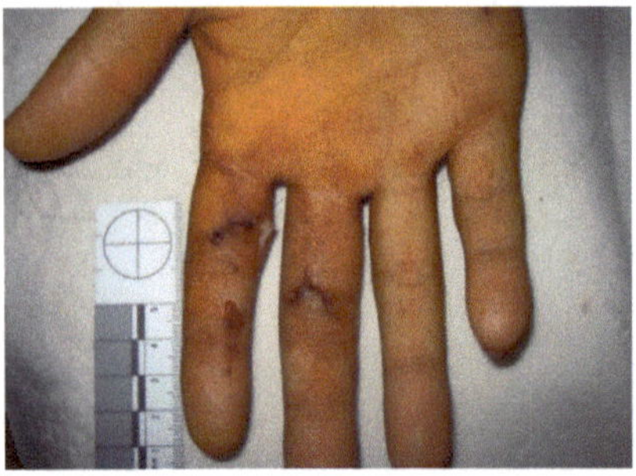

Abb. 41: Chirurgisch versorgte Abwehrverletzungen der Fingerbeugeseiten

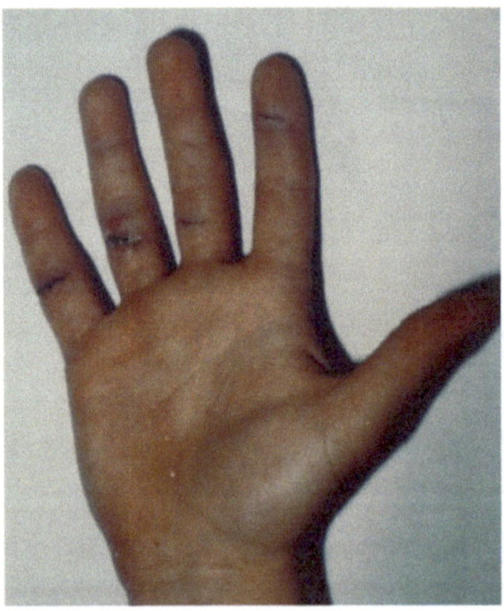

Abb. 42: Treppenförmig abgestufte, nicht chirurgisch versorgte Schnittverletzungen der Fingerbeugeseiten, typisch für eine Angreiferverletzung beim Abrutschen über die Messerklinge

## 6.4 Geschosse

Geschosse sind feste Gegenstände, die von einer Abschussvorrichtung beschleunigt werden und im Ziel ihre Energie abgeben, wodurch sie Verletzungen hervorrufen. Die am häufigsten verwendeten Geschosse sind Projektile, die aus Schusswaffen verschossen werden. Bei den Geschossen werden nicht expandierende von expandierenden unterschieden, bei den **Schusswaffen** Langwaffen (Handfeuerwaffen) von Kurzwaffen (Faustfeuerwaffen).

Langwaffen wiederum werden unterteilt in Büchsen und Flinten. Wesentlicher Unterschied zwischen diesen beiden ist die Bauart des Laufs: Büchsen haben einen gezogenen Lauf, der dem Geschoss einen Drall um die Längsachse verleiht, Flinten einen glatten Lauf.

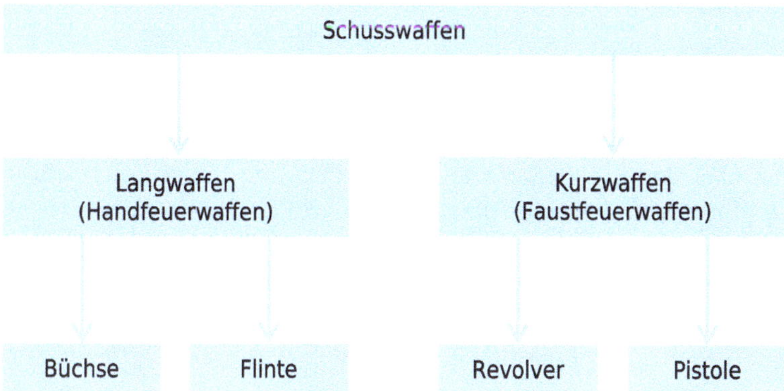


Abb. 43: Unterscheidung von Schusswaffen

Die Kurzwaffen werden eingeteilt in Revolver und Pistolen. Revolver sind dadurch gekennzeichnet, dass sich die Patronen in einer sich drehenden Trommel befinden, während Pistolen ein schachtartiges Magazin besitzen, das sich meistens im Griffstück befindet. **Patronen** bestehen aus einer Hülse und einem Projektil, das mit seinem hinteren Anteil in der Hülse verankert ist. Die Hülse enthält die Treibladung (in aller Regel Nitropulver, das raucharm verbrennt und eine große Gasmenge erzeugt) und am Hülsenboden ein Zündplättchen. Auf dieses trifft bei Schussabgabe der Schlagbolzen der Waffe, wodurch es zum Durchzünden der Treibladung und zur Beschleunigung des Projektils kommt.

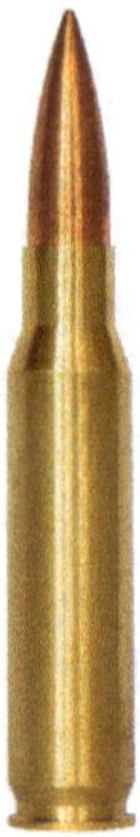


Abb. 44: Aufbau einer Patrone

Die **Mündungsgeschwindigkeit** liegt bei Faustfeuerwaffen etwa zwischen 300 und 400 m/s, bei Langwaffen zwischen 600 und 1000 m/s. Einzelgeschosse sind zylindrisch geformt, bestehen üblicherweise aus einem Bleikern, der teilweise (Teilmantelgeschoss) oder vollständig (Vollmantelgeschoss) von einem metallenen Mantel aus Kupfer oder einer Kupferlegierung umschlossen ist. Nicht ummantelte Vollbleigeschosse werden beispielsweise für Luftdruckwaffen („Diabolos“) oder für Kleinkaliberwaffen verwendet. Bei Schrotpatronen besteht das Geschoss aus zahlreichen kleinen Bleikügelchen, die durch einen Pfropfen von der Treibladung getrennt sind. Mit dem Begriff **„Kaliber“** wird bei Einzelgeschossen der Durchmesser des Laufs bezeichnet, gemessen bei gezogenen Läufen über den Erhabenheiten, den sogenannten Feldern. Bei Schrotpatronen gibt das Kaliber die Anzahl gleich großer Kugeln mit der Masse 1 englisches Pfund (453,6 g) an.

Beim Auftreffen auf ein Ziel werden die Projektile abgebremst, wobei sie ihre kinetische Energie abgeben. Teilmantelgeschosse oder Vollbleigeschosse geben mehr Energie ab, da sie sich verformen. Je mehr Energie abgegeben wird, desto schwerer die Wunde. Projektile, die mit hoher Mündungsgeschwindigkeit verschossen wurden, bringen mehr Energie mit, können also schwerere Verletzungen erzeugen als Geschosse, die wenig beschleunigt wurden. Das Kaliber ist im Vergleich zur Mündungsgeschwindigkeit und zur Deformationsfähigkeit des Projektils von untergeordneter Bedeutung. Beim Eindringen in einen Körper wird das Projektil abgebremst und gibt seine Energie radiär zum Schusskanal ab. Es entsteht eine **temporäre Wundhöhle,** deren Durchmesser ein Vielfaches des Geschossdurchmessers beträgt. Dadurch entstehen innere Verletzungen rings um den bleibenden Schusskanal, teilweise auch etwas abseits davon. Tödlich sind vor allem Verletzungen lebenswichtiger Gehirnzentren, der großen Gefäße oder des Herzens (Blutverlust) oder gegebenenfalls der Lungen *(Hämatopneumothorax).* Das sich hartnäckig haltende Gerücht, dass bei Hochgeschwindigkeitsgeschossen bereits ein Streifschuss tödlich sein könne, da er zu einem „Schocktod“ infolge Überreizung des Nervensystems führe, gehört jedoch in das Reich der Mythen. Beim Menschen ist kein einziger entsprechender Fall berichtet.

Je nachdem, wie das Projektil auf den Körper trifft, unterscheidet man zwischen Steckschuss, Durchschuss, Streifschuss und Prellschuss.

- Beim **Steckschuss** dringt das Geschoss zwar in den Körper ein, seine Energie reicht aber nicht aus, um den Körper wieder zu verlassen.
- Beim **Durchschuss** verlässt das Geschoss den Körper wieder durch die Ausschusswunde. Einschuss und Ausschuss sind häufig geradlinig miteinander verbunden. Beim Aufkommen auf Knochen kann das Projektil aber auch abgelenkt werden. Besonders häufig ist dies im Bereich des Schädels der Fall, wo es in bis zu 25 % der Fälle zu sogenannten Winkel- und Ringelschüssen kommt. Bei einem **Winkelschuss** trifft das Projektil schräg auf einen Knochen und prallt von diesem winkelig ab. Zu einem **Ringelschuss** kommt es an bogigen Knochenoberflächen, wie etwa am Schädeldach oder an der Innenseite der Rippen. Das Projektil bekommt eine kontinuierliche Richtungsänderung entlang der Knochenoberfläche. Von einem **Zwei-Segment-Schuss** spricht man, wenn nach dem Durchschuss eines Körperteils das Projektil beim gleichen Opfer wieder in den Körper eindringt, z. B. bei einem Durchschuss durch den Oberarm und Eindringen in den Brustkorb.
- Bei einem **Streifschuss** handelt es sich um einen tangentialen Treffer an der Haut, der typischerweise eine rinnenförmige Verletzung verursacht.
- Zu einem **Prellschuss** kommt es bei matten Geschossen, die den Körper zwar treffen, aber nicht in diesen eindringen, wie etwa bei Gummigeschossen. Dennoch kann es hier zu inneren Verletzungen kommen.

Kriminalistisch wichtig ist die Unterscheidung von Einschuss und Ausschuss sowie die Bestimmung der Schussentfernung. Eine **Einschusswunde** besteht aus einem zentralen Gewebsdefekt (d. h., die Wundränder sind nicht adaptierbar) mit einem Kontusionssaum, bei dem die Oberhaut fehlt und der deshalb mit der Zeit vertrocknet. Je nach Winkel, mit dem das Projektil auf die Haut aufgetroffen ist, ist der Gewebsdefekt rundlich bis oval. Er entspricht größenmäßig etwa dem Geschossdurchmesser. An seinem inneren Rand kann manchmal ein schwärzlich öliger Ring, der Abstreifring gefunden werden, wenn das Projektil nicht zuvor Bekleidung durchdrungen hat. Der Abstreifring entsteht dadurch, dass das Projektil mit einer dünnen Ölschicht (Waffenöl vom Reinigen des Laufs) überzogen ist, an dem dann nach Schussabgabe Schmauchpartikel kleben bleiben.

Diese werden beim Eindringen des Geschosses ins Gewebe radial abgeschleudert.

Eine **Ausschusswunde** muss nicht zwangsläufig vorliegen (Steckschuss). Es gibt aber auch Fälle, in denen nur eine Einschusswunde, aber mehrere Ausschusswunden vorliegen. Das führt bei der ersten Untersuchung regelmäßig zu Verwirrungen, lässt sich aber durch eine Zerlegung des Geschosses erklären. Im Gegensatz zum Einschuss sind Ausschüsse morphologisch recht variabel. Die häufig zu lesende bzw. hörende Faustregel, dass Ausschusswunden größer seien als Einschusswunden, ist nicht richtig. Die Größe und Form der Ausschusswunde ist davon abhängig, in welcher Stellung das Geschoss den Körper wieder verlässt, ob es Knochensplitter mitreißt, wieviel Energie es noch abgibt und ob es einen Gegendruck auf die Haut an der Ausschussstelle gibt.

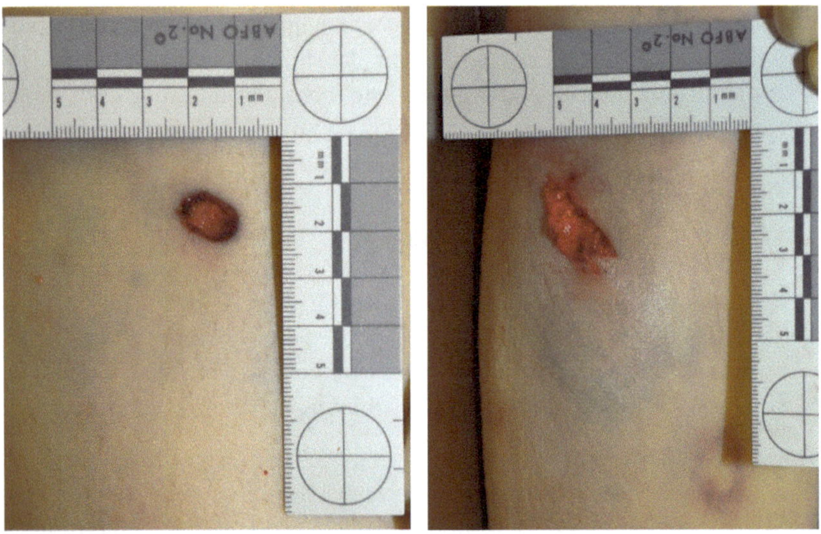

Abb. 45: Einschusswunde (links) und Ausschusswunde (rechts) bei einem Beindurchschuss

Bei der **Schussentfernung** werden drei Bereiche unterschieden: absoluter Nahschuss, relativer Nahschuss und Fernschuss.

Beim **absoluten Nahschuss** ist die Laufmündung auf der Haut aufgesetzt, wodurch die Schmauchgase unter die Haut ins Gewebe eindringen. Dieses wird durch den hohen Druck ballonartig aufgetrieben und gegen die Laufmündung gepresst. Hierdurch wird das Waffengesicht auf der

Haut abgeprägt, was als **Stanzmarke** bezeichnet wird. Die Stanzmarke ist ein kriminalistisch wichtiger Befund, da sie mehrere Rückschlüsse zulässt.

**Wissen | Kriminalistische Bedeutung der Stanzmarke**

- Einschuss
- aufgesetzter Schuss
- Rückschlüsse auf Waffenhaltung bei der Schussabgabe
- Rückschlüsse auf den Waffentyp (Abprägung des Waffengesichts)

Vor allem am Kopf, wo die Gewebsschichten über dem Knochen relativ dünn und wenige verschieblich sind, kommt es dabei zum sternförmigen Aufreißen der Haut rund um die Einschusswunde. Der eingedrungene Schmauch lagert sich im Anfangsbereich des Schusskanals ab (Schmauchhöhle).

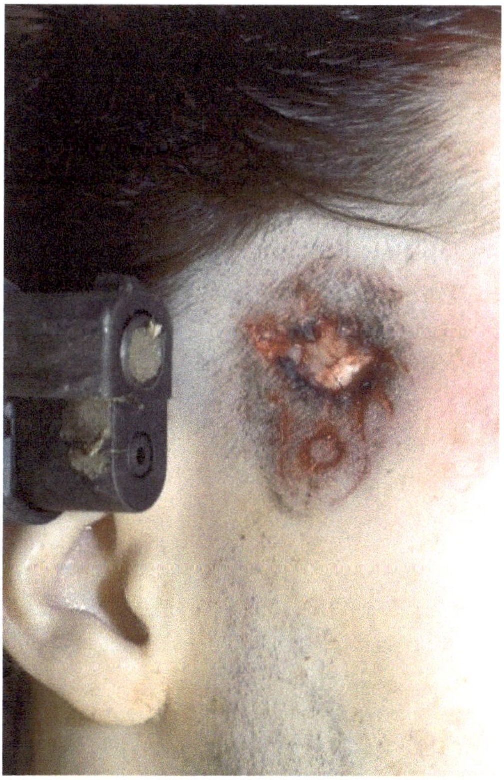

Abb. 46: Stanzmarke: Abdruck des Waffengesichts bei einem aufgesetzten Schuss in die rechte Schläfe

**Fallbeispiel | Verhaftung von RAF-Terroristen**

Am 27.06.1993 kam es zu einem folgenschweren Einsatz der GSG 9 auf dem Bahnhof in Bad Kleinen, bei dem die RAF-Terroristen Wolfgang Grams und Birgit Hogefeld verhaftet werden sollten. Während Hogefeld in der Unterführung des Bahnhofs festgenommen wurde, konnte Grams zunächst flüchten.
Bei einem Schusswechsel wurde der Beamte Newrzella getötet. Grams, der schwer verwundet war, beging Suizid durch einen Kopfschuss. Neben' zahlreichen weiteren Pannen bei der anschließenden Ermittlung und Aufarbeitung des Falles wurde sehr früh die Behauptung aufgestellt, dass die Stanzmarke an Grams' Kopf nicht zu seiner Schusswaffe passe, weshalb es sich nicht um einen Suizid, sondern um ein Tötungsdelikt handle, vermutlich durch weitere Beamte des GSG 9, die den Tod ihres Kameraden rächen wollten. Die Behauptung, dass Stanzmarke und Waffengesicht nicht zusammenpassen würden, konnte später zweifelsfrei widerlegt werden, was das Gerücht jedoch nicht aus der Welt schaffte.

Beim **relativen Nahschuss** ist die Waffe nicht aufgesetzt, sondern einige Zentimeter bis maximal etwa 1 m entfernt. Dadurch kommt es zu Ablagerungen des Mündungsschmauchs in der Umgebung des Einschusses auf der Haut (sog. **Schmauchhof**). Manche der größeren Schmauchpartikel dringen in die Haut ein, was als **Schmauchtätowierung** bezeichnet wird. Je weiter der Schütze entfernt ist, desto größer wird der Schmauchhof und desto geringer seine Intensität. Die tatsächliche Entfernung hängt vom Schmauchverhalten der Waffe und der Munition ab. Sie muss ggf. experimentell festgestellt werden.

Der **Fernschuss** ist dadurch gekennzeichnet, dass es keine Nahschusszeichen gibt. Bei Schrotmunition ändert sich das Bild mit zunehmender Entfernung des Schützen von einem zentralen Defekt zu einem immer größeren Feld aus siebartigen Einschüssen rund um die Haupteinschusswunde.

Die Schussentfernungsbestimmung ist ein wesentlicher Baustein für die Beantwortung der Frage, wer den Schuss abgegeben hat. Wie auch bei anderen Formen von Gewalteinwirkungen gibt es auch hier die Varianten der absichtlichen Selbstbeibringung, der absichtlichen Fremdbeibringung oder des Unfalls. Diese Frage lässt sich nicht immer abschließend beantworten, aber die Befunde am Opfer und die Umstände geben Hinweise. **Suizidale Schussbeibringungen** erfolgen typischerweise in die Schläfe, die Stirn, den Mund, den Mundboden (unterhalb des Kinns) oder die Herzregion. Fast immer handelt es sich um einen absoluten Nahschuss. Die Tatwaffe liegt am Fundort. Bei **Fremdtötungen** sind Fernschüsse oder relative Nahschüsse häufiger, die Treffer sind auch an anderen Körperregionen lokalisiert, nicht selten sind auch mehrere Einschüsse festzustellen. Die Tatwaffe liegt nicht am Fundort. Eine wichtige Untersuchung zur Frage der Selbst- oder Fremdbeibringung ist die nach Schmauchablagerungen und Rückschleuderspuren aus der Einschusswunde (feinste Blutspritzer, sog. *Backspatter)* an den Händen. Bei suizidalen Schüssen sind sie regelhaft festzustellen.

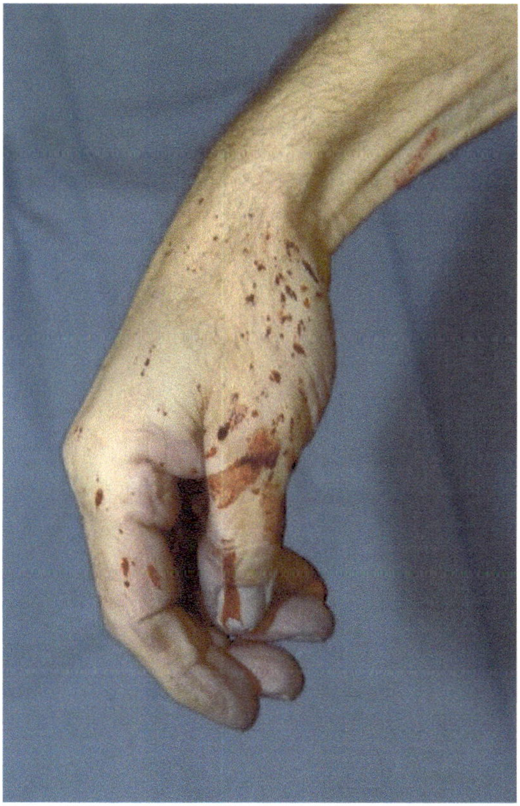

Abb. 47: Rückschleuderspuren aus dem Einschuss an der Schusshand

Im Vergleich zu suizidalen oder homizidalen Schüssen sind **Unfälle** relativ selten, kommen aber immer wieder vor. Neben einer unbeabsichtigten Schussabgabe beim Waffenreinigen oder beim Hantieren mit einer ungesicherten, aber geladenen Schusswaffe als typische Unfallszenarien ist auch daran zu denken, dass gelegentlich Suizide als Unfälle dissimuliert werden sollen, insbesondere im Zusammenhang mit der Jagd. Typisch für Unfälle, bei denen der Schütze selbst getroffen wird, sind relative Nahschüsse, atypische Einschusslokalisationen (im Vergleich zu einem Suizid) und längere Schusskanäle im Körper bis zu den dann tödlichen Organverletzungen. Die Tatwaffe liegt am Fundort.

Die Kriterien zur Unterscheidung zwischen Suizid, Tötungsdelikt und Unfall (Tab. 8) sind Hinweise, jedoch für sich allein nie beweisend. Sie müssen immer in der konkreten Situation unter Berücksichtigung aller Umständen bewertet werden.

| | **Einschuss** | **Anzahl** | **Schussentfernung** | **Schusskanal** | **Waffenlage** |
|---|---|---|---|---|---|
| Suizid | Schläfe, Stirn, Mund, Mundboden, Herzregion | 1 (selten mehr, nur wenn erste Treffer keine Wirkung zeigte) | absoluter Nahschuss, naher relativer Nahschuss | kurz Gehirn, Lunge, Herz | in Nähe des Schützen |
| Homizid | Kopf, Brustkorb, Bauch, bei mehreren Schüssen verteilt auf Körper | je nach Waffentyp und Tatdynamik > 1 | häufig relativer Nahschuss und Fernschuss | je nach Einschusslokalisation länger bis zur Verletzung relevanter Organstrukturen | fehlt an Fundort. Vorhanden bei Simulation eines Suizids |
| Unfall | atypische Lokalisation | 1 | relativer Nahschuss, Fernschuss bei Jagdunfällen | häufig lang | bei selbstausgelöstem Schuss am Fundort |

Tab. 8: Unterscheidungskriterien für Selbst- und Fremdbeibringung bei Schussverletzungen

# 6.5 Ersticken

## 6.5.1 Allgemeines

Das Ersticken ist die Folge einer Unterbrechung der Bereitstellung, des Transports oder der Verwertung von $O_2$ zwischen der Umgebung und den Körperzellen. Es ist einerseits ein primär todesursächliches Geschehen, andererseits auf Zellebene letztendlich Bestandteil eines jeden Sterbevorgangs. Das macht die rechtsmedizinische Diagnose eines Erstickungstodes oftmals schwierig und es gilt nach wie vor das Eduard Ritter von Hofmann (1837–1897), dem Begründer der Wiener Schule der Gerichtsmedizin, zugeschriebene Zitat: „Der Nachweis des Erstickungstodes steht und fällt mit dem Nachweis des erstickenden Agens."

**Wissen | Typische Anzeichen eines Erstickungstodes**

- intensive, blauviolette Totenflecken
- Blutreichtum der inneren Organe
- schlaffe, blutarme Milz
- punktförmige bis glasstecknadelkopfgroße Unterblutungen des Lungenfells und des Herzfells (Tardieu'sche Blutungen)
- flüssiges Leichenblut

Diese Befunde kommen bei nahezu allen Todesfällen durch Ersticken in wechselnder Ausprägung vor, haben aber keine Beweiskraft, da sie einzeln und in Kombination auch immer wieder bei anderen Todesfällen gefunden werden.

Aufgrund der unterschiedlichen pathophysiologischen Mechanismen empfiehlt es sich, inneres Ersticken vom äußeren Ersticken zu unterscheiden, letzteres nochmals in ein atmosphärisches und ein mechanisches (Abb. 48).

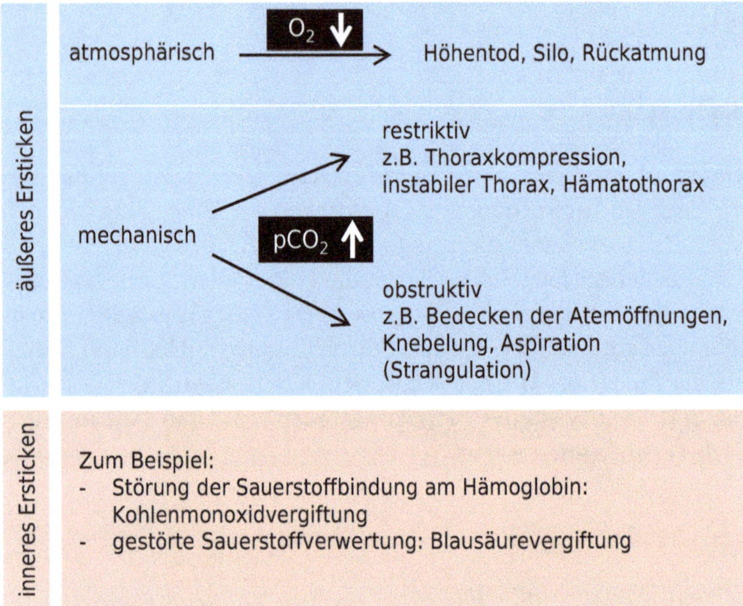


Abb. 48: Schematische Darstellung der verschiedenen Erstickungsformen (eigene Darstellung nach Opitz (1950))

## 6.5.2 Atmosphärisches Ersticken

Beim atmosphärischen Ersticken steht die Abnahme der Sauerstoffkonzentration in der Atemluft im Vordergrund. Die normale Raumluftkonzentration von $O_2$ beträgt 20,9 Vol.-%. Wenn sie unter 17 Vol.-% absinkt, dann kommt es zu Einschränkungen der körperlichen und geistigen Leistungsfähigkeit. Eine Konzentration von weniger als 15 Vol.-% gilt als gesundheitsschädlich, von weniger als 13 Vol.-% als tödlich. Die Gefahr in eine solche Umgebung zu geraten, besteht in großen Höhen (relevante Abnahme des $O_2$-Partialdrucks ab 1600 m über dem Meeresspiegel), aber auch in beengten Räumen ohne ausreichenden Gasaustausch, in denen sich das ausgeatmete $CO_2$ anreichert. Beispiele sind die über den Kopf gestülpte Plastiktüte ebenso wie Container oder Lkw, in denen Flüchtlinge illegal transportiert werden. Andere Gefahrenstellen sind Silos, Gärkeller und Brunnenschächte, in denen sich $CO_2$ anreichert, da es schwerer als Luft ist.

Die Gefahr des Erstickens wird in solchen Umgebungen noch dadurch vergrößert, dass der menschliche Körper den **Sauerstoffmangel** sehr lange nicht wahrnimmt. Die Atmung per se wird nicht behindert, das im Rahmen des Stoffwechsels entstehende $CO_2$ kann abgeatmet werden, dadurch entsteht kein Gefühl der Atemnot. Eher treten Antriebsmangel und gelegentlich eine milde euphorische Stimmung auf, bevor es zum Bewusstseinsverlust kommt.

In den Fällen von atmosphärischem Ersticken sind bei der Obduktion die oben beschriebenen, allgemeinen Erstickungsbefunde zu erheben, die meistens sehr deutlich ausgeprägt sind.

### 6.5.3 Mechanisches Ersticken

Das mechanische Ersticken kann in zwei Varianten unterteilt werden: das restriktive Ersticken und das obstruktive Ersticken. In beiden Fällen ist die Atmung erschwert, wodurch es zur Anreicherung von $CO_2$ im Blut und somit zum Gefühl der Atemnot kommt. Typisch ist ein phasenhafter Verlauf:

**Wissen | Phasenhafter Verlauf des Todes beim mechanischen Ersticken**

- Atemnot, gekennzeichnet durch eine verstärkte Atmung, Luftnot *(Dyspnoe)*, Blausüchtigkeit *(Zyanose)* und Verlust des Bewusstseins
- Erstickungskrämpfe, begleitet von Herzrasen *(Tachykardie)* und Anstieg des Blutdrucks *(Hypertonie)*, teilweise mit Urin- und Kotabgang
- Atempause, Atemstillstand mit Herzrasen *(Tachykardie)* und Blutdruckabfall *(Hypotonie)*
- terminale Atembewegungen/Schnappatmung

Die Dauer vom Beginn des Erstickungsvorgangs bis zum Eintreten der Bewusstlosigkeit ist abhängig vom jeweiligen Mechanismus. Sie beträgt mindestens acht Sekunden (das entspricht der Sauerstoffreserve des Gehirns), wenn es schlagartig zur vollständigen Unterbrechung der Blutzufuhr zum Gehirn kommt, was jedoch nur im Ausnahmefall (vor allem beim Erhängen) vorkommt. Bei den meisten restriktiven wie obstruktiven Erstickungsformen dauert es mehrere Minuten, bis die Bewusstlosigkeit eintritt, wobei die Dauer vor allem von der Intensität der Gewalteinwirkung und der Möglichkeit des Opfers zur Gegenwehr abhängt.

Beim **restriktiven Ersticken** ist entweder die Beweglichkeit des Brustkorbs oder die Entfaltungsmöglichkeit der Lungen eingeschränkt. Beispiele sind die Brustkorbkompression, ein instabiler Brustkorb bei Rippenserienbrüchen oder Rippenstückbrüchen, Blutungen in den Brustraum *(Hämatothorax)* oder die Luftbrust *(Pneumothorax)*. Unter diesen Beispielen nimmt die Kompression des Brustkorbs, wie sie beispielsweise beim Verschütten oder beim Eingeklemmtwerden unter schweren Gegenständen vorkommt, eine Sonderstellung ein, da nicht nur die Atmung, sondern auch der Blutrückstrom zum Herzen behindert wird. Da die venösen Blutgefäße im Hals-Kopf-Bereich keine Klappen haben, wird bei der Kompression des Brustkorbs zudem viel Blut in Richtung Kopf verschoben. Daraus resultieren eine Dunsung von Gesicht und Hals und zahlreiche punktförmige Blutungen *(Petechien)* der Haut von Kopf, Hals, oberem Brustkorb und Schulterregion (sog. ***Perthes'sche Druckstauung***). Diese Blutungen entstehen durch Rupturen von mit Blut überfüllten Hautkapillaren. Am Kopf finden sich solche Stauungsblutungen insbesondere in den Lidhäuten, den Bindehäuten und der Haut hinter den Ohren, aber auch in den Schleimhäuten von Mund und Nase. Im Extremfall ist das gesamte Gesicht von Petechien überwimmelt, was als *„masque ekchymotique"* bezeichnet wird.

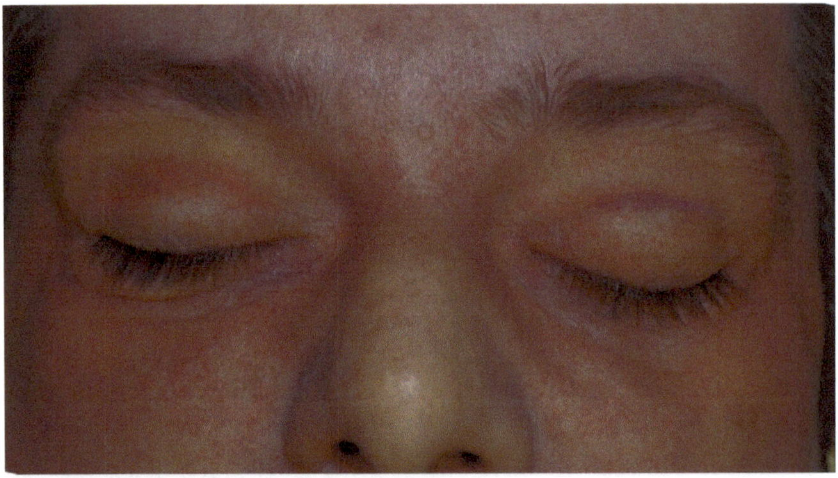

Abb. 49: Überwimmelung des Gesichts mit punktförmigen Stauungsblutungen (Petechien) bei Brustkorbkompression („masque ekchymotique")

**Fallbeispiel | Serienmörder William Burke**

Nach dem Serienmörder William Burke (1792–1829) ist die Tötungsmethode des **Burking** benannt, bei welcher der Täter auf dem Brustkorb des am Boden liegenden Opfers sitzt oder kniet und ihm gleichzeitig Mund und Nase zuhält. Der Tod tritt durch eine Kombination aus restriktivem und obstruktivem Ersticken ein. Die Tötungsmethode führt trotz der Brustkorbkompression nur zu wenigen Petechien, wobei der Unterschied in der Pathophysiologie zum reinen restriktiven Ersticken nicht geklärt ist. Die autoptischen Befunde sind unspezifisch. Burke tötete mit seinem Komplizen William Hare in den Jahren 1827 und 1828 in Edinburgh insgesamt 16 Personen, um die Leichen an das anatomische Institut zu verkaufen. Die Opfer stammten aus unteren Gesellschaftsschichten, teilweise waren es Nachbarn oder Bekannte, die von den Tätern zunächst zum gemeinsamen Trinken animierten. Wenn sie dann betrunken waren, wurden sie zu Fall gebracht und wie oben beschrieben getötet.

Beim **obstruktiven Ersticken** steht die Verlegung der Atemwege im Vordergrund. Dazu zählen das Bedecken der Atemöffnungen, die Knebelung, das Bolusgeschehen, die Aspiration, das positionale Ersticken und in gewisser Weise auch die Strangulation, die aber im nächsten Kapitel 6.5.4 gesondert besprochen wird.

- Das **Bedecken der Atemöffnungen** gilt als spurenarme Tötungsmethode, die allerdings nur dann gelingt, wenn das Opfer dem Täter körperlich weit unterlegen ist. Das trifft auf Säuglinge, kleine Kinder oder alte, gebrechliche Personen zu, aber auch auf körperlich behinderte oder stark berauschte Menschen, wie oben beim „Burking" beschrieben. Durch das Zuhalten von Mund und Nase können Schürfungen und Vertrocknungen der Gesichtshaut rings um die Atemöffnungen entstehen. Wenn ein Kissen oder ein Tuch verwendet wurden und das Opfer versuchte, sich durch Kopfwegdrehen dem Angriff zu entziehen, dann können diese Schürfungen auch flächenhaft ausgeprägt sein. Selten sind Zahnabdrücke und Blutungen in den Mundschleimhäuten zu finden.
- Beim **Knebeln** werden Fremdmaterialien in den Mund des Opfers eingebracht, um dieses am Schreien zu hindern. Wenn es sich dabei um weiche, saugfähige Gegenstände (Tücher o. ä.) handelt, dann können

diese durch den Speichelfluss im Mund aufquellen. Mit der Zeit, ab einem kritischen Volumen von 150–200 ml, und wenn der Knebel nicht ausgespuckt werden kann, dann kommt es zum Verlegen des Rachens, wodurch auch die Nasenatmung behindert wird.

- Der **Bolustod** ist ein Tod durch Verlegen des Rachens, meistens durch große, wenig bis nicht gekaute Speisestücke, die zu groß sind, als dass sie geschluckt oder leicht wieder herausgewürgt werden könnten. Durch Druck auf die Rachenwand kommt es zur Reizung des autonomen Nervensystems *(N. glossopharyngeus, N. vagus)* mit der Folge eines Abfalls von Puls *(Bradykardie)* und Blutdruck *(Hypotonie),* so dass die Personen bewusstlos werden. Dabei bleibt der Fremdkörper im Rachen stecken und verlegt die Atemwege, was zum Erstickungstod führt. Typischerweise betroffen sind Personen, die alkoholisiert sind oder die eine Schädigung des Gehirns haben, etwa nach einem Schlaganfall.
- Bei der **Aspiration** atmet das Opfer Fremdmaterial ein, häufig Blut oder erbrochener Mageninhalt. Voraussetzung hierfür ist eine Bewusstlosigkeit oder zumindest eine hochgradige Bewusstseinstrübung. Der Tod durch Ertrinken ist eine Sonderform der Aspiration (→ Kapitel 6.7).
- Der Begriff des **positionalen Erstickens** wird für Todesfälle verwendet, bei denen das Opfer durch eine fixierte Position, etwa im Rahmen einer polizeilichen Festnahme, oder eine unnatürliche Körperhaltung an der Atmung gehindert wurde.

**Fallbeispiel | Tod von George Floyd**

Der 46-jährige Afroamerikaner George Floyd verstarb am 25.5.2020 in Minneapolis im Rahmen eines Polizeieinsatzes durch positionales Ersticken. Die Polizei war verständigt worden, da der Verdacht bestand, dass Floyd in einem Laden mit einer gefälschten 20-Dollar-Note bezahlt hatte. Im Rahmen eines Gerangels wurde er von drei Polizisten zu Boden gebracht und fixiert. Danach leistete er keinen Widerstand. Während zwei Beamte die Beine und den Rumpf auf den Boden drückten, kniete der Polizist Derek Chauvin mit seinem linken Knie auf der rechten hinteren Hals-/Nackenseite des bäuchlings auf der Straße liegenden Floyd, sein rechtes Knie drückte die linke Schulter Floyds zu Boden. In dieser Situation ist sowohl die Atmung als auch die Blutzufuhr zum Gehirn beeinträchtigt. Mehrere Passanten begannen, die Szene zu filmen. Auf den Aufnahmen ist zu erkennen, dass Floyd um sein Leben flehte und mehrfach sagte, er könne

nicht atmen („I can't breathe"). Die Anwesenden forderten die Beamten auf, den Druck auf den Hals zu stoppen, was diese jedoch ablehnten. Etwa 6 Minuten, nachdem er so fixiert worden war, verlor Floyd das Bewusstsein. Trotzdem wurde der Druck auf den Hals aufrechterhalten. Weder wurde von Seiten der Beamten der Puls überprüft, noch wurde Erste Hilfe geleistet. Ein Krankenwagen erreichte den Tatort 2 Minuten, nachdem Floyd das Bewusstsein verloren hatte, aber erst 1 Minute später gab Chauvin das Knien auf dem Hals auf. Die gesamte Situation dauerte rund 9 Minuten, davon 3 Minuten, nachdem Floyd bereits bewusstlos war. Die Wiederbelebungsmaßnahmen blieben erfolglos.
Bei der ersten Obduktion wurde als Todesursache ein Herz-Kreislauf-Stillstand festgestellt. Nebenbefundlich wurden eine Herzkrankheit und eine Drogenintoxikation vermerkt. Der Obduktionsbericht wurde im Nachhinein stark angezweifelt. Eine zweite Obduktion kam zu dem Ergebnis, dass Floyd durch das Knien auf dem Hals erstickte. Aufgrund der zahlreichen, sich schnell über das Internet verbreitenden Filme und Fotos ist die Gesamtsituation gut dokumentiert. Derek Chauvin wurde wegen fahrlässiger Tötung und Körperverletzung mit Todesfolge verurteilt. Die drei anderen beteiligten Polizisten wurden wegen Beihilfe zum Totschlag verurteilt.

### 6.5.4 Strangulation

Strangulation bezeichnet die Kompression der Halsweichteile von außen. Dadurch wird der Blutrückstrom zum Herzen aus dem Kopf und die Blutzufuhr zum Gehirn behindert, zudem werden die Atemwege (Kehlkopf, Luftröhre) eingeengt. In unterschiedlichem Maße kann es außerdem durch den Druck auf den Hals zu einer Reizung des Nervus vagus kommen, woraus ein vorübergehender Abfall von Puls und Blutdruck resultieren können. Man unterscheidet bei der Strangulation drei Formen: Hängen, Drosseln und Würgen.

Beim **Hängen** erfolgt die Kompression der Halsweichteile durch ein Strangwerkzeug, welches sich durch die Körpermasse des darin befindlichen Opfers zusammenzieht. Es kann sich dabei sowohl um eine sich unter Zug verengende Laufschlinge handeln als auch um eine offene Schlinge oder einen festen Gegenstand wie etwa eine Astgabel. Wesentlich ist der Druck von außen auf die Halsweichteile, der durch den schwerkraftbedingten Zug der Körpermasse des Opfers entsteht. Durch den äußeren Druck auf die Halsschlagadern kommt es zu einer Behinderung der Gehirndurchblutung bis hin zum vollständigen Durchblutungsstopp. Je nachdem, ob der Stopp vollständig oder nur teilweise ist, kommt es nach wenigen Sekunden bis zu einigen Minuten zur Bewusstlosigkeit. Wenn – je nach Schlingenlauf und Druck auf die Halsweichteile – vor allem eine Behinderung des venösen Blutrückstroms zum Herzen durch eine Kompression der Drosselblutadern *(Vv. jugulares)* erfolgt, dann resultiert daraus eine Blutstauung des Gehirns, welche mit der Zeit ebenfalls zu einer Bewusstlosigkeit führt, jedoch zeitlich später als bei einem arteriellen Verschluss: Die Behinderung des venösen Rückstroms bei gleichzeitig erhaltenem arteriellem Zustrom führt mit der Zeit zu einem Stillstand des Blutflusses auf Kapillarebene und somit zu einem nicht ausreichenden Nachschub an Sauerstoff für das Gehirn. Der Tod tritt beim Erhängen – wie auch bei den anderen Formen der Strangulation – durch den Sauerstoffmangel des Gehirns *(Hypoxie)* ein. Die immer wieder zu lesende Behauptung, beim Erhängen sterbe man durch einen Genickbruch, ist so nicht richtig. Zwar kann es unter bestimmten Umständen (große Fallhöhe, zulaufende Schlinge) zu einem Genickbruch kommen oder im Extremfall auch zur Enthauptung, hierbei handelt es sich aber um zusätzliche Traumatisierungen zur wesentlichen Unterbrechung der Blutzufuhr des Gehirns. Solche Fälle sind Raritäten.

Beim Erhängen wird das typische Erhängen vom atypischen Erhängen unterschieden: Beim **typischen Erhängen** verläuft eine Laufschlinge so um den Hals, dass der tiefste Punkt über dem Adamsapfel und der höchste Punkt zentral im Nacken liegt; der Körper hängt frei. Diese Variante ist – im Widerspruch zur Bezeichnung – selten. Die häufige Variante ist das **atypische Erhängen**, bei welcher der Körper nicht frei hängt, keine Laufschlinge verwendet wurde oder der Schlingenschluss nicht symmetrisch im Nacken liegt.

Das Strangwerkzeug hinterlässt einen Abdruck an der Halshaut, der als **Strangmarke** bezeichnet wird. Wenn es einen runden Querschnitt hat (z. B. Seil), findet sich eine rinnenförmige Einziehung, die etwa so breit ist wie das Strangwerkzeug. Wenn es einen eher rechteckigen Querschnitt hat (z. B. Gürtel, Spanngurt), dann besteht die Strangfurche aus zwei parallelen, schmalen, faltenartigen Vertiefungen, die den beiden Rändern des Strangwerkzeugs entsprechen. Im frischen Zustand imponiert die Strangfurche als oberflächliche Schürfung, gelegentlich mit kleinen Bläschen oder Hauteinblutungen, mit der Zeit vertrocknet sie und ist dann gut abzugrenzen.

Wenn ein breiter, weicher Gegenstand verwendet wurde (z. B. Schal), dann kann die Strangmarke an der Haut auch allenfalls als dezente gräuliche Vertrocknung imponieren.

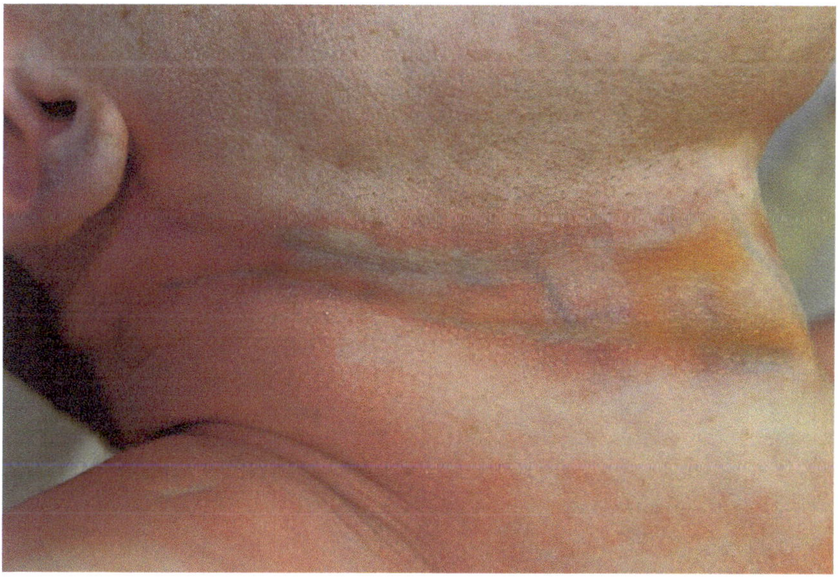

Abb. 50: Breite Strangmarke mit Betonung der Ränder bei suizidalem Erhängen mit einem Gürtel

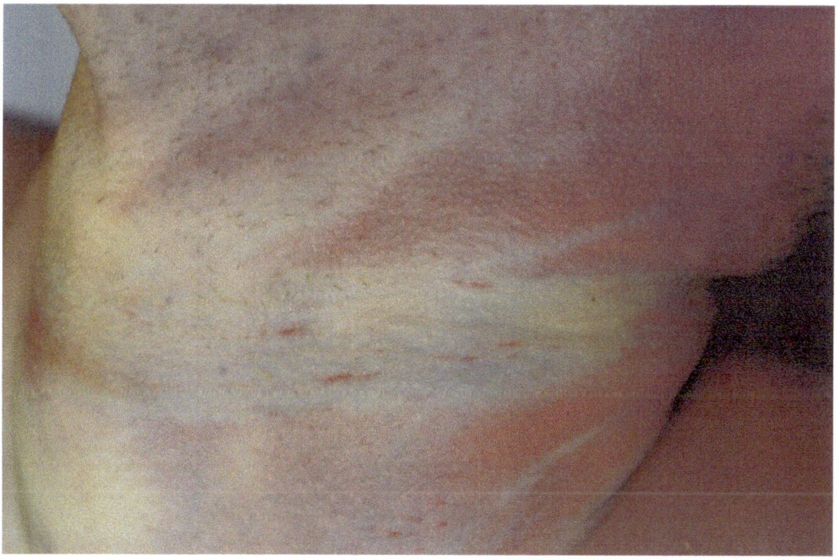

Abb. 51: Strangmarke bei suizidalem Erhängen mit einem gedrehten Schal

Am stärksten eingezogen ist die Strangmarke an ihrem tiefsten Punkt am Hals, während sie im Verlauf zum Aufhängepunkt hin immer seichter wird und gegebenenfalls auch verschwinden kann.

Neben der Strangmarke finden sich äußerlich oft eine Speichelabrinnspur aus dem Mundwinkel und bei atypischen Erhängungsfällen in unterschiedlicher Intensität **punktförmige Blutungen** *(Petechien)* der Lid- und Bindehäute, der Haut hinter den Ohren und der Schleimhäute von Mund und Nase bis hin zu einer Dunsung des Gesichts. Bei typischen Erhängungsfällen fehlen diese wegen des vollständigen Verschlusses der Schlagadern.

Während die Petechien ein vitales Zeichen darstellen, also anzeigen, dass die Kompression der Halsweichteile zu Lebzeiten stattgefunden hat, ist die Strangmarke selbst kein Beleg für ein vitales Erhängen. Wenn ein Verstorbener in die Schlinge gehängt wird, etwa um ein vorangegangenes Tötungsdelikt wie einen Suizid ausschauen zu lassen, dann ist das an der Strangmarke äußerlich nicht zu erkennen. Bei der Obduktion von Erhängten ist die Strangmarke typischerweise nicht unterblutet, obwohl die darunterliegenden Gefäße gequetscht sind, da der Blutaustritt von der Kompression durch das Strangwerkzeug verhindert wird. Stattdessen findet man Blutungen am Ursprung der Halsmuskulatur an Brustbein und Schlüsselbeinen. Bei Personen, die frei hängen, findet man oft Unterblutungen des vorderen Längsbandes der Wirbelsäule. Diese werden nach dem Erstbeschreiber Axel Simon (1931–2012) als **Simon'sche Blutungen** bezeichnet und gelten als vitales Zeichen. Außerdem kann es zu Frakturen der Schildknorpelhörner und des Zungenbeins kommen, gelegentlich zu queren Einrissen der innersten Gefäßschicht der Halsschlagadern. Frakturen des Ringknorpels sind hingegen atypisch beim Erhängen und sollten Anlass sein, eine Fremdeinwirkung durch Würgen zu überprüfen.

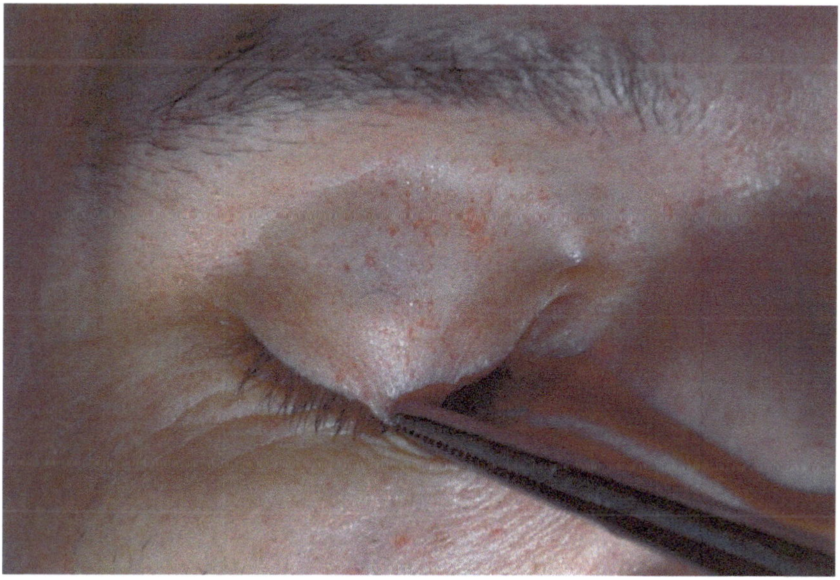

Abb. 52: Punktförmige Stauungsblutungen in der Haut des rechten Oberlids bei atypischem Erhängen

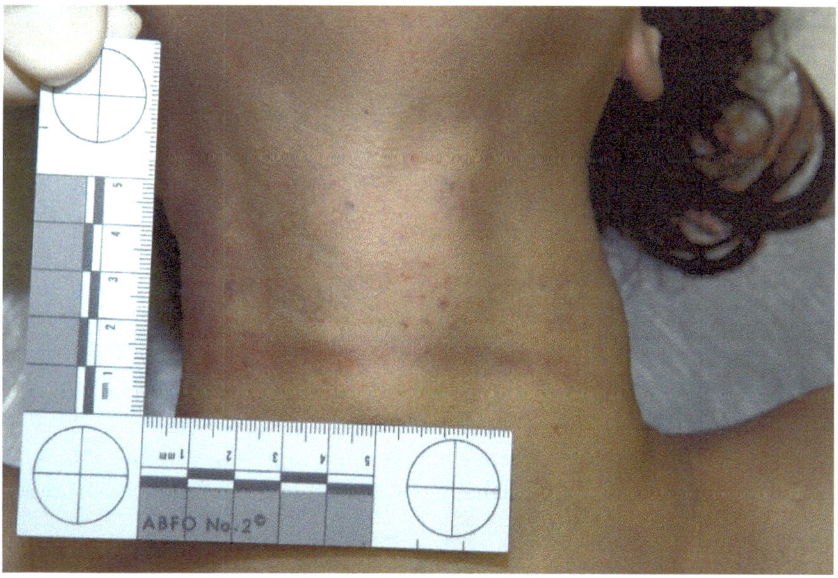


Abb. 53: Drosselmarke

Beim **Drosseln** werden die Halsweichteile durch ein Werkzeug komprimiert, das manuell oder maschinell zugezogen wird. Hierbei kommt es wie beim atypischen Erhängen zu einer Kompression der Halsschlagadern und der Drosselblutadern sowie der Atemwege. Die Opfer zeigen punktförmige Stauungsblutungen *(Petechien)* der Lid- und Bindehäute, der Gesichtshaut, der Haut hinter den Ohren und der Schleimhäute von Mund und Nase.

Die **Drosselmarke** verläuft üblicherweise horizontal, ist von gleichmäßiger Tiefe und zirkulär. Je nach Fallkonstellation und Werkzeug gibt es aber auch hier Abweichungen. So sind bei einem weichen, breiten Drosselwerkzeug wie etwa einem Schal keine Befunde am Hals zu erwarten.

**Fallbeispiel | Akzidentelles Erdrosseln**

Isadora Duncan (1877–1927), eine der Wegbereiterinnen des modernen sinfonischen Ausdruckstanzes, verstarb durch akzidentelles Erdrosseln, als sie als Beifahrerin in einem offenen Sportwagen die Promenade des Anglais in Nizza entlangfuhr und sich ihr langer Seidenschal in den Speichen des Hinterrads verfing. Wie in so vielen Fällen von Strangulation findet sich auch in diesem Fall immer wieder die Behauptung, der Tod sei durch Genickbruch eingetreten, weil bei der Obduktion Frakturen der Wirbelsäule gefunden wurden. Diese dürften aber, ebenso wie die Brüche der Nase, davon stammen, dass Isadora Duncan letztendlich aus dem fahrenden Auto herausgezogen und auf die Straße geschleudert wurde. Von der Heftigkeit der Strangulation zeugten die autoptischen Befunde eines Kehlkopfbruchs und der Zerreißung der Halsschlagadern.

Beim **Würgen** erfolgt die Kompression der Halsweichteile durch Hände, im Unterarmwürgegriff („Schwitzkasten") oder in der Beinschere. Da es hierbei nur eingeschränkt gelingt, die Halsschlagadern abzudrücken, resultiert die Bewusstlosigkeit vor allem aus der Kombination von venöser Stauung und Kompression der Luftröhre. Daraus resultieren intensive Stauungsbefunde am Kopf: punktförmige Blutungen der Lid- und Bindehäute, der Haut hinter den Ohren, der Gesichtshaut und der Schleimhäute sowie bei länger dauernder venöser Stauung eine Dunsung des Gesichts. Die Stauung der Nasenschleimhäute kann zum Nasenbluten führen. Beim Würgen mit den Händen finden sich am Hals fingerkuppengroße Hämatome als Abdruck der Fingerkuppen und schmale, halbmondförmige Schürfungen durch die Fingernägel.

Ein Würgen im Schwitzkasten (Unterarmwürgegriff) oder in der Beinschere hinterlässt am Hals keine sichtbaren Befunde. Die Würgemale zeigen innerlich entsprechende Blutungen in der Muskulatur. Weiterhin findet man häufig Brüche des Kehlkopfskeletts (Zungenbeinhörner, Schildknorpelhörner, Schildknorpelplatte, Ringknorpel) mit begleitenden Blutungen.

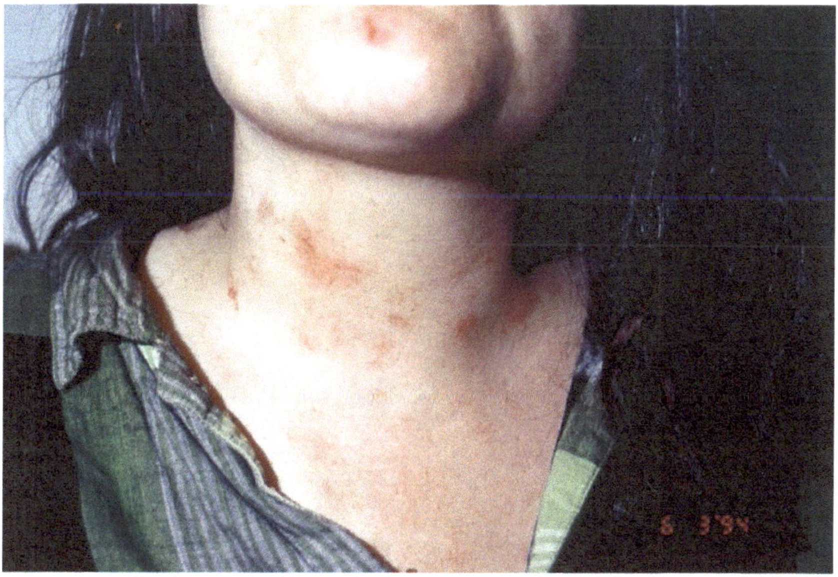

Abb. 54: Würgemale

Angriffe gegen den Hals durch Fremdtäter verlaufen nicht zwangsläufig tödlich; häufiger ist eine überlebte Strangulation im Rahmen einer körperlichen Auseinandersetzung. In diesen Fällen sind ebenfalls die oben beschriebenen Stauungsblutungen und die Dunsung des Gesichts sowie die Befunde am Hals zu erwarten, wenn es zu einer relevanten Druckausübung auf die Halsweichteile über einen Zeitraum von wenigstens 20 bis 30 Sekunden kam. Die Dunsung bildet sich rasch zurück, die Petechien sind bis etwa zwei Tage nach dem Vorfall zu erkennen, vereinzelt auch länger.

| Strangulationsform | Suizid | Homizid | Unfall |
|---|---|---|---|
| Erhängen | häufig | selten<br>Beispiele: Lynchmord, Hinrichtung | selten<br>Beispiele: autoerotischer Unfall, Kinder beim Spiel, Sturz mit Hängenbleiben des Kopfes in Astgabel o. ä., Erhängen in Fixierungshilfen am Krankenbett |
| Erdrosseln | möglich, aber selten | häufig | möglich, wenn sich Schal, Halstuch, Kette o. ä. in Maschine verfangen und von dieser aufgewickelt werden |
| Erwürgen | nicht möglich | ausschließlich | nicht möglich |

Tab. 9: Todesarten bei Strangulation

## 6.6 Thermische Gewalt

### 6.6.1 Kälte

**Wissen | Kälteeinwirkung**

Bei Kälte wird zwischen einer lokalen und einer systemischen Wirkung unterschieden. Die systemische Wirkung führt zur Unterkühlung, die lokale Wirkung zur Erfrierung.

Von einer **Unterkühlung** *(Hypothermie)* spricht man, wenn die Körperkerntemperatur unter 36 °C gesunken ist. Sie droht Personen, die unzureichend isoliert (bekleidet) sind und sich nicht ausreichend bewegen, wenn die Lufttemperatur unter etwa 10 °C liegt. Davon sind insbesondere Obdachlose, Intoxikierte, Personen mit Traumata, Erkrankungen, Behinderungen oder Verwirrtheitszuständen betroffen. Eine längere Verweilzeit im Wasser unter 24 °C führt ebenfalls zur Auskühlung.

**Fallbeispiel | Tod von Bon Scott**

Eine Unterkühlung dürfte die wahrscheinlichste Todesursache des am 19.2.1980 in London verstorbenen Bon Scott, des Sängers der australischen Hardrock-Band AC/DC, sein. Bon Scott sei am Morgen im Auto eines Freundes von diesem aufgefunden worden, nachdem man am Abend und in der Nacht zuvor auf einer ausgiebigen Sauftour gewesen sei. Scott sei auf der Heimfahrt eingeschlafen und von seinem Freund im Auto gelassen worden, da er ihn nicht wecken und auch nicht allein in die Wohnung tragen konnte. Die Nacht sei kalt gewesen, die Temperaturen seien knapp über dem Gefrierpunkt gelegen. Scott sei lediglich mit einem T-Shirt und einer Jeansjacke bekleidet gewesen. Eine Alkoholvergiftung, wie sie offiziell als Todesursache angegeben wurde, ist eher wenig wahrscheinlich – Scott war ein geübter Trinker. Die Alkoholisierung dürfte jedoch ihren Beitrag geleistet haben: neben einer tieferreichenden Bewusstseinstrübung (Alkohol wirkt schlafanstoßend) erleichtert auch die alkoholbedingt vermehrte Durchblutung der Körperperipherie das Auskühlen.

Wenn die Körperkerntemperatur absinkt, dann versucht der Körper, diese durch Muskelzittern aufrechtzuhalten und gleichzeitig durch die Verminderung der peripheren Durchblutung (Zentralisation) das Auskühlen zu verlangsamen. Das gelingt nur bedingt und zeitlich begrenzt. Wenn die Körpertemperatur unter 35 °C fällt spricht man von der Kältekrankheit, die in vier Stadien unterteilt wird.

**Wissen | Stadien der Kältekrankheit**

- **Stadium 1 – Exzitationsstadium**: Das Muskelzittern ist maximal ausgeprägt. Die kaum mehr durchbluteten endständigen Körperteile *(Akren)* schmerzen. Das Denken engt sich ein, die Betroffenen sind verwirrt und erregt. Die Atmung geht schneller *(Hyperventilation)*, Puls und Blutdruck steigen an.
- **Stadium 2 – Adynamiestadium**: Wenn die Körperkerntemperatur unter etwa 33 °C absinkt, dann ändert sich die Symptomatik: Die

Atmung, der Puls und der Blutdruck normalisieren sich. Das Muskelzittern nimmt ab, die Schmerzen lassen nach und subjektiv hat man das Gefühl, dass die Kälte nicht mehr so schlimm ist. Stattdessen kommt es zu einem Wärmeempfinden bis hin zu Hitzewallungen, die dazu führen können, dass sich die Betroffenen entkleiden, was man als „Kälteidiotie" bezeichnet, da es die Auskühlung beschleunigt. Die Personen werden müde, desorientiert, verwirrt, es können Halluzinationen auftreten.
- **Stadium 3 – Paralysestadium**: Wenn die Körperkerntemperatur unter 30 °C absinkt, werden die Muskeln durch die Kälte steif, das Herz schlägt langsam und unregelmäßig *(Bradyarrhythmie)*, die Atmung wird flacher und langsamer *(Bradypnoe)*. Die Betroffenen sind bewusstlos.
- **Stadium 4 – Vita reducta**: Die Körperkerntemperatur liegt unter 27 °C, die Vitalfunktionen wie Puls und Atmung werden weiter reduziert bis hin zum Kammerflimmern und Atemstillstand. Bei noch erhaltenen Vitalfunktionen liegt ein Scheintod vor.

Die meisten Todesfälle werden im Freien gefunden, aber in gut einem Viertel der Fälle auch in Gebäuden. Immer wieder ist festzustellen, dass die Leichen (teilweise) entkleidet sind. Zudem werden die Verstorbenen gelegentlich etwas versteckt gefunden (Gebüsch, unter Bett oder im Schrank), weshalb der Verdacht auf ein Sexualdelikt mit Verbergen des Leichnams aufkommen kann. Das Verstecken ist aber beim Unterkühlen Ausdruck eines „finalen Höhlenverhaltens", welches bei länger dauernder Agonie vorkommen kann. Diese Tatsache ist zu berücksichtigen, wenn Personen gesucht werden sollen, bei denen ein Kältetod vermutet wird.

### Wissen | Finales Höhlenverhalten

Als „finales Höhlenverhalten" oder „terminales Höhlenverhalten" bezeichnet man das Phänomen, dass sich Personen zum Sterben an einen geschützten Ort zurückziehen. Es handelt sich dabei um ein archaisches Verhaltensmuster, das bei vielen Tierarten vorkommt, wenn der Tod langsam eintritt. Offenbar ist es ein natürlicher Wunsch, die Welt in Ruhe und in einer geschützten Umgebung zu verlassen. Im forensischen

Kontext findet man es vor allem dann, wenn der Sterbevorgang mit einer längeren Phase der Agonie einhergeht, wie etwa beim Unterkühlen oder gelegentlich auch bei Intoxikationen.

Morphologisch zeigen Todesfälle durch Unterkühlen nur wenige typische Befunde. Am häufigsten findet man eine rotbraune Verfärbung der Haut an den Knien, gelegentlich auch an den Ellbogen und Hüften, was als Kälteerythem bezeichnet wird.

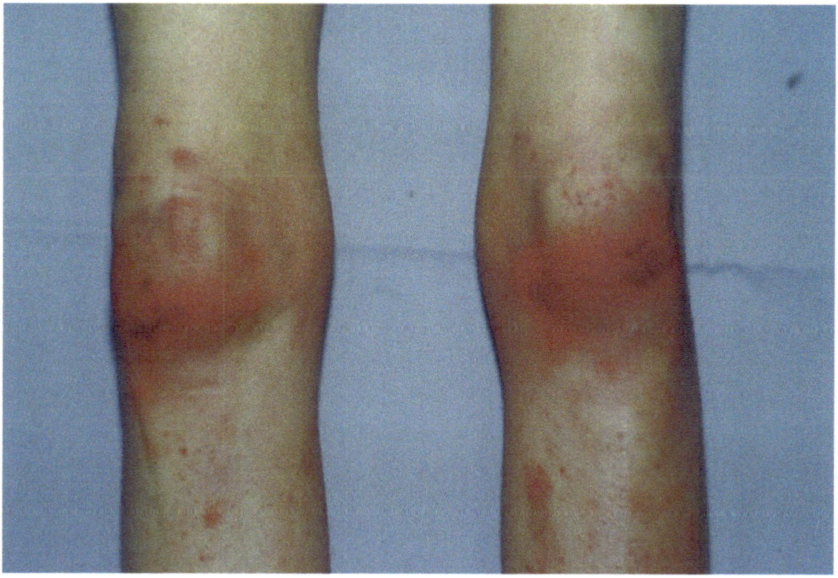

Abb. 55: Kältebedingte Rotverfärbung der Haut an den Knien (Kälteerytheme)

Die typischen inneren Befunde sind fleckige Magenschleimhautblutungen *(„Wischnewski-Flecken")* als Ausdruck einer stressbedingten Magenschleimhautentzündung *(erosive Gastritis)* sowie gelegentlich Blutungen der Lendenmuskeln und der Rückenmuskulatur. Diese Blutungen resultieren aus einem starken Kältezittern, das zu Muskelfaserrissen führt.

Durch die Kältewirkung wird die periphere Durchblutung vermindert, was sich vor allem an den *Akren* (Finger, Zehen, Nase, Ohren) bemerkbar macht. Dauert die Durchblutungsstörung über längere Zeit an, beginnt das

Gewebe abzusterben, was als **Erfrierung** bezeichnet wird. Ähnlich wie bei Verbrennungen werden auch die Erfrierungen in Stadien eingeteilt.

**Wissen | Stadien der Erfrierung**

- **Grad 1:** Durch die Gefäßverengung ist der betroffene Bereich zuerst weiß und gefühlslos, wird dann im Folgenden gerötet, schmerzhaft und kann teilweise stark jucken.
- **Grad 2:** Wenn der Bereich über längere Zeit der Kälte ausgesetzt war, kommt es nach dem Wiedererwärmen zu einer Blasenbildung, die entweder serös oder blutig gefüllt sind.
- **Grad 3:** Das Gewebe ist abgestorben *(nekrotisch)* und blauschwarz verfärbt. Die Nekrose ist trocken, kann sich aber sekundär infizieren und ist dann feucht und übelriechend.

### 6.6.2 Hitze

Wie bei der Kälte muss auch bei der Hitze die systemische Wirkung von der lokalen Wirkung unterschieden werden. **Systemische Hitzewirkungen** führen zum Kreislaufkollaps und zum funktionellen Organversagen.

**Wissen | Systemische Hitzewirkungen**

- **Hitzekrämpfe:** Bei starker körperlicher Belastung unter großer Hitze (Sonne, Hochofen, offenes Feuer etc.) kommt es zum Verlust von Flüssigkeit und Elektrolyten. Die Patienten klagen über Krämpfe der Muskulatur, müssen sich vermehrt übergeben (weiterer Flüssigkeitsverlust). Im weiteren Verlauf kommt es zum Kreislaufkollaps. Zudem können durch die Elektrolytverschiebungen Herzrhythmusstörungen auftreten.
- **Hitzekollaps:** Wie bei den Hitzekrämpfen ist auch hier die Ursache der Flüssigkeitsmangel. Ein primärer Hitzekollaps entsteht durch einen indirekten Flüssigkeitsmangel bei einer starken Gefäßerweiterung *(Vasodilatation)*. Der sekundäre Hitzekollaps entsteht durch den Verlust von Flüssigkeit durch starkes Schwitzen. Es kommt zu einem Kreislaufversagen bis zu einem Volumenmangelschock.

- **Hitzschlag:** Durch eine starke Wärmezufuhr von außen und eine verhinderte Wärmeabgabe kommt es zur Erhöhung der Körperkerntemperatur bis über 43 °C. Zunächst ist die Haut gerötet und trocken. In der Folge kommt es zum Zusammenbruch der Kreislaufregulation und zu einer Herzleistungsschwäche *(Herzinsuffizienz)*, Dämmerzuständen bzw. Bewusstlosigkeit und Krampfanfällen.
- **Sonnenstich:** Die direkte Sonneneinstrahlung auf den Kopf führt zu einer Temperaturerhöhung im Gehirn. Dieses reagiert mit einer Hirnhautreizung, im Extremfall können Blutungen im Gehirn auftreten.

Bei Todesfällen finden sich keine spezifischen Befunde; die Diagnose kann nur im Ausschluss und unter Berücksichtigung der Umstände gestellt werden.

Lokale Hitzeschäden sind Verbrennungen oder Verbrühungen. Bei **Verbrennungen** handelt es sich um die Folgen der Einwirkung trockener Hitze, etwa durch Kontakt mit offenen Flammen oder heißen Gegenständen. **Verbrühungen** entstehen durch Kontakt mit heißen Flüssigkeiten oder heißem Dampf. Die Art der Hitzeübertragung auf die Haut beeinflusst das Ausmaß der Schädigung ebenso wie die Höhe der Temperatur und die Einwirkdauer. Feuchte Hitze hat eine wesentlich bessere Fähigkeit, in die Haut einzudringen, so dass bereits bei vergleichsweise niedrigeren Temperaturen Schäden entstehen. Je nach der Tiefe der betroffenen Hautschichten werden vier verschiedene Verbrennungsgrade eingeteilt.

### Wissen | Verbrennungsgrade

- **Grad 1:** Rötung der Haut. Nur die Oberhaut ist betroffen. Die Wunde heilt ohne Narbe ab.
- **Grad 2a:** Blasenbildung. Betroffen ist die Oberhaut. Die Wunde heilt ohne Narbe ab.
- **Grad 2b:** Blasenbildung. Betroffen ist zusätzlich die Lederhaut. Die Wunde heilt unter Narbenbildung ab. Bis zu diesem Grad sind die Wunden schmerzhaft.
- **Grad 3:** Weißlich-gräuliche, derbe Wunde. Die gesamte Hautdicken samt Hautanhangsgebilden wie Haare und Schweißdrüsen ist verbrannt. Wegen der Zerstörung der Nervenendigungen empfinden

die Patienten keine Schmerzen mehr. Abheilung nur unter narbiger Defektbildung.

- **Grad 4:** Verkohlung. Das Unterhautfettgewebe, ggf. auch weitere tiefe Strukturen sind mit betroffen. Abheilung nur unter narbiger Defektbildung.

Todesfälle durch Brände sind entweder die Folgen direkter Hitzeeinwirkung durch Verbrennungen der Haut, Hitzeschädigung der Atemwege und Erhöhung der Körpertemperatur bzw. der systemischen Reaktion des Körpers darauf oder die Folgen der Einatmung von Brandrauchgasen, die teilweise toxisch oder ätzend sind. Bei Todesfällen, die nach dem Löschen des Brandes geborgen wurden, also nicht an den Folgen des Brandes in einer Klinik verstarben, ist zu berücksichtigen, dass der Brand in aller Regel über den Tod hinaus andauerte und die äußeren Befunde weit überwiegend postmortal entstanden sind. Diese postmortale Brandexposition führt zur Zerstörung prämortaler Befunde und zum Auftreten postmortaler Artefakte durch die hitzebedingte Denaturierung von Proteinen, der Schrumpfung von Gewebe, dem Verlust der Elastizität und der Veränderung des Flüssigkeitsgehalts in Geweben. Die Abgrenzung von vitalen Befunden von postmortalen Befunden ist eine rechtsmedizinische Herausforderung. Aber auch wenn ein Leichnam äußerlich hochgradig verkohlt ist und Brandzehrungen aufweist, so sind die Befunde an den inneren Organen in aller Regel ohne oder mit nur geringen Einschränkungen zu erheben. So lassen sich todesursächliche Verletzungen, Folgen der Brandeinwirkung zu Lebzeiten oder Erkrankungen autoptisch nachweisen.

Bei Brandleichen kommt es zu einigen postmortalen Veränderungen, die man bei Unkenntnis leicht für prämortale Verletzungen halten kann. Zu diesen Veränderungen zählen:

- **Hitzerisse der Haut:** Diese Risse sind meist glattrandig und lassen sich leicht mit Schnittverletzungen verwechseln. Sie entstehen jedoch postmortal infolge der hitzebedingten Schrumpfung und des Elastizitätsverlust der Haut beim Abkühlen des Leichnams. Das kann so weit gehen, dass die Bauchdecke einreißt und Darmschlingen hervorquellen.
- **Fechterstellung:** Postmortal kommt es durch die Hitze zur Schrumpfung der Muskeln und Sehnen. Dadurch entsteht die charakteristische Haltung der Leichen, die an eine prämortale Abwehrhaltung erinnert.

Sie ist gekennzeichnet durch eine Beugung in den Ellbogen und Handgelenken, an den Beinen durch Beugung in den Knie- und Hüftgelenken sowie zu einer leichten Außenrotation in den Hüftgelenken.

- **Protrusion der Zunge:** Die Zungenspitze ist häufig zwischen die geöffneten Zahnreihen und Lippen vorgetrieben, was in Kombination mit der Fechterstellung den Eindruck eines Kampfes oder von Flucht verstärkt. Es handelt sich aber auch hierbei nicht um ein vitales Zeichen, sondern um einen Effekt der Weichteilschrumpfung des Halses, wodurch die Zunge vorgetrieben wird.
- **Brandhämatom:** Brandhämatome sind vor allem am Schädel zu finden, wo eine bröcklige, ziegelrote Blutansammlung zwischen Knochen und harter Hirnhaut *(epidurale Blutung)* den Verdacht auf ein vitales Schädeltrauma aufkommen lassen kann. Es ist jedoch die Folge einer hitzebedingten Verschiebung von Blut aus der Schädelkapsel.

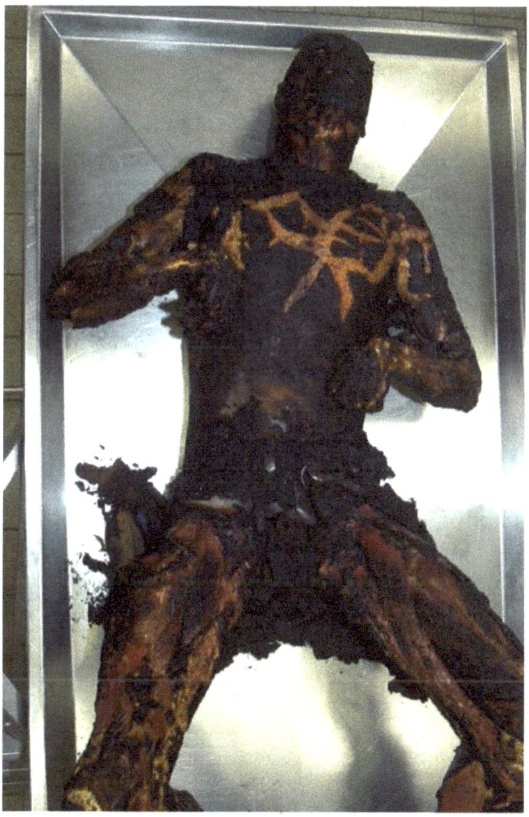

Abb. 56: Brandleiche in Fechterstellung mit ausgedehnten viertgradigen Verbrennungen und Hitzerissen der Haut am Brustkorb

Die Feststellung der Vitalität, also der Brandexposition zu Lebzeiten, und die Feststellung der Todesursache sind bei der rechtsmedizinischen Untersuchung von Brandleichen von zentraler Bedeutung und zudem miteinander verknüpft. Die häufigsten Todesursachen bei Brandtodesfällen sind die Rauchgasvergiftung und der akute Verbrennungsschock bzw. die Kombination der beiden.

**Wissen | Autoptische Vitalitätszeichen bei Brandtodesfällen**

- **Zeichen der Rauchgasexposition:** Rußverschlucken, Rußeinatmung, erhöhter CO-Hb-Gehalt im Blut, erhöhter Gehalt an Zyaniden im Blut
- **Zeichen der Heißgasinhalation:** Rötung und Schwellung, seltener blasige Abhebung der Schleimhaut der oberen Atemwege, vor allem des Kehlkopfes

Das Fehlen solcher Zeichen spricht dafür, dass die Brandeinwirkung erst nach dem Tod stattfand. Kriminalistisch ist hier vor allem der **Mordbrand** bedeutsam, also ein Tötungsdelikt mit nachfolgendem Versuch, das Opfer durch Verbrennen zu beseitigen oder zumindest hochgradig zu zerstören, um somit die Identifizierung wie auch die Fallaufklärung zu erschweren.

Bei der Identifizierung der Verstorbenen (→ Kapitel 3.2.3) wird zunächst versucht, den Gebissbefund der Leiche mit dem Zahnstatus des mutmaßlichen Opfers zu vergleichen. Wenn vorhanden, können auch Narben von Operationen oder Unfällen, krankhafte Organbefunde oder die Form der Stirnbeinhöhle weiterhelfen. Ein aufwendigeres und kostspieligeres Verfahren stellt der DNA-Abgleich z. B. mit leiblichen Verwandten dar (→ Kapitel 9.3).

### 6.6.3 Elektrotrauma

Elektrischer Strom schädigt den menschlichen Körper, weil er in dessen elektrisches System durcheinanderbringt. Menschliche Gewebe funktionieren und kommunizieren unter anderem über den Austausch elektrischer Impulse im Millivoltbereich, welche durch Stromfluss, der von außen in den Körper eindringt, empfindlich gestört werden. Neben dieser, als spezifisch bezeichneten Wirkung hat Strom auch eine unspezifische Wirkung, die aus der Umwandlung von elektrischer Energie in Wärmeenergie resultiert und als Verbrennungen an der Haut sichtbar wird. Die Gefährdung durch elektrischen Strom hängt von mehreren Faktoren ab. Damit ein Stromfluss im Körper stattfinden kann, muss der **Hautwiderstand** überwunden werden, der zwischen 100 Ohm (dünne, feuchte Haut) und 100.000 Ohm (trockene, stark verhornte Haut) liegt. Wenn der Hautwiderstand überwunden wurde, dann spielen der Stromweg im Körper, die Durchströmungsdauer, die Spannung und die Stromstärke eine Rolle. Einwirkzeiten von bis zu 100 ms gelten als ungefährlich, mit zunehmender Dauer erhöht sich das Risiko für das Auslösen von Herzrhythmusstörungen bis hin zum Kammerflimmern. Ohnehin ist das Herz das innere Organ, das durch elektrischen Strom am stärksten gefährdet ist, weshalb auch der Stromweg im Körper eine Rolle spielt (liegt das Herz im Stromweg oder nicht?). Zudem sind ältere Menschen mit krankhaft vorgeschädigten Herzen stärker gefährdet als junge, gesunde Menschen. Besonders gefährlich ist dabei Wechselstrom, wie etwa der übliche Haushaltsstrom, da die Wahrscheinlichkeit eines Herzkammerflimmerns mit jeder Richtungsänderung zunimmt, während bei Gleichstrom die Gefahr beim Einschalten und Ausschalten besonders hoch ist.

Aus technischer Sicht werden mehrere Gefährdungsbereiche unterschieden:

| Bereich | Stromstärke | Wirkung |
|---|---|---|
| I | 0,01–1,5 mA | geringe Muskelkontraktionen der Hand |
| | 1,5–5 mA | plus Unterarm |
| | 5–15 mA | Muskelschmerzen, Loslassen noch möglich |
| | 15–25 mA | Loslassen nicht mehr möglich |
| II | 25–80 mA | Puls-/Blutdruckanstieg, Herzrhythmusstörungen, unregelmäßige Atmung |
| III | 0,08–8 A | Kammerflimmern, Strommarken, Verbrennungen |
| IV | > 8 A | Herzstillstand |

Tab. 10: Gefährdungsbereiche für elektrischen Strom

Die meisten Todesfälle durch elektrischen Strom sind Unfälle, die auf technische Defekte oder unsachgemäße Handhabung zurückzuführen sind. Die mittlerweile standardmäßig eingebauten FI-Schalter verhindern zwar durch die Unterbrechung des Stromkreises im Idealfall einen tödlichen

Stromschlag, können aber nicht jeden Unfall verhindern. Suizide durch elektrischen Strom sind eher selten, die früher immer wieder praktizierten Selbsttötungen durch Einbringen eines Föhns in die wassergefüllte Badewanne sind wegen der FI-Schalter kaum mehr möglich.

Bei der äußeren Leichenschau ist der einzige Hinweis auf einen tödlichen Stromschlag die **Strommarke,** also die Durchtrittsstelle des elektrischen Stroms durch die Haut (bei Wechselstrom verbietet es sich, von Eintritts- und Austrittsstelle zu sprechen). Sie imponiert als zentral bräunliche bis schwarze Delle mit einem wallartigen, hellen bis porzellanartig weißen Rand. Im Zentrum können manchmal metallische Auflagerungen sichtbar sein. Die Größe ist abhängig von der Kontaktfläche. Bei längerdauerndem Kontakt und höheren Stromstärken können tiefreichende Branddefekte entstehen. Bei flächenhafter Einwirkung, etwa im Wasser, kann sie aber auch fehlen.

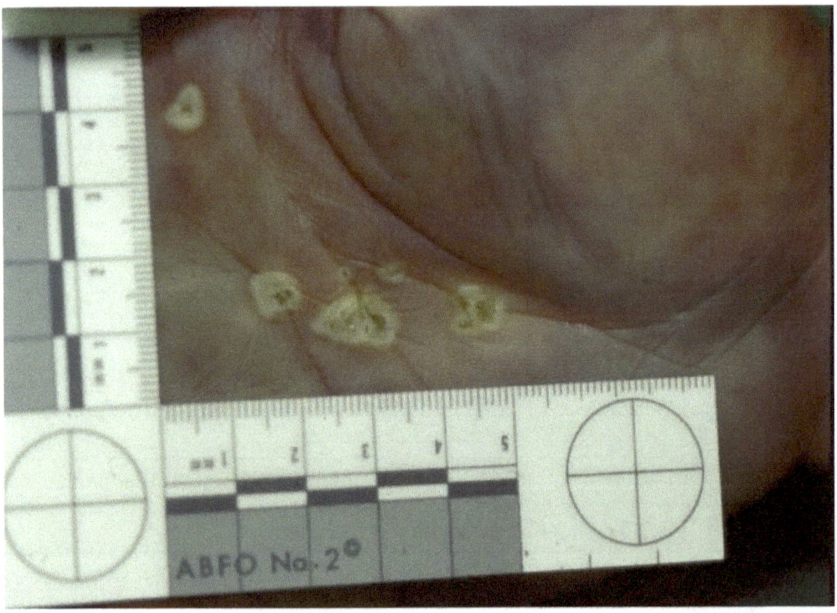


Abb. 57: Strommarken an der Handfläche

Wenn der Hautwiderstand überwunden ist, dann gibt es im Körperinneren keinen wesentlichen Widerstand mehr, der Strom kann ungehindert fließen. Die inneren Befunde sind daher unspezifisch, der Weg des Stroms zwischen

Eintritts- und Austrittsstelle kann morphologisch im Körperinneren nicht nachvollzogen werden. Innere Verbrennungen gibt es nicht. Bei größeren Stromstärken können manchmal Muskelfaserrisse festgestellt werden, die jedoch nicht zwangsläufig inmitten des Stromflusses liegen müssen. Sie kommen durch die strombedingte Verkrampfung der Muskulatur zustande.

Bei Stromeinwirkungen im Hochspannungsbereich kann es zu flächenhaften Verbrennungen der Körperoberfläche kommen, was jedoch nicht zwangsläufig auftreten muss. So sind **Blitzschläge** am menschlichen Körper durch die zwar charakteristischen, aber dennoch auch zu übersehenden farnkrautartigen Rötungen der Haut gekennzeichnet und keineswegs dadurch, dass der ganze Körper verkohlt ist. Großflächige Verbrennungen kommen vor allem dann vor, wenn der Körper in einen Lichtbogen einbezogen wird: Bei Annäherung an einen Hochspannungsleiter kann es auch ohne Berührung zum Zünden eines Lichtbogens kommen, in dem Temperaturen von einigen tausend Grad Celsius vorliegen. Solche Situationen entstehen beispielsweise bei Personen, die auf das Dach von Eisenbahnwaggons klettern und die darüber befindlichen Oberleitungen nicht beachten, oder bei Kranführern, die einer Hochspannungsleitung zu nahe kommen.

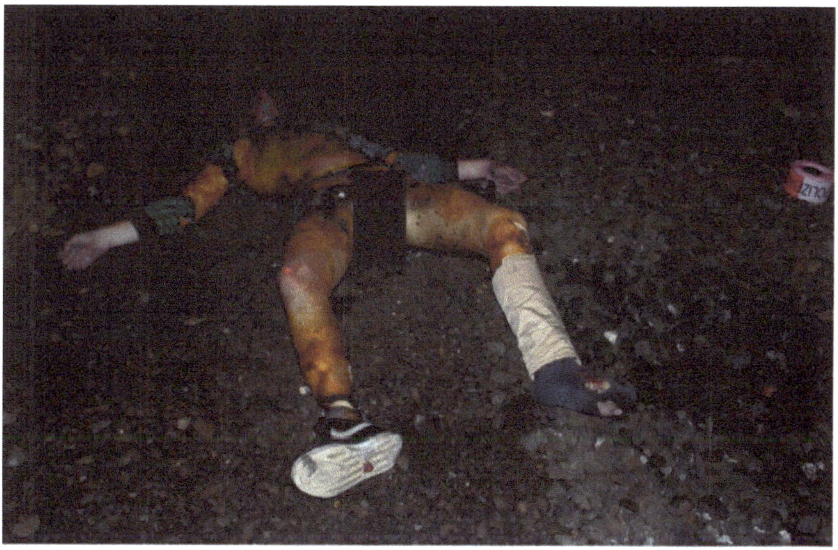

Abb. 58: Ausgedehnte Verbrennungen mit teilweisem Verlust der Bekleidung als Folge eines Lichtbogens beim Klettern auf einen Eisenbahnwaggon. Am linken Fuß in der zerrissenen Socke ist die Stromaustrittsstelle.

## 6.7 Tod im Wasser

Todesfälle im Wasser sind nicht zwangsläufig Todesfälle durch Ertrinken, auch wenn dies statistisch gesehen die häufigste Todesursache in dieser Fallgruppe ist. Neben dem Ertrinken, das in zwei Unterformen eingeteilt werden kann (typisches Ertrinken vs. abgekürztes Ertrinken), kann es sich auch um einen Badetod, um einen Tod aus natürlicher Ursache, der sich zufälligerweise im Wasser ereignet, oder um einen anderweitig traumatisch bedingten Todesfall handeln. Schließlich besteht außerdem die Möglichkeit, dass der Tod an Land eingetreten ist und der Leichnam ins Wasser verbracht wurde.

**Ertrinken** ist die Folge des Einatmens von Wasser (oder einer anderen Flüssigkeit) und somit eine besondere Form des Erstickens durch Verlegung der Atemwege *(Aspiration).* Es werden zwei Varianten unterschieden, die sich auch in den Befundmustern unterscheiden. Das **typische Ertrinken** läuft – ähnlich wie das mechanische Ersticken – stadienhaft ab: Nach einer reflektorischen Inspiration kommt es zum willkürlichen Anhalten der Atmung *(Apnoe-Stadium)*, gefolgt von dem unterschiedlich langen Stadium der Atemnot *(Dyspnoe-Stadium)*, in der es immer wieder zur Aspiration von Ertrinkungsflüssigkeit, zu Hustenattacken und zum Luftanhalten kommt, bis dann aufgrund des fortdauernden Sauerstoffmangels im Gehirn *(Hypoxie)* eine Bewusstlosigkeit und tonisch-klonische Krämpfe auftreten (Krampfstadium). Schließlich tritt nach einer terminalen Atempause und nachfolgenden Phase der Schnappatmung der Tod ein. Der Ertrinkungsvorgang kann sich je nach körperlicher Verfassung über viele Minuten hinziehen. Die dramatischen Vorgänge im Körper spiegeln sich äußerlich nicht wider: Es ist seit langem bekannt, dass Ertrinkende nicht wild planschend, zappelnd und rufend, sondern eher still kämpfend untergehen.

Das einzige **äußerliche Zeichen** eines typischen Ertrinkungstodes ist das Austreten von feinblasigem, weißlichem Schaum aus den Atemöffnungen; ein Befund, der vor allem direkt nach der Bergung des Leichnams aus dem Wasser auffällt, wohingegen er im Verlauf der folgenden Stunden immer weniger wird, da der Schaum sich zersetzt. Der **Schaumpilz** entsteht im Dyspnoe-Stadium: Das eingeatmete Wasser vermischt sich bei den Atemzügen und Hustenattacken mit Luft und Schleim aus den Bronchialdrüsen, was – ähnlich wie beim Asthma-Anfall – zu einer Verlegung der Atemwege führt.

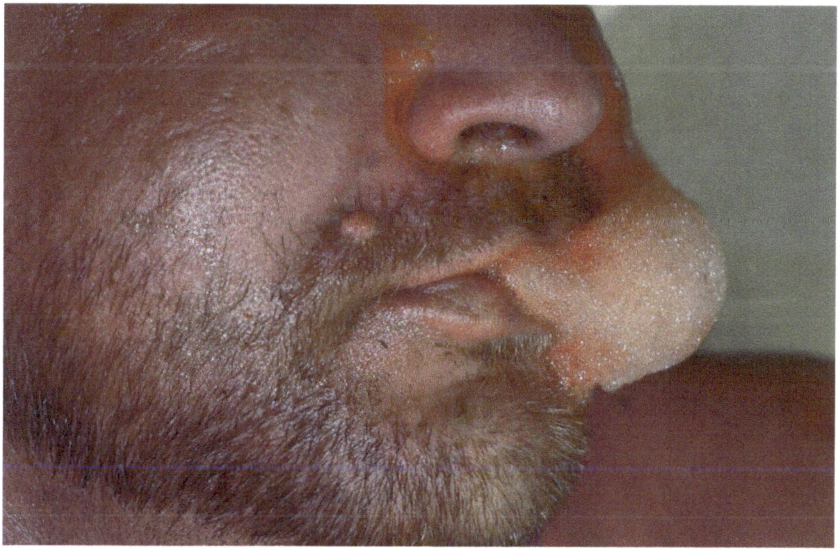

Abb. 59: Schaumpilz vor dem Mund als Zeichen eines Ertrinkungstods

Autoptisch findet man bei Todesfällen durch typisches Ertrinken neben dem schon erwähnten Schaum in den Atemwegen eine stark ausgeprägte, trockene Lungenblähung *(Emphysema acquosum)* mit fleckigen, verwaschenen Unterblutungen des Lungenfells *(Paltauf'sche Flecken)* und wässrige Flüssigkeit im Magen, bei länger dauernden Ertrinkungsvorgängen auch im oberen Dünndarm. Typisch ist die Dreischichtung des Mageninhalts *(Wydler'sches Zeichen)*: Über einer Schicht aus Speisebrei liegt eine wässrige Schicht aus Ertrinkungsflüssigkeit, darüber eine dünne Schicht aus feinblasigem Schaum. Die Überdehnung des Mageneingangs, welche beim Schlucken größerer Mengen an Flüssigkeit auftreten und zu Einrissen der Schleimhaut führen kann *(Fritz-Zeichen)*, ist ein sehr seltener Befund. Weitere Ertrinkungszeichen sind eine rötliche Verfärbung der Gefäßinnenschicht im großen Kreislauf als Folge der Auflösung roter Blutkörperchen durch das eingeatmete Wasser *(Hämolyse)* und Flüssigkeit in den Nasennebenhöhlen *(Svechnikov-Zeichen)*.

Beim **abgekürzten Ertrinken** gerät das Opfer in bewusstlosem Zustand mit den Atemöffnungen unter Wasser, wodurch die Gegenwehr gegen das Einatmen von Wasser und damit die Stadien der Apnoe und der Dyspnoe fehlen. In diesen Fällen fehlt auch der Schaumpilz vor den Atemöffnungen. Äußerlich hinweisend können in einzelnen Fällen Verletzungen der Kopfschwarte sein, die an eine stumpfe Traumatisierung des Kopfes mit nachfolgender Bewusstlosigkeit denken lassen. Bei anderen Gründen für eine Bewusstlosigkeit, etwa Intoxikationen, fehlen solche Hinweise. Innerlich findet sich eine allenfalls geringe Lungenblähung, wobei die Lungen nicht trocken, sondern eher feucht sind. Die übrigen, beim typischen Ertrinken genannten Befunde können vorliegen, sind aber häufig vergleichsweise schwach ausgeprägt.

Der **Badetod** ist ein reflexvermittelter Tod, der autoptisch nicht zu beweisen ist. Gerade kaltes Wasser kann durch Reizung des sensiblen Gesichtsnervs *(N. trigeminus)* zu einer plötzlichen Ohnmacht *(Synkope)* führen, in deren Folge der Betroffene mit den Atemöffnungen unter Wasser gerät. Wie beim abgekürzten Ertrinken kommt es dann zur Einatmung von Wasser ohne Gegenwehr, weshalb die klassischen autoptischen Ertrinkungsbefunde fehlen. Die Reflexe sind im Kindesalter besonders stark ausgeprägt, was erklären kann, weshalb kleine Kinder zu Tode kommen können, selbst wenn sie nur mit dem Gesicht in einer flachen Pfütze liegen.

In vielen Fällen werden Todesfälle im Wasser erst nach einigen Tagen entdeckt und geborgen. Dann sind die oben genannten, bei der äußeren Leichenschau ohnehin spärlichen Befunde meistens durch Fäulnisveränderungen des Körpers überdeckt. Zudem kommt es bei längerer Verweildauer im Wasser zur Ausbildung der Waschhaut, einer runzeligen, weißlichen Quellung der Haut an Handflächen und Fußsohlen.

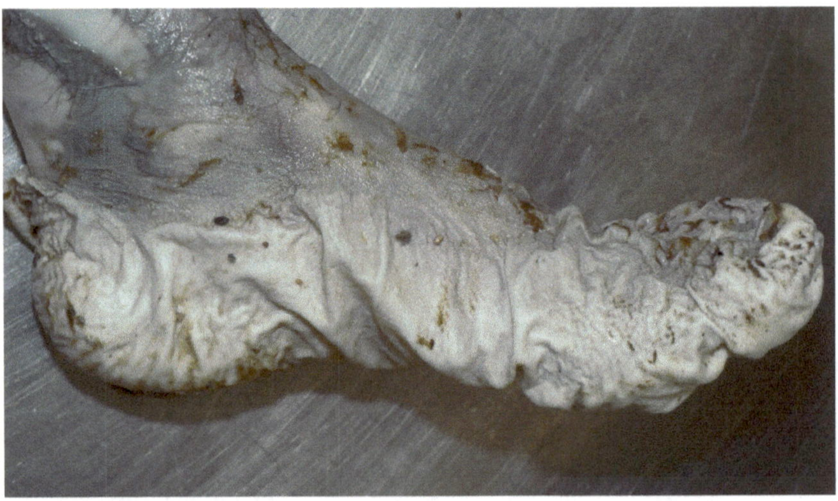

Abb. 60: Weißliche Quellung und Runzelung der Haut am Fuß (Waschhaut)

Bei Leichenfunden in fließenden Gewässern können post mortem Verletzungen durch das Schleifen des Körpers über den Grund des Gewässers oder Hindernisse entstehen. In Gewässern mit Schiffsverkehr können Verletzungen dadurch entstehen, dass der Körper beim Überfahren von den Schiffsschrauben erfasst wurde. Vor Schleusen oder Stauwehren mit Turbinen sind Schutzgitter verbaut, die das Eindringen von Treibgut verhindern sollen. Diese Gitter werden regelmäßig durch Bagger mit Greifarmen gereinigt. Wenn sich im Treibgut ein menschlicher Körper befand, dann kann dieser beim Bergen durch die Greifarme ebenfalls Verletzungen erleiden.

## 6.8 Intoxikation

Der Nachweis einer tödlichen Vergiftung *(Intoxikation)* kann nur durch toxikologische Untersuchungen (→ Kap. 9.2) im Anschluss an eine Obduktion geführt werden. Aber die Umstände eines Leichenfundes sowie die äußeren und die inneren Befunde am Leichnam können einen entsprechenden Verdacht aufkommen lassen.

Erste Hinweise auf eine Intoxikation kann man bei der Leichenschau erlangen. Hellrote Totenflecken kommen beispielsweise bei Vergiftungen durch Kohlenmonoxid oder Blausäure vor, braungraue Totenflecken bei Vergiftungen durch Nitrate. Häufig findet sich Erbrochenes, gelegentlich auch blutig-schaumige Flüssigkeit vor den Atemöffnungen. Manchen Medikamenten oder Giftstoffen sind Warnfarben beigesetzt, so dass solche Antragungen entsprechend verfärbt sind. Auch der Geruch kann Hinweise geben: Zyanide können durch einen Bittermandelgeruch auffallen, Vergiftungen mit dem zwar längst verbotenen, aber immer noch in Restbeständen weit verbreiteten Pflanzenschutzmittel E 605 durch einen lauchartigen Geruch. Leere Medikamentenpackungen, Spritzen oder Trinkgefäße mit Resten von aufgelösten Tabletten können weiterhin hinweisend sein.

Intoxikationen können je nach Giftstoff und eingenommener Menge sehr rasch zum Tod führen, häufiger aber sind längere Agoniezeiten, in denen die Betroffenen bewusstlos sind. Dabei können Druckstellen an den Stellen auftreten, an denen der Körper auf dem Untergrund aufliegt, etwa der Hüftregion, den Knien, Fußknöcheln, Fersen oder der Wirbelsäule. Diese Druckstellen sind umschriebene Rötungen oder flüssigkeitsgefüllte Blasen, die als „Holzer'sche Blasen“ bezeichnet werden (nach dem Innsbrucker Gerichtsmediziner Franz Josef Holzer, 1903–1974). Bei längeren Liegezeiten kommt es häufig zum Harnabgang. Gelegentlich wird der Leichnam in einer etwas versteckten Lage gefunden, etwa unter dem Tisch oder unter dem Bett, was wie beim Tod durch Unterkühlen als finales Höhlenverhalten zu deuten ist.

Die inneren Befunde bei tödlichen Intoxikationen sind abhängig von dem Wirkmechanismus der eingenommenen Substanz und von der Überlebenszeit. Eine beweisende Befundkonstellation gibt es nicht. In vielen Fällen ist aber die Kombination aus Hirnschwellung (*Hirnödem*), blutiger Überwässerung der Lungen (*hämorrhagisches Lungenödem*), Einatmung von Erbrochenem (*Aspiration*) und voller Harnblase zu finden. Bei Drogentodesfällen können Injektionsstichspuren in den Venen der Ellenbeugen, Unterarme, Handrücken oder in den Leisten zu sehen sein. Bei tödlichen Medikamentenvergiftungen sind nicht selten aufgelöste Tabletten im Magen zu sehen. Vergiftungen mit Säuren führen zu Verätzungen des Magen-Darm-Traktes.

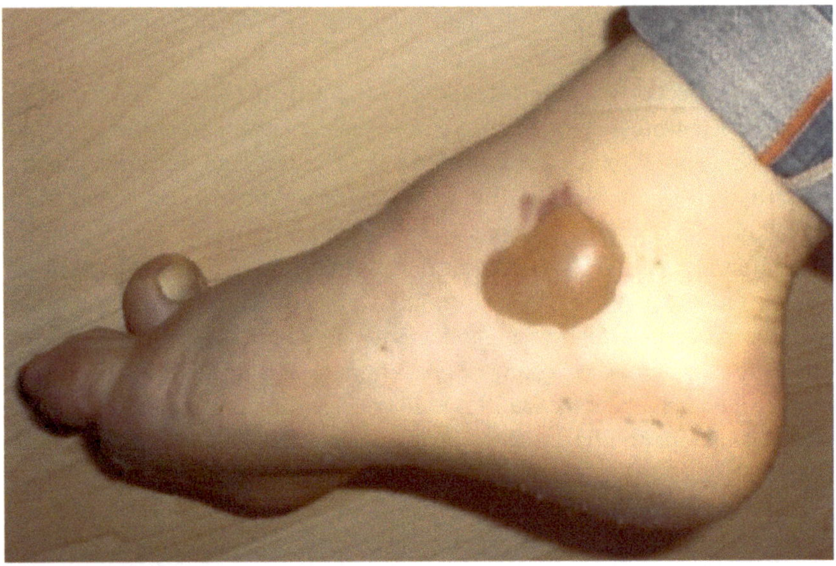

Abb. 61: Druckbedingte Blasenbildung am Außenknöchel als Folge einer längeren Agoniephase bei einer Vergiftung („Holzer'sche Blase")

Die meisten tödlichen Intoxikationen sind Suizide. Vergiftungen bilden die zweithäufigste Suizidmethode nach der Strangulation. **Giftmorde** sind hingegen selten, auch wenn sie ein typisches Sujet vieler Krimis und Agententhriller sind. Klassische Mordgifte der Vergangenheit waren Arsenik und Zyankali.

Arsen ist ein Element mit der Ordnungszahl 33 und dem Symbol As. Es gehört zu den Halbmetallen. Toxikologisch interessant ist das **Arsenik** ($As_2O_3$), bei dem es sich um ein weißes, geschmack- und geruchloses Pulver handelt, das sich mäßig gut in Flüssigkeiten löst, aber problemlos unter Speisen mischen lässt, was es zusammen mit der geringen letalen Dosis von 0,1–0,3 g über Jahrhunderte zum klassischen Mordgift werden ließ. Bei der akuten Arsenikvergiftung kommt es nach 15 bis 30 Minuten zum Auftreten von Erbrechen mit ansteigender Intensität, Bauchschmerzen und -krämpfen, gefolgt von reiswasserartigen Durchfällen, Mundtrockenheit, Sprech- und Schluckbeschwerden, Entzündung des Hals-Nasen-Rachen-Raumes, allgemeiner Austrocknung *(Exsikkose)* und Muskelkrämpfen bis hin zum Volumenmangelschock mit Kreislaufversagen. In einigen Fällen stehen zentrale Krämpfe und Bewusstlosigkeit ohne die Magen-Darm-Symptomatik im Vordergrund. Chronische Vergiftungen mit unterschwelligen Dosierungen führen zunächst zu einer Straffung der Haut infolge Ödembildung, zu einem gebräunten Teint und zu kräftigem, vollem Haar, mit der Zeit aber zum Haarausfall, peripheren Gefühlsstörungen und Lähmungen *(Polyneuropathie)* und den charakteristischen Querstreifungen der Nägel (Mees'sche Bänder).

Zyankali, chemisch korrekt **Kaliumzyanid** (KCN), bildet farblose bis weißliche Kristalle, die sich gut in Wasser lösen lassen. Mit Säuren (im Magen durch Magensäure) wird daraus Blausäure freigesetzt, die den typischen „Bittermandelgeruch“ verströmt, der jedoch nicht von allen Menschen bemerkt wird, da hierfür eine genetisch bedingte Wahrnehmungsfähigkeit vonnöten ist, die nur etwa 40 % der Menschheit besitzen. Kaliumzyanid ist äußerst toxisch, bereits eine Menge von 3 mg pro kg Körpermasse ist bei oraler Aufnahme tödlich. Zyanide blockieren die Atmungskette in der Zelle (Sauerstoffbindungsstelle der Cytochrom-c-Oxidase), was die Zellen an der Verwertung des Sauerstoffs hindert und somit zur inneren Erstickung (→ Kapitel 6.5) führt. Bei der Leichenschau können neben dem Bittermandelgeruch hellrote Totenflecken auffallen. Typischer autoptischer Befund ist die düsterrote Verfärbung der Magenschleimhaut infolge der Ätzwirkung der freigesetzten Blausäure.

**Fallbeispiel | Giftmordanschläge**

In jüngerer Zeit gab es spektakuläre Berichte über vermutlich politisch motivierte Giftmordanschläge (z. B. Kim Jong Nam 2017, Sergej und Julia Skripal 2018, Alexej Nawalny 2020). Diese wurden – soweit das aus den medialen Berichterstattungen abgeleitet werden kann – mit modernen Kampfstoffen verübt, bei denen es sich häufig um Phosphonsäureester-Verbindungen handelt. Ursprünglich in den 1930er-Jahren als Insektizide entwickelt, wurde bald die militärische Nutzbarkeit als Chemiewaffen erkannt. Bekannte Vertreter sind die Kampfstoffe Tabun und **Sarin**. Letzteres wurde auch in jüngerer Zeit vereinzelt eingesetzt, etwa bei der Bombardierung der Stadt Halabdscha durch die irakische Luftwaffe 1988 oder bei den Giftgasanschlägen in Matsumoto 1994 und Tokio 1995 durch die Aum-Sekte, weiterhin im syrischen Bürgerkrieg nach 2013.

In der Sowjetunion wurden nach 1970 ähnliche Kampfstoffe entwickelt, die unter dem Begriff **Nowitschok** bekannt wurden. Allen Substanzen ist gemeinsam, dass sie leicht über die Haut, Schleimhäute oder Atemwege in den Körper gelangen und bereits in geringen Dosierungen für den Menschen tödlich sind. Sie blockieren – ähnlich wie die Insektizide Parathion (E 605) und Malathion – das Enzym Acetylcholinesterase, das für die Beendigung von Signalübertragungen im Nervenspalt des autonomen Nervensystems und der Muskulatur zuständig ist. Die Blockade des Enzyms führt zu einer Dauererregung, was sich in Schweißausbrüchen, Sehstörungen, Atemnot, Speichelfluss, Erbrechen, unkontrollierten Muskelzuckungen, Krämpfen, Bewusstlosigkeit und Atemlähmung äußert. Da die Substanzen der Nowitschok-Gruppe teilweise strukturell unbekannt sind und nur geringe Mengen in den Körper aufgenommen werden, ist der toxikologische Nachweis sehr schwer.

Akzidentelle Vergiftungen sind am häufigsten solche mit Betäubungsmitteln und/oder Alkohol. Das klassische, noch aus den 60er- und 70er-Jahren des 20. Jahrhunderts stammende Bild des verwahrlosten, abgemagerten Heroinabhängigen, dessen lebloser Körper auf einer öffentlichen Toilette gefunden wird, entspricht nicht mehr der Wirklichkeit, auch wenn es diese Fälle vereinzelt noch gibt. Viele **Drogentodesfälle** sind mittlerweile Intoxikationen durch mehrere Substanzen gleichzeitig, die Personen entsprechen äußerlich nicht dem genannten Klischee und öffentliche Toiletten sind schon lange kein Ort für Drogenkonsum mehr – die meisten Todesfälle passieren in der eigenen Wohnung.

Eine andere, häufige akzidentelle Vergiftung ist die mit **Kohlenmonoxid** *(CO)*. Es handelt sich hierbei um ein farb- und geruchsloses Gas, das bei der Verbrennung von organischem Material entsteht. Es hat eine etwa 250-fach höhere Affinität an den roten Blutfarbstoff Hämoglobin *(Hb)* als Sauerstoff *($O_2$)* und blockiert diesen für den $O_2$-Transport. Werte von mehr als 10 % CO-Hb gelten als Zeichen einer Intoxikation. Ab etwa 20 % sind erste Vergiftungssymptome zu erwarten (Kopfschmerzen, Müdigkeit, Schwindel), ab etwa 30 % kommen Lethargie und Bewusstseinsstörungen hinzu. Beim gesunden Erwachsenen gelten Werte über 50 % als tödlich. Der wichtigste Hinweis auf eine tödliche Kohlenmonoxid-Vergiftung bei der Leichenschau ist die hellrote Farbe der Totenflecken. Im Gegensatz zur postmortalen Hellrotverfärbung im Rahmen einer Kälteexposition sind die Totenflecken bei CO-Intoxikation auch unter den Finger- und Zehennägeln, an den Handflächen und Fußsohlen hellrot. Autoptisch findet man eine lachsrote Farbe der Muskulatur, einen lebendfrischen Aspekt der Schleimhäute und hellrotes Leichenblut (Abb. 62).

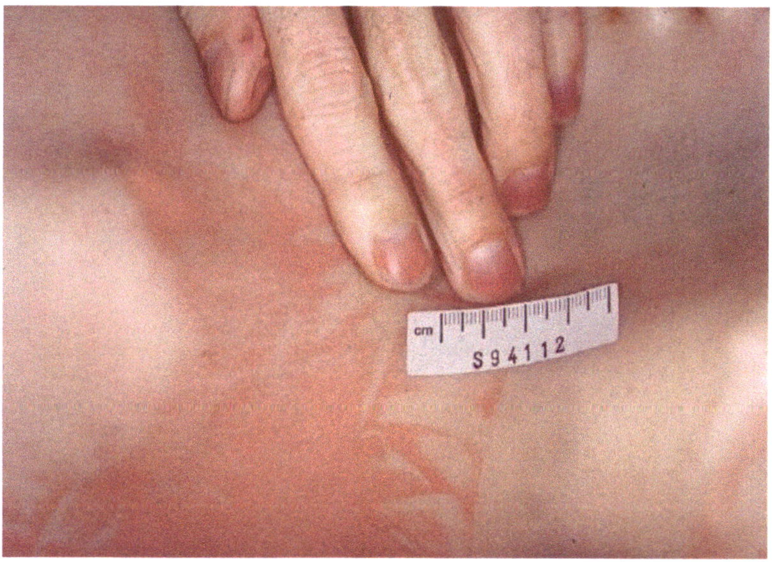


Abb. 62: Hellrote Totenflecken der Haut und unter den Fingernägeln bei CO-Vergiftung (80 % CO-Hb im Blut)

Typische Quellen für CO-Vergiftungen sind schlecht ziehende Öfen, Kamine und Durchlauferhitzer, defekte Benzingeneratoren und Holzkohlegrills, die in geschlossenen Räumen betrieben werden. Die Möglichkeit einer CO-Intoxikation sollte auch dann in Betracht gezogen werden, wenn eine CO-Quelle nicht offensichtlich ist. Der Betrieb von Holzkohlegrills in geschlossenen Räumen wird immer wieder auch als „sanfte“ Suizidmethode gewählt.

Die Möglichkeiten einer tödlichen Vergiftung gehen selbstverständlich weit über die hier nur kurz angerissenen Substanzen hinaus. Letztendlich gilt das **Paracelsus** zugeschriebene Zitat:

> „Alle Dinge sind Gift, und nichts ist ohne Gift; allein die Dosis macht, dass ein Ding kein Gift ist.“

Die kriminalistische Herausforderung ist, an eine Vergiftung zu denken – und sie nachzuweisen (→ Kapitel 9.2).

# 7 Gewalttaten

**Die Lernfragen zu diesem Kapitel finden Sie unter:**
https://narr.kwaest.io/s/1176

## 7.1 Suizide

Die Anzahl der Selbsttötungen pro Jahr in Deutschland hat sich in den letzten 40 Jahren halbiert. Während sich 1980 noch 18.451 Menschen suizidierten, waren es 2019 9.041 Fälle. Aktuell machen Suizide etwa 1 % der Sterbefälle überhaupt und etwa ein Viertel der nicht natürlichen Todesfälle aus.

Am häufigsten ist die Selbsttötung durch Strangulation oder Ersticken: Etwa die Hälfte aller Männer und ein Drittel der Frauen wählt diese Methoden.

| **Suizidmethode** | **Anteil (in %)** |
|---|---|
| Strangulation, Ersticken | 46 |
| Intoxikation | 16 |
| Sturz in die Tiefe | 11 |
| Schusswaffengebrauch | 7 |
| Überfahrenlassen (Zug, Straßenverkehr) | 5 |
| scharfe Gewalt | 5 |
| Ertränken | 2 |
| absichtlicher Kfz-Unfall | 1 |
| Brand oder Explosion | 1 |

Tab. 11: Relativer Anteil verschiedener Suizidmethoden in Deutschland im Jahr 2020 gemäß Angaben des Statistischen Bundesamtes

Formal werden Suizide nach ihrer Begehungsweise und den Umständen in verschiedene Formen eingeteilt.

### Wissen | Suizidformen

- einfacher Suizid
- primär kombinierter Suizid
- sekundär kombinierter Suizid
- gemeinschaftlicher Suizid
- erweiterter Suizid
- Suizid nach vorangegangener Tötung

Beim **einfachen Suizid** erfolgt die Selbsttötung durch eine Suizidmethode.

Beim **primär kombinierten Suizid** werden mehrere Methoden gleichzeitig miteinander kombiniert, entweder um den gewünschten Erfolg sicherzustellen oder um Schmerzen oder ein qualvolles Erleben des Sterbevorgangs zu verhindern. Typisch für das Letztere ist die Kombination aus Einnahme von Schlafmitteln und Selbstertränken in der Badewanne, für das Erstere beispielsweise die Kombination aus Kopfschuss und Erhängen.

Beim **sekundär kombinierten Suizid** werden die Methoden nacheinander angewandt. Wenn die ursprünglich gewählte Methode, z. B. Eröffnen der Pulsadern, nicht zum Erfolg führte und der Suizident noch handlungsfähig und weiterhin suizidal ist, wird er eine andere Form der Selbsttötung wählen. Wenn auch diese nicht zum Tod führte oder die Schmerzen zu groß sind, dann wird wieder eine neue Methode gewählt. Jedes Mal kommt es zur Steigerung der Gewalteinwirkung. Teilweise resultieren daraus bizarr wirkende Befundkonstellationen, die Abgrenzung zum Tötungsdelikt kann manchmal schwierig sein.

Als **gemeinschaftlicher Suizid** bezeichnet man die Umsetzung eines gemeinsamen Entschlusses, aus dem Leben zu scheiden. Dies betrifft am häufigsten Paare, die für sich keine Zukunftsperspektive mehr sehen und die sich entweder zeitgleich und am gleichen Ort umbringen, oder bei denen der eine Partner den anderen mit dessen Einverständnis tötet und sich anschließend selbst umbringt. Es gab aber auch spektakuläre Massenselbstmorde von Sekten, so etwa 1978 von der Volkstempler-Sekte in Jonestown, Guyana, 1993 von der Davidianer-Sekte in Waco, USA, oder 1994, 1995 und 1997 vom Orden der Sonnentempler in Kanada und in der Schweiz. In all diesen Fällen ist jedoch davon auszugehen, dass nicht alle Sektenmitglieder freiwillig gemeinsam aus dem Leben schieden.

Als **erweiterter Suizid** bezeichnet man einen Suizid durch Mitnahme von nahestehenden Personen (Kinder, Partner, Eltern) in den Tod ohne deren Einverständnis, wobei pseudo-altruistische Motive eine Rolle spielen („Wenn ich nicht mehr da bin, kümmert sich niemand mehr um sie.").

Davon abzugrenzen ist der **Suizid nach Tötung** anderer Menschen, also ein Tötungsdelikt mit anschließendem Suizid. Hierbei kann es sich durchaus um einen geplanten Suizid handeln, bei dem der Suizident möglichst viele andere, auch unbekannte Menschen mit in den Tod nehmen will (Amoklauf) oder auch um die Umsetzung von lange gehegten Tötungsfantasien gegenüber einer bestimmten Person vor der Selbsttötung.

Das Vorliegen eines Abschiedsbriefs, die Ankündigung des unmittelbar bevorstehenden Suizids über moderne Kommunikationsmittel oder in sozialen Medien kann die Ermittlungen frühzeitig in entsprechende Bahnen lenken, dennoch sollte aber nicht vorschnell – und womöglich ohne Obduktion – eine andere Todesart ausgeschlossen werden. So kann es sich bei Abschiedsbriefen oder Nachrichten auch um nicht ernstgemeinte Drohungen handeln, mit denen Freunde oder Familienangehörige emotional erpresst werden sollten.

Bei den Ermittlungen sind verschiedene Aspekte zu berücksichtigen, wie etwa die Verfügbarkeit der Mittel und ob Kenntnisse zu deren Anwendung vorlagen, ob es sich um einen geplanten Suizid oder um einen kurzfristigen Entschluss handelte und ob sich der Suizident zuvor über Suizidmethoden informierte. Aber auch das Alter, die Vorgeschichte und der psychische Zustand (sowohl in der längeren als auch in der kürzeren Zeit davor) spielen eine Rolle.

Nicht selten kommt der Suizid für enge Angehörige und Freunde überraschend. Immer wieder erlebt man auch, dass von diesen eine Selbsttötung rigoros ausgeschlossen wird, die Hinterbliebenen sich gedanklich und emotional darauf versteifen, dass es sich um ein Tötungsdelikt gehandelt haben muss und dass die Kriminalpolizei einseitig ermittelte. Legendenbildungen und das Aufkommen von Verschwörungstheorien sind die Folgen – manche dieser Fälle schaffen es auch in die Medien; die Berichterstattung über die Fälle verstärkt in aller Regel die Legendenbildung. Umso wichtiger ist es, die Ermittlungen umfassend und sorgfältig durchzuführen.

## 7.2 Tötungsdelikte

Straftaten gegen das Leben sind im deutschen Strafgesetzbuch (StGB) im 16. Abschnitt aufgeführt. Unterschieden wird dabei zwischen Mord, Totschlag, Tötung auf Verlangen, geschäftsmäßige Förderung der Selbsttötung, Schwangerschaftsabbruch, Aussetzung und fahrlässiger Tötung.

### Recht | Straftaten gegen das Leben

**§ 211 StGB: Mord**

(1) Der Mörder wird mit lebenslanger Freiheitsstrafe bestraft.
(2) Mörder ist, wer
aus Mordlust, zur Befriedigung des Geschlechtstriebs, aus Habgier oder sonst aus niedrigen Beweggründen,
heimtückisch oder grausam oder mit gemeingefährlichen Mitteln oder
um eine andere Straftat zu ermöglichen oder zu verdecken,
einen Menschen tötet.

**§ 212 StGB: Totschlag**

(1) Wer einen Menschen tötet, ohne Mörder zu sein, wird als Totschläger mit Freiheitsstrafe nicht unter fünf Jahren bestraft.
(2) In besonders schweren Fällen ist auf lebenslange Freiheitsstrafe zu erkennen.

**§ 213 StGB: Minder schwerer Fall des Totschlags**

War der Totschläger ohne eigene Schuld durch eine ihm oder einem Angehörigen zugefügte Misshandlung oder schwere Beleidigung von dem getöteten Menschen zum Zorn gereizt und hierdurch auf der Stelle zur Tat hingerissen worden oder liegt sonst ein minder schwerer Fall vor, so ist die Strafe Freiheitsstrafe von einem Jahr bis zu zehn Jahren.

**§ 216 StGB: Tötung auf Verlangen**

(1) Ist jemand durch das ausdrückliche und ernstliche Verlangen des Getöteten zur Tötung bestimmt worden, so ist auf Freiheitsstrafe von sechs Monaten bis zu fünf Jahren zu erkennen.
(2) Der Versuch ist strafbar.

**§ 217 StGB: Geschäftsmäßige Förderung der Selbsttötung**

(1) Wer in der Absicht, die Selbsttötung eines anderen zu fördern, diesem hierzu geschäftsmäßig die Gelegenheit gewährt, verschafft

oder vermittelt, wird mit Freiheitsstrafe bis zu drei Jahren oder mit Geldstrafe bestraft.
(2) Als Teilnehmer bleibt straffrei, wer selbst nicht geschäftsmäßig handelt und entweder Angehöriger des in Absatz 1 genannten anderen ist oder diesem nahesteht.

#### § 221 StGB: Aussetzung

(1) Wer einen Menschen

1. in eine hilflose Lage versetzt oder
2. in einer hilflosen Lage im Stich lässt, obwohl er ihn in seiner Obhut hat oder ihm sonst beizustehen verpflichtet ist,

und ihn dadurch der Gefahr des Todes oder einer schweren Gesundheitsschädigung aussetzt, wird mit Freiheitsstrafe von drei Monaten bis zu fünf Jahren bestraft.
(2) Auf Freiheitsstrafe von einem Jahr bis zu zehn Jahren ist zu erkennen, wenn der Täter

1. die Tat gegen sein Kind oder eine Person begeht, die ihm zur Erziehung oder zur Betreuung in der Lebensführung anvertraut ist, oder
2. durch die Tat eine schwere Gesundheitsschädigung des Opfers verursacht.

(3) Verursacht der Täter durch die Tat den Tod des Opfers, so ist die Strafe Freiheitsstrafe nicht unter drei Jahren.
(4) In minder schweren Fällen des Absatzes 2 ist auf Freiheitsstrafe von sechs Monaten bis zu fünf Jahren, in minder schweren Fällen des Absatzes 3 auf Freiheitsstrafe von einem Jahr bis zu zehn Jahren zu erkennen.

#### § 222 StGB: Fahrlässige Tötung

Wer durch Fahrlässigkeit den Tod eines Menschen verursacht, wird mit Freiheitsstrafe bis zu fünf Jahren oder mit Geldstrafe bestraft.

Um ein Tötungsdelikt als Mord einzustufen, müssen die sogenannten Mordmerkmale vorliegen (siehe Gesetzestext). Diese betreffen die Beweggründe der Tat, die Art und Weise der Tatbegehung oder die Absichten, die der Täter bei der Tatbegehung hat. Auch wenn die Einstufung einer Tötung eine rein juristische Angelegenheit ist, so ist es doch die Aufgabe sowohl der polizeilichen Ermittlungen als auch der rechtsmedizinischen Begutachtung, Hinweise und Beweise für die entsprechenden Kriterien zu erbringen. Dies gilt insbesondere für die Kriterien des Mordes gemäß § 211, Absatz 2.

Die polizeiliche Kriminalstatistik erfasst pro Jahr in Deutschland rund 2.500 Fälle von versuchtem oder vollendetem Mord, Totschlag oder Tötung auf Verlangen, wobei die Anzahl der vollendeten Fälle rund 700 pro Jahr beträgt. Wie auch bei den Suiziden nahm die Häufigkeit der Tötungsdelikte über die Jahrzehnte hin kontinuierlich ab. Dies steht in einem gewissen Widerspruch zu der gefühlten Wirklichkeit, dass es immer schlimmer werde und es früher viel friedlicher gewesen sei; ein Phänomen, das am ehesten durch die modernen Medien zu erklären ist: Es wird heutzutage viel mehr und schneller berichtet, wenn irgendwo etwas passiert, zudem ist das Phänomen des Tötungsdelikts durch die allgegenwärtige Präsenz von (fiktiven) Krimis sowie Dokumentationen über reale Kriminalfälle in allen Medien so stark im allgemeinen Bewusstsein angekommen, dass Morde als häufig und normal angesehen werden – was sie nicht sind.

Tötungsdelikte kommen in allen Regionen und Gesellschaftsschichten vor. Großstädte sind jedoch häufiger betroffen als ländliche Gebiete, die Städte Berlin und Hamburg führen die Kriminalstatistik diesbezüglich mit weitem Vorsprung an. Bei den Tätern dominiert das männliche Geschlecht mit rund 87 % gegenüber dem weiblichen Geschlecht mit 13 %. Bei den Opfern ist der Geschlechtsunterschied nicht so stark ausgeprägt: 53 % der Opfer sind männlichen Geschlechts, 47 % weiblichen Geschlechts. Einen deutlichen Unterschied zwischen den Geschlechtern gibt es jedoch, wenn man sich die Täter-Opfer-Beziehung anschaut: Während Frauen weit überwiegend von Personen aus dem persönlichen Umfeld getötet werden, am häufigsten von der eigenen Verwandtschaft oder vom (ehemaligen) Lebenspartner, gibt es bei Männern in über der Hälfte der Fälle keine oder nur eine flüchtige Vorbeziehung.

Die Aufklärungsquote von Tötungsdelikten liegt laut Bundeskriminalamt aktuell bei 96 %. Das liegt unter anderem daran, dass die meisten Tötungsdelikte aus persönlichen Konflikten im Familien- und Bekanntenkreis resultieren, es also eine Vorbeziehung zwischen Täter und Opfer gab (Abb. 63). Darauf zielen auch die ersten Ermittlungen ab. Ohnehin sind die Motivlagen für Tötungsdelikte recht überschaubar.

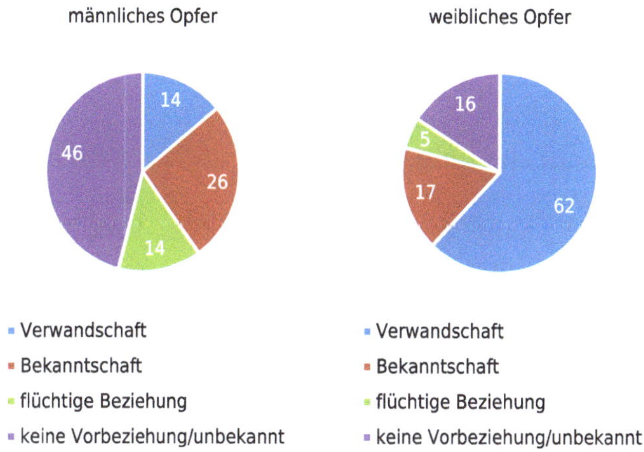


Abb. 63: Verteilung der Opfer nach ihrer Beziehung zum Täter (Daten des Bundeskriminalamts)

### Wissen | Motive für Tötungsdelikte

- persönlicher Konflikt
- Bereicherung
- sexuell
- Gruppendynamik
- politische, weltanschauliche oder religiöse Gesinnung
- geschäftlicher Auftrag
- sonstige

Unterscheiden muss man dabei noch zwischen Motiv und Auslöser für eine Tat. Das **Motiv** ist der tiefere Beweggrund für eine Tat, der **Auslöser** hingegen der Grund dafür, dass die Tat zum jetzigen Zeitpunkt begangen wird. Motiv und Auslöser können miteinander zu tun haben, müssen es aber nicht. So kann es beispielsweise sein, dass ein Mann schon lange einen tiefen Hass gegen seine Ehefrau hegt und sich mit Mordfantasien beschäftigt. Auslöser dafür, dass er die Tat jetzt begeht, kann aber etwas sein, das mit der Frau gar nichts zu tun hat, beispielsweise ein plötzlicher finanzieller Verlust, Ärger mit den Vorgesetzten im Beruf oder das Aufflammen eines Streits mit den Nachbarn. Diese Beispiele wären dann der Tropfen, der das Fass zum Überlaufen bringt, also der Auslöser, während der Hass auf die Ehefrau das Motiv wäre.

Die Tötung einer Frau oder eines Mädchens aufgrund ihres Geschlechts und wegen eines Verstoßes gegen die ihr zugeschriebene soziale Rolle wird als **Femizid** bezeichnet. Täter sind vor allem die männlichen Partner oder Ex-Partner, die Motivlage ist üblicherweise eine Mischung aus subjektiven Macht- und Besitzansprüchen, Eifersucht und dem Bestreben, die angeblich verloren gegangene Ehre wiederherzustellen. Es handelt sich hierbei um tief im Unbewussten verankerte archaische Gefühle und Verhaltensmuster, die unabhängig sind von der gesellschaftlichen Stellung oder dem Bildungsstand, deren Kontrolle aber erlernbar ist. Die Tötung erfolgt dabei nicht überraschend, sondern ist oft angekündigt und hat in aller Regel eine Vorgeschichte aus häuslicher Gewalt (→ Kapitel 7.4), Stalking und Bedrohungen. Statistisch gesehen wird in Deutschland jeden dritten Tag eine Frau von ihrem Partner oder Ex-Partner getötet, Femizide machen somit einen sehr großen Anteil der Tötungsdelikte in Deutschland aus. Es gibt aber auch die Fälle, bei denen die Tötung durch Angehörige erfolgt, um die „verlorene Familienehre" wiederherzustellen. Schließlich gibt es aber auch immer wieder Täter, die aus einem allgemeinen Hass auf Frauen heraus handeln. Opfer in diesen Fällen sind typischerweise beruflich erfolgreiche Frauen.

Der Anteil von Kindern als Opfer von vollendeten Tötungsdelikten beträgt etwa 8 % und liegt damit über dem Anteil von Jugendlichen und Heranwachsenden. Es werden dabei verschiedene Formen unterschieden.

### Wissen | Einteilung der Tötungsdelikte an Kindern

- Neonatizid: Tötung eines Neugeborenen unter oder nach der Geburt bis maximal 8. Lebenstag
- Infantizid: Tötung eines Kindes im ersten Lebensjahr
- Filizid: Tötung eines Kindes nach dem ersten Lebensjahr

Die Tötung eines Neugeborenen durch die Mutter unter der Geburt oder danach, auch **Kindstötung** genannt, nahm lange Zeit eine Sonderstellung unter den Tötungsdelikten ein und die rechtliche Würdigung war in Deutschland bis 1998 in einem eigenen Paragraphen des Strafgesetzbuchs geregelt. Die Mindestfreiheitsstrafe betrug 3 Jahre. Angewandt werden konnte er nur auf die Kindsmutter, nicht auf Helfer, und auch nur dann, wenn es sich um ein nichteheliches Kind handelte. Durch das Gesetz sollte die besondere psychische Zwangslage einer Frau berücksichtigt werden.

Durch die veränderten gesellschaftlichen Rahmenbedingungen, bei denen eine Nichtehelichkeit eines Kindes keine gesellschaftliche Ächtung mehr nach sich zieht, war die Sonderbehandlung der Täterin obsolet geworden. Das bedeutet nicht, dass es keine psychischen Ausnahmesituationen oder Zwangslagen mehr gäbe, in denen sich eine Kindsmutter befinden könnte. Kindstötungen kommen auch heute noch immer wieder vor.

Die zentrale Frage bei der rechtmedizinischen Obduktion eines Neugeborenen ist, ob das Kind gelebt hat, denn nur dann kann auch gegebenenfalls ein Tötungsdelikt vorliegen. Klassische autoptische Zeichen für ein **Gelebthaben** sind die Entfaltung der Lungen, die mit den ersten Atemzügen nach der Geburt entsteht und die Belüftung des Magen-Darm-Traktes, welche ebenfalls damit einhergeht. Für die sogenannten **Schwimmproben** werden die Lungen bzw. der Magen-Darm-Trakt entnommen und in ein wassergefülltes Gefäß gelegt. Wenn sie aufschwimmen, spricht dies für eine Belüftung und somit für ein Gelebthaben. Es gibt aber auch falsch positiv verlaufende Proben, beispielsweise wenn das leblose Neugeborene noch notärztlich beatmet wurde oder wenn der Leichnam bereits fäulnisverändert ist. Diese Umstände müssen bei der Begutachtung berücksichtigt werden.

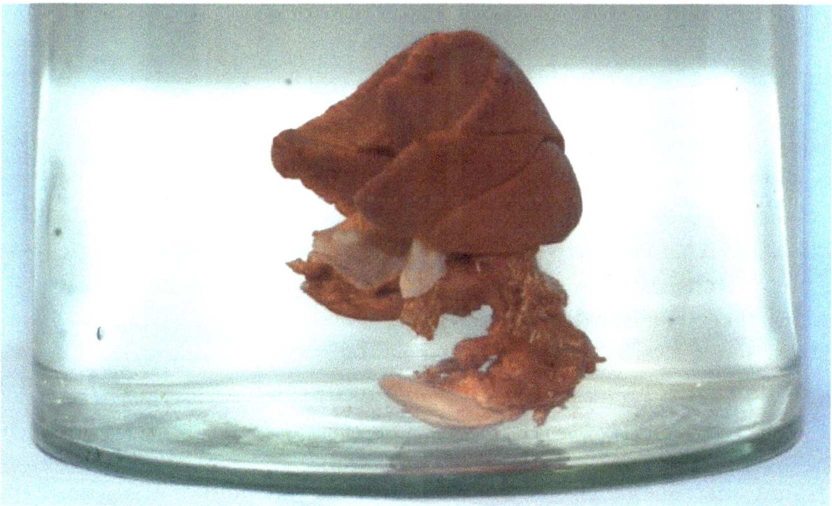

Abb. 64: Positive Lungenschwimmprobe: Die Hals- und Brustorgane (mit Ausnahme des Herzens) werden als Paket in ein wassergefülltes Behältnis gelegt. Die Lungen schwimmen auf.

Eine weitere Frage, die bei der Obduktion geklärt werden soll, ist, wie alt das Kind war, also ob es termingerecht entbunden wurde, eine Frühgeburt war oder übertragen worden war. Die sogenannten **Reifezeichen** unterliegen einer gewissen Variabilität, so wie ja auch Kinder nicht immer genau nach 40 Wochen auf die Welt kommen. Insgesamt geben sie aber zuverlässig Auskunft darüber, ob ein Neugeborenes ausreichend entwickelt war.

### Wissen | Reifezeichen von Neugeborenen

- Körperlänge ≥ 48 cm
- Körpermasse ≥ 2500 g
- Gewicht der Plazenta ca. 500 g
- Nabelschnurlänge ca. 50 cm
- Kopfumfang ca. 35 cm
- Schulterbreite ≥ 12,5 cm
- Nagelränder über Finger-/Zehenkuppen
- Lanugohaare nur noch an Schultern
- Hoden befinden sich im Hodensack
- große Schamlippen bedecken kleine Schamlippen

Bei der Obduktion muss festgestellt werden, ob das Kind überhaupt lebensfähig war oder schwere Missbildungen aufwies. Und schließlich ist die Todesursache zu klären. Für diese kommen sowohl krankhafte Vorgänge, wie etwa Entzündungen oder ein Sauerstoffmangel bei einem längerdauernden Geburtsvorgang, als auch aktive Tötungsmethoden wie Erschlagen, Strangulieren, Erstechen oder Ertränken und passive Tötungsmethoden wie Unterkühlung, Ersticken durch Liegenlassen unter einer Decke oder ein Nahrungsentzug in Betracht. In aller Regel muss man bei der Tötung eines Neugeborenen davon ausgehen, dass sie beabsichtigt war.

**Infantizide,** also Tötungen im ersten Lebensjahr, werden nicht selten zunächst als plötzliche Säuglingstode (⟶ Kapitel 5.2) verkannt. Diese Fehleinschätzung ist vor allem dann verständlich, wenn eine spurenarme Tötungsmethode (z. B. weiches Bedecken der Atemöffnungen, Vergiften) angewandt wurde. Zudem können selbst bei schwersten inneren Verletzungen äußere Spuren fehlen. Das klassische Beispiel ist das Schütteltrauma (⟶ Kapitel 7.6), aber auch schwere stumpfe Gewalteinwirkungen gegen den Kopf oder den Bauch müssen äußerlich nicht unbedingt bemerkbar sein. Die

Tötung des Kindes ist in den meisten Fällen vermutlich nicht beabsichtigt; es handelt sich vielmehr um eine exzessive Variante der Kindesmisshandlung durch überforderte Eltern oder andere Bezugspersonen. Es gibt aber auch immer wieder Fälle, bei denen das Kind absichtlich getötet wurde.

Die Fälle von Tötungen eines älteren Kindes, was als **Filizid** bezeichnet wird, sind heterogener. In den letzten Jahren wurden immer wieder einzelne Fälle von Tötungsdelikten an Kindern bekannt, bei denen die Opfer oftmals eine sehr lange Leidensgeschichte durch körperliche und seelische Gewalt sowie schwerster Vernachlässigung hinter sich hatten. Solche Fälle sind selten, es stellt sich aber regelmäßig die Frage nach einem strukturellen Versagen von Behörden wie etwa Jugendämtern. Häufiger werden Kinder im Rahmen eines erweiterten Suizids (→ Kapitel 7.1) durch ein Elternteil getötet. Hintergrund einer solchen Tat ist in der Regel meistens eine psychiatrische Erkrankung des Täters, der die Kinder mit in den Tod nehmen will. Daneben gibt es aber auch erweiterte Suizide nach der Trennung der Eltern, bei denen der eine Partner die gemeinsamen Kinder dem anderen Partner nicht gönnt. Die Kinder werden meistens so getötet, dass sie nicht leiden müssen, also beispielsweise durch Medikamente betäubt, bevor sie erstickt werden. In manchen Fällen verlässt den Täter nach der Tötung der Kinder die Courage zur Selbsttötung, so dass aus dem ursprünglich geplanten erweiterten Suizid ein Tötungsdelikt wird. Schließlich gibt es aber auch Fälle von Verdeckungsmorden, in aller Regel nach einem sexuellen Kindesmissbrauch, um zu verhindern, dass das Opfer den Täter identifizieren kann.

Ermittlungstechnisch problematisch sind Tötungsdelikte, bei denen sich Täter und Opfer nicht persönlich kannten und auch kein Motiv ersichtlich wird. Das aber noch viel größere Problem ist laut Armin Mätzler (1930–2018, Kriminalbeamter, zuletzt als Kriminaldirektor Leiter der Kriminalpolizei Köln) folgendes:

> „Die Probleme liegen nicht dort, wo es darum geht, einen Mord zu bearbeiten, sondern dort, wo es gilt, ihn zu erkennen."[1]

Diese Einschätzung zielt auf die Problematik der Leichenschau ab, aber auch auf die (regional sehr unterschiedlichen) polizeilichen Ermittlungen bei gemeldeten Todesfällen. Die Erfahrung zeigt, dass immer wieder Tö-

1 Zitat aus: Armin Mätzler, Ingo Wirth: Todesermittlung. 5. Aufl., Kriminalistik-Verlag, Stuttgart, 2016, S. VIII

tungsdelikte übersehen werden, und zwar auch dann, wenn es zu einem Todesermittlungsverfahren kommt. Im Einzelfall hängt vieles von den Kenntnissen, der Erfahrung und dem Willen zur Aufklärung eines Falles ab.

**Wissen | Hinweise auf ein Tötungsdelikt bei der Leichenschau**

- Verletzungen des Gesichts
- Verletzungen der Ohren
- Verletzungen der Scheitelregion
- punktförmige Blutungen der Lider, der Bindehäute und der Haut hinter den Ohren, insbesondere in Kombination mit Verletzungen des Halses
- Abwehrverletzungen an den Ellenkanten der Unterarme und den Handrücken
- ungeordnete Verteilung von Verletzungen
- perforierende Verletzungen

Die Begehungsweise eines Tötungsdelikts ist von vielen Umständen abhängig, vor allem aber davon, ob eine Tat geplant oder spontan ist, welche Waffen oder Gegenstände zur Verfügung stehen und inwieweit der Täter Kenntnisse über das Töten hat. Häufige Formen der Gewaltanwendung in Deutschland sind die scharfe Gewalt, die Verwendung von Schusswaffen, die Strangulation und die stumpfe Gewalt, insbesondere Schläge mit Gegenständen oder Tritte.

Je nach Anzahl der Opfer und der Ereignisse werden verschiedene Formen von Tötungsdelikten unterschieden.

| | Einfachtötung | Mehrfachtötung | Massentötung | Amoklauf | Serientötung |
|---|---|---|---|---|---|
| Opfer | 1 | ≤ 3 | ≥ 4 | ≥ 2 | ≥ 3 |
| Ereignisse | 1 | 1 | 1 | 1 | ≥ 3 |
| Orte | 1 | 1 | 1 | ≥ 2 | ≥ 3 |

Tab. 12: Klassifikation der Tötungsdelikte gemäß FBI[2]

2 John E. Douglas, Ann W. Burgess, Allen G. Burgess, Robert K. Ressler: Crime Classification Manual. Jossey-Bass, San Francisco, 1992

Wie die Einfachtötungen sind auch die meisten Mehrfachtötungen die Folge von persönlichen Auseinandersetzungen. Ein klassisches Beispiel ist die Tötung einer Frau und ihres neuen Partners oder anderer ihr nahestehender Personen durch den Ex-Partner. Massentötungen, Amokläufe und Serientötungen sind im Vergleich zu den Einfach- und Mehrfachtötungen selten. Während die Motivlage bei Massentötungen und Amokläufen nicht selten eine Mischung aus persönlichen Problemen des Täters, psychiatrischen Auffälligkeiten bzw. Erkrankungen und immer wieder auch religiösem oder politischem Fanatismus ist, dominieren bei Serientötungen (pseudo-)sexuelle Motive, was dann auch in der Tathandlung oder dem Nachtatverhalten sichtbar wird.

### Wissen | Hinweise auf ein sexuell motiviertes Tötungsdelikt

- fehlende oder geöffnete Kleidung
- Spermaspuren
- Zeichen von Manipulationen in Genitalregion
- sexualisierte Positionierung des Leichnams
- Hinweise auf sexuelle Ersatzhandlungen/Stimuli
- multiple Stich- oder Schnittwunden in sexuell relevante Körperteile oder Öffnen der Körperhöhlen

Der Tatablauf eines Tötungsdelikts lässt sich in verschieden Phasen einteilen. Die Phase der **Vorbereitung** kann zeitlich wie auch inhaltlich sehr variabel sein und reicht von der spontanen Umsetzung eines gewalttätigen Impulses bis hin zur minutiösen Planung. Die Art der **Kontaktaufnahme** zum Opfer ist abhängig davon, ob bereits eine persönliche Beziehung bestand und wie diese ausgeprägt war. So kann sich das Opfer beispielsweise in Sicherheit wähnen, da es den Täter kennt und keine Bedrohung durch ihn erwartet. Diese Situation könnte juristisch als das Mordmerkmal der Heimtücke gewertet werden. Als Nächstes muss der Täter die **Kontrolle** über das Opfer erlangen, etwa durch Drohungen oder auch physische Gewalt. Der Übergang zur eigentlichen Tötungshandlung kann gerade im letzten Fall fließend sein. Die eigentliche **Tötungshandlung** ist abhängig von den praktischen Fertigkeiten des Täters, aber auch von der konkreten Situation, dem emotionalen Zustand und gegebenenfalls von entsprechenden Fantasien, insbesondere bei sexuell motivierten Tötungsdelikten. Beim

**Nachtatverhalten** stehen dem Täter verschiedene Optionen offen. Nicht wenige Täter stellen sich der Polizei. Andere belassen die Situation, wie sie gerade ist und flüchten. Wiederum andere versuchen den Leichnam zu verbergen oder zu beseitigen, beispielsweise indem er versteckt, vergraben, zerstückelt oder verbrannt wird. Die Leichenbeseitigung durch Verbrennen wird als „Mordbrand" bezeichnet. Es gibt aber auch Manipulationen, die nicht der Verwischung von Spuren oder der Beseitigung des Leichnams dienen.

**Wissen | Nachtatverhalten**

- Situation belassen
- Beseitigung von Spuren (z. B. Tatmittel entsorgen, Tatort aufräumen)
- Leichnam verbergen (z. B. vergraben, im Wald verstecken, in Fluss werfen)
- Leichnam beseitigen (z. B. zerstückeln, verbrennen)
- Leichnam abdecken oder aufbahren (emotionale Wiedergutmachung)
- (pseudo)sexuelle Handlungen mit Leichnam
- depersonifizierende Handlungen (Leichnam entwürdigend positionieren, „dekorieren")

Aufgabe der rechtsmedizinischen Untersuchungen sowohl beim Lokalaugenschein als auch bei der Leichenschau und der Obduktion ist, die Befunde am Leichnam und die Spurenlage vor Ort im Hinblick auf den Tathergang zu bewerten. Es ist daher wichtig, dass sich die Rechtsmedizinerin über den Ablauf eines Tötungsdeliktes und die in den verschiedenen Phasen durchgeführten Handlungen im Klaren ist, da sie nur dann die Befunde entsprechend rekonstruktiv einordnen kann.

Ob eine Tötungshandlung erfolgreich ist oder fehlschlägt, ist vom Täter nur bis zu einem gewissen Punkt zu steuern. Bei Messerstichen in Hals oder Brustkorb entscheiden oft nur wenige Millimeter darüber, ob eine lebenswichtige Schlagader durchtrennt wird oder nicht. Beim Versuch, Menschen durch Überfahren mit einem Kraftfahrzeug zu töten, wie es bei den Anschlägen auf dem Berliner Weihnachtsmarkt oder auf der Promenade des Anglais in Nizza, beide im Jahr 2016, versucht wurde, entscheiden oft wenige Sekunden darüber, ob eine Person unverletzt bleibt, verletzt oder getötet wird. Bei rascher und umfangreicher medizinischer Hilfe können auch sehr schwere Verletzungen überstanden werden. Somit ist es sehr häufig von vielen Zufällen abhängig, ob ein Opfer einen Angriff überlebt oder nicht. Der Übergang von Körperverletzungsdelikten (→ Kapitel 7.3) zu Tötungsdelikten ist also ein fließender.

## 7.3 Körperverletzung

Eine Körperverletzung ist ein Eingriff in die körperliche Integrität einer Person durch Misshandlung oder eine andere Form der Gesundheitsschädigung, wobei eine **körperliche Misshandlung** jede üble, unangemessene Behandlung ist, durch die das körperliche Wohlbefinden oder die körperliche Unversehrtheit nicht nur unerheblich beeinträchtigt wird. Eine **Gesundheitsschädigung** ist das Hervorrufen oder Steigern eines krankhaften (pathologischen) Zustandes körperlicher oder seelischer Art. Die Rechtsprechung sieht auch in jedem ärztlichen Eingriff, der die körperliche Unversehrtheit mehr als nur unerheblich beeinträchtigt, eine tatbestandsmäßige Körperverletzung, auch wenn die Maßnahme zu Heilzwecken erfolgte, sachgerecht ausgeführt wurde und erfolgreich verlief. In der Literatur wird aber überwiegend die Ansicht vertreten, dass jede zu Heilzwecken vorgenommene Behandlung, die entsprechend den Erkenntnissen der Wissenschaft angezeigt war, *lege artis* durchgeführt wurde und in die der Betroffene eingewilligt hat, schon tatbestandlich keine Körperverletzung ist, auch nicht, wenn der Erfolg ausbleibt.

Die Körperverletzungsdelikte sind im Strafgesetzbuch in den Paragraphen §§ 223–231 StGB, im 17. Abschnitt (Straftaten gegen die körperliche Unversehrtheit) aufgeführt.

### Recht | Körperverletzungsdelikte

#### § 223 StGB: Körperverletzung

(1) Wer eine andere Person körperlich misshandelt oder an der Gesundheit schädigt, wird mit Freiheitsstrafe bis zu fünf Jahren oder mit Geldstrafe bestraft.
(2) Der Versuch ist strafbar.

**§ 224 StGB: Gefährliche Körperverletzung**

(1) Wer die Körperverletzung

1. durch Beibringung von Gift oder anderen gesundheitsschädlichen Stoffen,
2. mittels einer Waffe oder eines anderen gefährlichen Werkzeugs,
3. mittels eines hinterlistigen Überfalls,
4. mit einem anderen Beteiligten gemeinschaftlich oder
5. mittels einer das Leben gefährdenden Behandlung

begeht, wird mit Freiheitsstrafe von sechs Monaten bis zu zehn Jahren, in minder schweren Fällen mit Freiheitsstrafe von drei Monaten bis zu fünf Jahren bestraft.

(2) Der Versuch ist strafbar.

**§ 226 StGB: Schwere Körperverletzung**

(1) Hat die Körperverletzung zur Folge, dass die verletzte Person

1. das Sehvermögen auf einem Auge oder beiden Augen, das Gehör, das Sprechvermögen oder die Fortpflanzungsfähigkeit verliert,
2. ein wichtiges Glied des Körpers verliert oder dauernd nicht mehr gebrauchen kann oder
3. in erheblicher Weise dauernd entstellt wird oder in Siechtum, Lähmung oder geistige Krankheit oder Behinderung verfällt,

so ist die Strafe Freiheitsstrafe von einem Jahr bis zu zehn Jahren.

(2) Verursacht der Täter eine der in Absatz 1 bezeichneten Folgen absichtlich oder wissentlich, so ist die Strafe Freiheitsstrafe nicht unter drei Jahren.

(3) In minder schweren Fällen des Absatzes 1 ist auf Freiheitsstrafe von sechs Monaten bis zu fünf Jahren, in minder schweren Fällen des Absatzes 2 auf Freiheitsstrafe von einem Jahr bis zu zehn Jahren zu erkennen.

Neben diesen kommen aber auch im Einzelfall Einstufungen als versuchter Mord (§ 211 StGB) oder als versuchter Totschlag (§ 212 StGB) in Betracht. Die juristische Würdigung ist aus rechtsmedizinischer Sicht wenig von Belang, da sie keine Auswirkungen auf die Art und Weise der Untersuchung hat. Andererseits stützt sich die juristische Einschätzung auch zu einem großen Teil auf die medizinischen Fakten, wobei insbesondere die konkrete bzw. abstrakte Lebensgefahr und die medizinischen Folgen, wie etwa bleibende Schäden oder entstellende Narben eine wichtige Rolle spielen. Diese Fragen müssen – auch wenn sie nicht explizit gestellt wurden – in den jeweiligen rechtsmedizinischen Gutachten über die Verletzungen beantwortet werden.

Die Ausübung von körperlicher Gewalt kann verschiedenen Zielen dienen, die dem Angreifer gar nicht bewusst sein müssen. Gewalt kann dazu dienen, die Kontrolle über das Opfer zu erlangen oder sie zu erhalten, sie kann dazu dienen, das Opfer einzuschüchtern, sie kann aber auch dazu dienen, das Opfer zu bestrafen, dauerhaft zu schädigen oder zu töten. Am häufigsten werden hierzulande die Formen der stumpfen Gewalt (→ Kapitel 6.2) und der scharfen Gewalt (→ Kapitel 6.3) angewandt, insbesondere wenn die Gewalt ausgeübt wird, um das Opfer nachhaltig zu schädigen. Bei der Einschüchterung oder der Kontrolle über das Opfer sind es am häufigsten Schläge mit der flachen Hand oder der Faust (stumpfe Gewalt, → Kapitel 6.2) sowie Würgen und Drosseln (Strangulation, → Kapitel 6.5.4).

Bei der körperlichen Untersuchung eines Gewaltopfers (→ Kapitel 3.4) im Auftrag der Justiz oder der Polizei geht es darum, die vorhandenen Verletzungen zu dokumentieren (Verletzungen sind Sachbeweise), die zugrundeliegenden Verletzungshandlungen nach Art der Gewalt und Anzahl der Einwirkungen zu rekonstruieren und die Befunde mit den Schilderungen zum Tathergang hinsichtlich ihrer Plausibilität abzugleichen. Das klingt einfacher, als es in vielen Fällen ist. Verletzungen sind, wie schon an anderer Stelle ausgeführt, aus kriminalistischer Sicht Spuren, und Spuren sind immer mehrdeutig. So kommt es immer wieder vor, dass es Diskrepanzen zwischen dem angeblichen Tathergang und dem Verletzungsmuster gibt. Wenn das Opfer aussagt, es sei durch einen Fausthieb zu Boden geschlagen und dann mehrfach heftig mit Stiefeln gegen den Kopf getreten worden, man bei der körperlichen Untersuchung aber lediglich eine Schwellung der linken Wange und eine oberflächliche Schürfung der Stirn findet, dann sind Befund und angeblicher Tathergang nur schwer in Einklang zu bringen. Eine besondere Variante ist die Selbstverletzung zur Vortäuschung einer Straftat (→ Kapitel 7.7).

In nicht wenigen Fällen gibt es keine Schilderung des Tathergangs. Wenn beispielsweise eine Person bewusstlos aufgefunden wird oder wenn es keine unmittelbaren Zeugen des Vorfalls gibt und der Geschädigte sich nicht äußern kann, dann muss durch die rechtsmedizinische Untersuchung zunächst einmal geklärt werden, ob es Hinweise auf ein Fremdverschulden gibt oder ob die Verletzungen durch einen Unfall entstanden sind. Hierüber gibt vor allem die anatomische Verteilung der Verletzungen Auskunft.

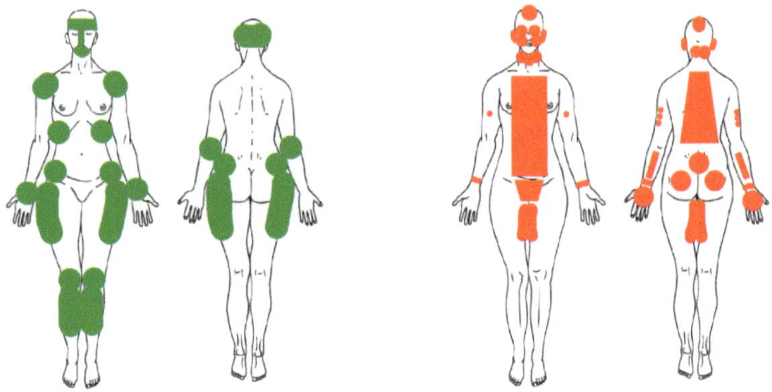

Abb. 65: Typische anatomische Verteilungen von Verletzungen durch Sturzgeschehen (links) und infolge von Misshandlungen (rechts)

Bei Schlägen sind häufig Wangen, Augen, Nase und Mund betroffen, etwas seltener die Ohren. Es resultieren vor allem Hautrötungen und Hautunterblutungen, gelegentlich Hauteinblutungen. An den Stellen, an denen die Haut dünn und wenig unterpolstert ist, etwa an den Rändern der **Augenhöhle,** kommt es leicht auch zu Quetschwunden, die im Jargon der Boxer als „Cut“ bezeichnet werden, auch wenn sie nicht die Folge einer scharfkantigen Gewalteinwirkung sind.

Heftige Schläge gegen den **Mund** führen dazu, dass die Mundschleimhaut gegen die Zähne gepresst wird. Zum einen können daraus blutende Quetschwunden oder Schwellungen und Unterblutungen der Mundschleimhaut resultieren, zum anderen kann es zu Zahnabbrüchen oder zu Lockerungen der Schneidezähne kommen.

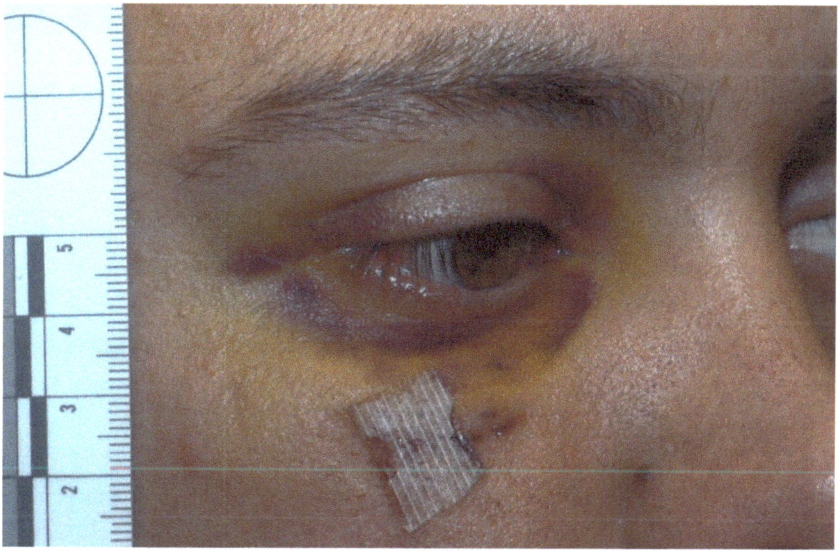

Abb. 66: Hämatom vor allem des Unterlids und „Cut" unterhalb des rechten Auges nach Schlag

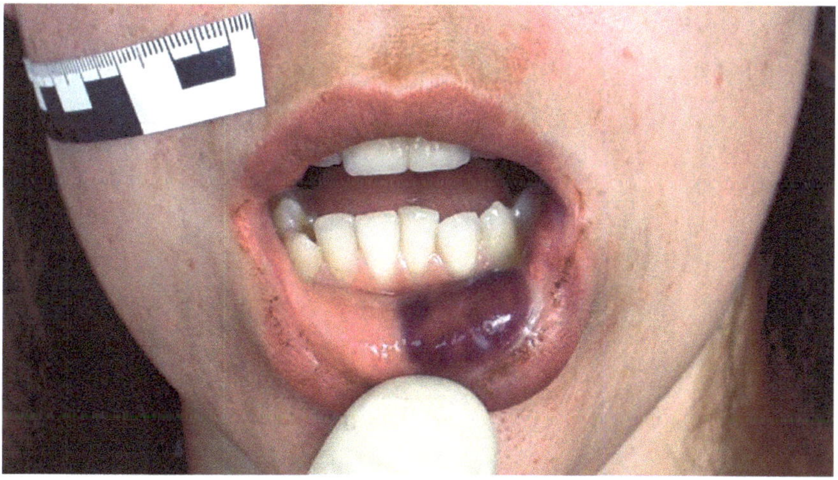

Abb. 67: Unterblutung der Mundschleimhaut nach Schlag auf den Mund

Schläge gegen die **Nase** können Brüche des Nasenbeins zur Folge haben, häufig kommt es zum Nasenbluten.

**Verletzungen der Ohren** sind in aller Regel Hautunterblutungen. Bei größeren und vor allem dickschichtigen Blutungen besteht die Gefahr, dass der Ohrknorpel nicht ausreichend mit Nährstoffen versorgt wird und in der Folge abstirbt. Hieraus resultiert eine Abflachung der Ohrmuschel, gelegentlich auch kombiniert mit knotigen Auftreibungen, woher der Begriff **„Blumenkohlohr“** stammt. Es handelt sich um eine typische Sportverletzung bei Ringern und Kampfsportlern. Generell ist zu sagen, dass Verletzungen der Ohren mit sehr hoher Wahrscheinlichkeit Folgen einer Körperverletzung (beim Kampfsport legal) und nicht eines Unfallgeschehens sind.

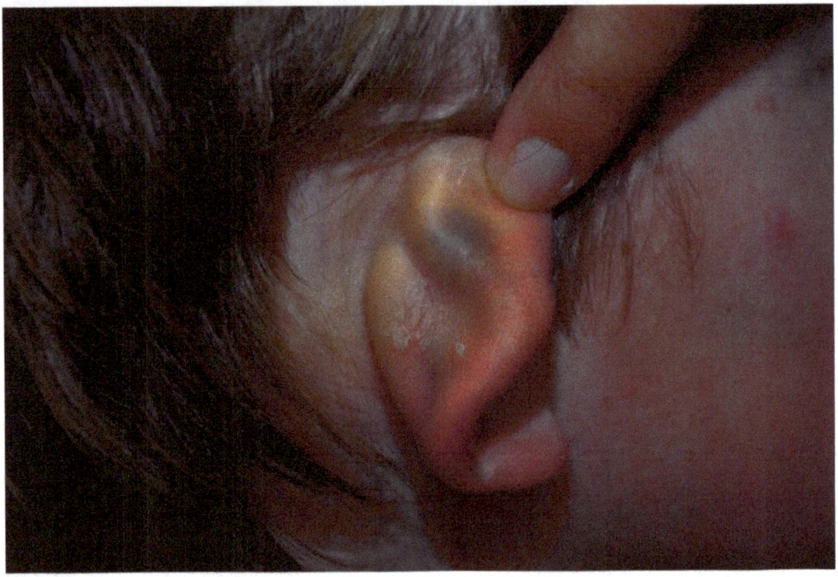

Abb. 68: Hämatom des Ohrs nach Schlag

Auch **Tritte** werden in aller Regel gegen den Kopf des Opfers geführt, aber auch gegen die seitlichen Rückenregionen (Nierengegend). Bei Tritten werden die Formen „Kicking“ und „Trampling“ unterschieden. Beim **Kicking** erfolgen die Tritte von der Seite gegen den Kopf oder den Körper, welcher dabei nicht fixiert ist. Zur Einwirkung kommen die Schuhspitze oder die Sohlenkanten, was äußerlich als streifige Rötungen, Hauteinblutungen oder Schürfungen erkennbar wird. Bei Tritten gegen den Kopf kann es durch das Auftreten von Scherkräften im Gehirn zu schweren Schädigungen kommen, welche als *„diffuser axonaler Schaden“* bezeichnet werden. Beim **Trampling** erfolgen die Tritte von oben auf den Kopf oder den Körper, der dabei durch die Einwirkung der Schuhsohle und eines Teils der Körpermasse des Angreifers fixiert wird. Dass die gesamte Körpermasse des Angreifers einwirkt, ist eher selten der Fall und kommt eigentlich nur dann vor, wenn mit beiden Beinen auf den Rumpf des liegenden Opfers gesprungen wird. Beim Sprung auf den Brustkorb kann es zu Rippenbrüchen und Verletzungen der Lungen sowie des Herzens kommen. Bei Stampftritten oder Sprüngen auf den Bauch können Rupturen der Leber, der Milz, der Bauchspeicheldrüse oder des Magen-Darm-Traktes resultieren. Stampftritte gegen den Kopf werden üblicherweise nur mit einem Fuß ausgeübt. Während Brüche des Gesichtsschädels dabei relativ häufig auftreten, ist die Gefahr von Schädelbrüchen und insbesondere von schweren Gehirnverletzungen geringer als beim Kicken gegen den Kopf. Äußerlich erkennbar sind beim Trampling geformte Hauteinblutungen, die die Schuhsohle abbilden.

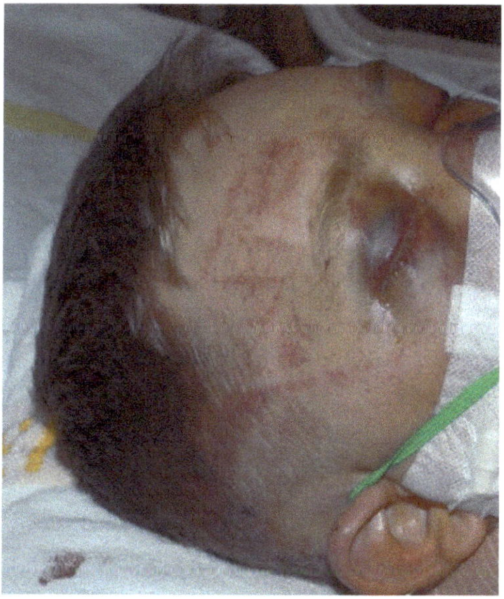

Abb. 69: Geformte Hauteinblutungen (Schuhsohlenabdruck) der rechten Gesichtsseite nach Stampftritt gegen den Kopf

Angriffe gegen den Hals kommen bei Misshandlungsdelikten ebenso wie bei häuslicher Gewalt und Sexualdelikten relativ häufig vor. Beim **Würgen** werden die Halsweichteile durch den Angreifer manuell komprimiert, entweder einhändig, beidhändig oder im Unterarmwürgegriff. Beim Unterarmwürgegriff sind häufig am Hals keine Befunde zu erkennen sind, da der

Druck breitflächig und weich erfolgt. Beim kräftigen Griff gegen den Hals hingegen findet man dort an der Halshaut Hämatome und Hautrötungen von etwa Fingerkuppengröße (Folge des Abdrucks der Fingerbeeren) sowie gelegentlich millimeterbreite, strich- bis halbmondförmig gestaltete Schürfungen (Abprägung der Fingernägel). Aus der Verteilung der Hämatome und Schürfungen kann man im Idealfall ableiten, ob einhändig oder beidhändig gewürgt wurde und ob der Angriff von vorne oder von hinten erfolgte. Aufgrund der Dynamik des Geschehens und der Gegenwehr kommt es aber häufig dazu, dass der Angreifer den Griff zwischendurch lockern muss. Beim erneuten Zupacken kommen dann die Finger an einer anderen Stelle zu liegen als zuvor, woraus mehr Fingerabdrücke resultieren können, als man bei einem statischen Zupacken erwarten würde.

Verletzungen durch **Messer, Scheren, Glasscherben** oder andere scharfe bzw. spitze Gegenstände (→ Kapitel 6.3) kommen in körperlichen Auseinandersetzungen häufig vor. Die Wahrscheinlichkeit, bei einem Angriff mit einem Messer tödlich verletzt zu werden, liegt statistisch gesehen unter 10 %, wobei hier zu bedenken ist, dass es in der überwiegenden Mehrzahl der überlebten Fälle der raschen operativen Versorgung der Wunden zu verdanken ist, dass die Opfer überleben. Die meisten Stiche richten sich gegen den Rumpf und den Hals. Opfer von Stichen in den Rücken oder den Bauch berichten häufig, dass sie den Stich als solches nicht wahrgenommen, sondern zunächst einen stumpfen Schlag verspürt hatten und erst die Schwere der Verletzung bemerkten, als das warme Blut an ihrem Körper herunterlief. Manche geben auch an, dass sie das Messer in der Hand des Angreifers zuvor gar nicht bemerkt hatten.

Wenn das Opfer den Messerangriff bemerkt und sich ihm nicht durch Flucht entziehen kann, dann erfolgt unbewusst und reflektorisch die Abwehr dadurch, dass man versucht, dem Angreifer die Waffe aus der Hand zu nehmen oder zumindest den eigenen Körper durch Vorhalten der Arme und Hände passiv zu schützen. Daraus resultieren Stich- und Schnittverletzungen der Handflächen und Fingerbeugeseiten (aktive Abwehrverletzungen) oder der Handrücken und Streckseiten der Unterarme (passive Abwehrverletzungen, (→ Kapitel 6.3). Die Anzahl von Abwehrverletzungen steigt mit der Dauer des Angriffs und steht in einer lockeren Korrelation mit der Anzahl der Körpertreffer.

Es ist wenig wahrscheinlich, dass eine Stichverletzung sehr rasch zur Handlungsunfähigkeit oder gar zum Tod führt (→ Kapitel 4.1). Selbst wenn das Herz oder herznahe große Gefäße wie die Körperhauptschlagader oder

der Hauptast der Lungenschlagader getroffen werden, bleiben dem Opfer noch mindestens einige Sekunden zur Flucht oder Gegenwehr. Bei den relativ häufigen Verletzungen der Lungen oder der Bauchorgane kann die Handlungsfähigkeit noch über viele Minuten erhalten bleiben, bevor es zum Kreislaufkollaps kommt.

## 7.4 Häusliche Gewalt

Als „häusliche Gewalt" wird gewalttätiges Konfliktverhalten oder die systematische Gewaltanwendung zur Festigung hierarchischer Strukturen in einer Partnerschaft, einer ehemaligen Partnerschaft, einer Familie oder einer anderen Lebensgemeinschaft bezeichnet. Der Begriff ist nicht eindeutig definiert und es ist auch kein eigener Straftatsbestand.

**Wissen | Formen der häuslichen Gewalt**

- körperliche Gewalt
- sexuelle Gewalt
- psychische Gewalt
- ökonomische Gewalt
- soziale Gewalt

Es handelt sich hierbei um ein häufiges Phänomen, bei dem die verschiedenen Formen in aller Regel in unterschiedlicher und wechselnder Gewichtung vorkommen. In einer Studie des Bundesministeriums für Familie, Senioren, Frauen und Jugend aus dem Jahr 2004, für die 10.000 Frauen befragt wurden, berichteten 42 % mindestens ein Mal psychische Gewalt und 37 % mindestens ein Mal körperliche Gewalt erfahren zu haben. In 33 % berichteten Frauen von mehr als zehn Episoden körperlicher Gewalt und in 25 % von mehrfacher körperlicher Gewalt oder sexualisierten Übergriffen. Aber nicht nur Frauen werden Opfer häuslicher Gewalt durch ihre meist männlichen Partner, auch Männer können zu Opfern von Gewaltausübung im häuslichen oder partnerschaftlichen Umfeld werden. Auch die Gewalt gegen alte, pflegebedürftige Menschen oder gegen Kinder wird von manchen Autorinnen als Unterform häuslicher Gewalt eingestuft.

**Wissen | Risikofaktoren für das Auftreten häuslicher Gewalt**

- eigenes Gewalterleben in der Herkunftsfamilie, fehlende Konfliktlösungsstrategien jenseits von Aggressivität
- Missbrauch von Alkohol, Drogen oder Medikamenten, Suchterkrankungen
- Arbeitslosigkeit
- geringes Familieneinkommen
- Anwesenheit von Kindern

Häusliche Gewalt ist kein einmaliges Ereignis, sondern zeigt einen chronisch-rezidivierenden Verlauf mit Tendenz zur Eskalation, was als Gewaltspirale bezeichnet wird. Typisch ist das Auftreten von Phasen, deren Abfolge sich mit der Zeit verändert.

**Wissen | Gewaltspirale**

1. Phase des Spannungsaufbaus
2. Phase des Gewaltausbruchs
3. Phase der Reue

Mit der Zeit kommt es zu folgenden Abläufen:

- Steigerung der Gewaltanwendung
- zeitliche Verkürzung der Spannungsaufbau-Phase
- Zunahme der Häufigkeit der Gewaltausbruch-Phase
- Abnahme der Häufigkeit und Verkürzung der Reue-Phase

Dennoch ist immer wieder festzustellen, dass die Betroffenen es nicht schaffen, sich aus einer solchen toxischen Beziehung zu lösen. Hierfür gibt es viele Gründe, die auch gemeinsam vorkommen können. Führend sind die Angst vor weiterer und stärkerer Gewalt und das Gefühl der Ohnmacht. Eine emotionale und finanzielle Abhängigkeit, das Gefühl der Verantwortung für die Kinder und eine soziale Isolierung kommen häufig hinzu. Ebenso ist immer wieder festzustellen, dass die Opfer die Schuld für den Gewaltausbruch bei sich selbst suchen (Minderwertigkeitsgefühl). In manchen Fällen mag auch ein Pseudo-Helfersyndrom eine Rolle spielen, warum Betroffene beim Täter bleiben.

Häusliche Gewalt hat Folgen. Neben den körperlichen Verletzungen, deren wahre Ursache oftmals schamhaft verschwiegen werden („Treppensturz") gibt es auch andere Beschwerden, die zu einer Inanspruchnahme des Gesundheitssystems führen.

### Wissen | Gesundheitliche Folgen häuslicher Gewalt

- Verletzungen
- Alkoholkonsum, Rauchen, Drogenkonsum
- Selbstverletzungen
- chronisches Schmerzsyndrom, Reizdarm, Atembeschwerden
- Essstörung, Depression, Angst, Schlafstörungen, Suizidalität
- ungewollte Schwangerschaft, Geschlechtskrankheiten

Studien berichten davon, dass Opfer häuslicher Gewalt mehr als doppelt so häufig Ärzte konsultieren als die Normalbevölkerung. Viele der Konsultationen erfolgen wegen unspezifischer Beschwerden. Es ist eine besondere Herausforderung in der hausärztlichen Praxis, diese Fälle zu erkennen und das Vertrauen der Patientinnen so weit zu erlangen, dass sie sich trauen, über ihre Erlebnisse zu berichten. Eine Grundvoraussetzung ist, dass von ärztlicher Seite überhaupt erst einmal Verdacht geschöpft wird, dass es sich bei der Patientin um jemand handelt, die häusliche Gewalt erfährt. Die ärztlichen Aufgaben lassen sich schlagwortartig in die Schritte Verdacht schöpfen – erkennen – dokumentieren – behandeln – beraten zusammenfassen.

**Verdacht schöpfen** und **erkennen** sind eng miteinander verknüpft. Die Art und die Verteilung der Verletzungen geben Hinweise darauf, ob ein Unfall oder eine Misshandlung vorliegen. Die Schilderung der Patientin, wie die Verletzungen entstanden sein sollen, sollte dabei gedanklich auf Plausibilität überprüft werden. Wenn der Verdacht auf häusliche Gewalt besteht, dann sollte der Patientin das Angebot gemacht werden, sich zu öffnen und anzuvertrauen. Dies erfordert häufig Geduld und Zeit.

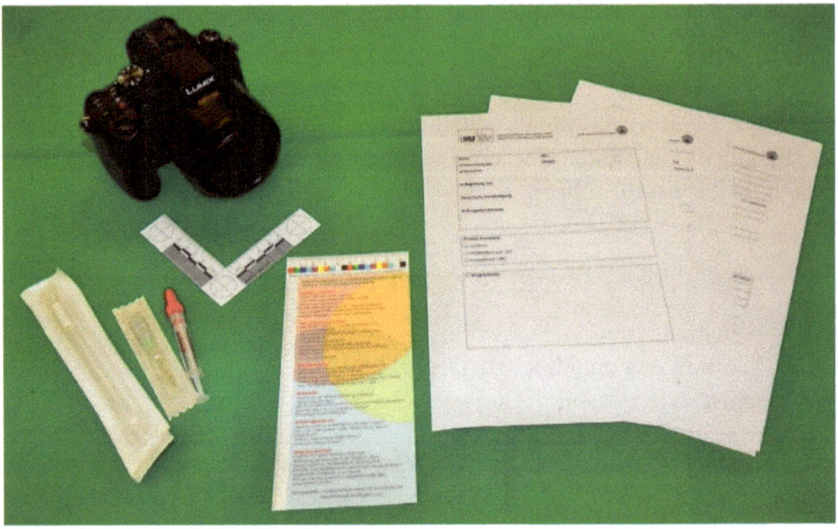

Abb. 70: Utensilien für die Befunddokumentation von Verletzungen: Fotoapparat, Zentimetermaß, Tupfer für Spurensicherung, Blutentnahmebesteck, Dokumentationsbogen

Gerade bei häuslicher Gewalt ist es neben der Behandlung auch wichtig, die Befunde umfassend zu **dokumentieren**. Die Dokumentation von Verletzungen in Wort und Bild kann gegebenenfalls zu einem späteren Zeitpunkt als Sachbeweis dienen, wenn sich die Geschädigte dazu durchringt, Anzeige zu erstatten. Gerade für klinisch tätige Ärztinnen empfiehlt es sich, einen Dokumentationsbogen zu verwenden, wie er im Internet vielfach frei verfügbar ist (etwa über die Homepage des Instituts für Rechtsmedizin der Universität München, siehe Link im Anhang). Ansonsten werden nur noch ein Fotoapparat, ein Lineal, Stift und Papier benötigt, gegebenenfalls auch noch Utensilien für die Asservierung einer Blutprobe, einer Urinprobe und von Spuren (→ Kapitel 2.3).

Neben der medizinischen Behandlung der Beschwerden kommt auch der Beratung über Hilfsangebote wie beispielsweise Frauenhäuser, Notrufnummern oder entsprechende lokale Einrichtungen eine wichtige Rolle zu.

Ein besonderer Aspekt der häuslichen Gewalt ist die **Gewalt gegen alte oder pflegebedürftige Menschen.** Ältere Menschen sind gemäß der polizeilichen Kriminalstatistik nicht überproportional häufig von Gewalttaten betroffen, häufiger sind eher die Eigentumsdelikte. Dies steht in einem gewissen Widerspruch zu der Befürchtung alter Menschen, zum Opfer einer Gewalttat durch Fremde zu werden. Dieser Widerspruch wird als „Viktimisierungsparadoxon" bezeichnet. Tatsächlich geht eine Gefahr eher von den pflegenden Angehörigen und manchmal auch von professsionellen Pflegekräften aus. Hierfür gibt es zahlreiche Gründe. Zum einen ist die Pflege per se eine fordernde und anstrengende Angelegenheit, die selbst ausgebildete Pflegekräfte gelegentlich an den Rand der Selbstbeherrschung bringen kann. Eine mangelhafte Beratung und Unterstützung, Unwissen und Überlastung sind häufige Gründe von Pflegemängeln.

**Wissen | Hinweise auf Pflegemängel**

- seltene Arztbesuche/Rezeptanforderungen trotz chronischer Krankheit
- Ablehnen von Routine-Hausbesuchen
- Druckgeschwüre
- Kontrakturen der Gelenke
- schlechte Körperhygiene

Zum anderen kommen nicht selten transgenerationale Konflikte ans Tageslicht, wie etwa die Umkehr von Machtverhältnissen zwischen Eltern und Kindern, oder das Wiederaufflackern von langjährig schwelenden Spannungen. In Fällen, in denen die Pflege durch den Partner zu leisten ist, der womöglich lange Jahre zuvor Gewalt durch den nun zu Pflegenden erfahren hat, sind Rachegefühle durchaus plausible Gründe für mechanische Gewalt oder Vernachlässigung.

## 7.5 Sexualdelikte

Straftaten gegen die sexuelle Selbstbestimmung sind im 13. Abschnitt des Strafgesetzbuches aufgeführt.

**Recht | Straftaten gegen die sexuelle Selbstbestimmung**

**§ 174 StGB: Sexueller Missbrauch von Schutzbefohlenen**

(1) Wer sexuelle Handlungen

1. an einer Person unter sechzehn Jahren, die ihm zur Erziehung, zur Ausbildung oder zur Betreuung in der Lebensführung anvertraut ist,

2. an einer Person unter achtzehn Jahren, die ihm zur Erziehung, zur Ausbildung oder zur Betreuung in der Lebensführung anvertraut oder im Rahmen eines Dienst- oder Arbeitsverhältnisses untergeordnet ist, unter Missbrauch einer mit dem Erziehungs-, Ausbildungs-, Betreuungs-, Dienst- oder Arbeitsverhältnis verbundenen Abhängigkeit oder
3. an einer Person unter achtzehn Jahren, die sein leiblicher oder rechtlicher Abkömmling ist oder der seines Ehegatten, seines Lebenspartners oder einer Person, mit der er in eheähnlicher oder lebenspartnerschaftsähnlicher Gemeinschaft lebt,

vornimmt oder an sich von dem Schutzbefohlenen vornehmen lässt, wird mit Freiheitsstrafe von drei Monaten bis zu fünf Jahren bestraft.
(2) Mit Freiheitsstrafe von drei Monaten bis zu fünf Jahren wird eine Person bestraft, der in einer dazu bestimmten Einrichtung die Erziehung, Ausbildung oder Betreuung in der Lebensführung von Personen unter achtzehn Jahren anvertraut ist, und die sexuellen Handlungen

1. an einer Person unter sechzehn Jahren, die zu dieser Einrichtung in einem Rechtsverhältnis steht, das ihrer Erziehung, Ausbildung oder Betreuung in der Lebensführung dient, vornimmt oder an sich von ihr vornehmen lässt oder
2. unter Ausnutzung ihrer Stellung an einer Person unter achtzehn Jahren, die zu dieser Einrichtung in einem Rechtsverhältnis steht, das ihrer Erziehung, Ausbildung oder Betreuung in der Lebensführung dient, vornimmt oder an sich von ihr vornehmen lässt.

(3) Wer unter den Voraussetzungen des Absatzes 1 oder 2

1. sexuelle Handlungen vor dem Schutzbefohlenen vornimmt oder
2. den Schutzbefohlenen dazu bestimmt, dass er sexuelle Handlungen vor ihm vornimmt,
   um sich oder den Schutzbefohlenen hierdurch sexuell zu erregen, wird mit Freiheitsstrafe bis zu drei Jahren oder mit Geldstrafe bestraft.

(4) Der Versuch ist strafbar.
(5) In den Fällen des Absatzes 1 Nummer 1, des Absatzes 2 Nummer 1 oder des Absatzes 3 in Verbindung mit Absatz 1 Nummer 1 oder mit

Absatz 2 Nummer 1 kann das Gericht von einer Bestrafung nach dieser Vorschrift absehen, wenn das Unrecht der Tat gering ist.

### § 176 StGB: Sexueller Missbrauch von Kindern

(1) Wer sexuelle Handlungen an einer Person unter vierzehn Jahren (Kind) vornimmt oder an sich von dem Kind vornehmen lässt, wird mit Freiheitsstrafe von sechs Monaten bis zu zehn Jahren bestraft.
(2) Ebenso wird bestraft, wer ein Kind dazu bestimmt, dass es sexuelle Handlungen an einem Dritten vornimmt oder von einem Dritten an sich vornehmen lässt.
(3) In besonders schweren Fällen ist auf Freiheitsstrafe nicht unter einem Jahr zu erkennen.
(4) Mit Freiheitsstrafe von drei Monaten bis zu fünf Jahren wird bestraft, wer

1. sexuelle Handlungen vor einem Kind vornimmt,
2. ein Kind dazu bestimmt, dass es sexuelle Handlungen vornimmt, soweit die Tat nicht nach Absatz 1 oder Absatz 2 mit Strafe bedroht ist,
3. auf ein Kind mittels Schriften (§ 11 Absatz 3) oder mittels Informations- oder Kommunikationstechnologie einwirkt, um
    a. das Kind zu sexuellen Handlungen zu bringen, die es an oder vor dem Täter oder einer dritten Person vornehmen oder von dem Täter oder einer dritten Person an sich vornehmen lassen soll, oder
    b. eine Tat nach § 184b Absatz 1 Nummer 3 oder nach § 184b Absatz 3 zu begehen, oder
4. auf ein Kind durch Vorzeigen pornographischer Abbildungen oder Darstellungen, durch Abspielen von Tonträgern pornographischen Inhalts, durch Zugänglichmachen pornographischer Inhalte mittels Informations- und Kommunikationstechnologie oder durch entsprechende Reden einwirkt.

(5) Mit Freiheitsstrafe von drei Monaten bis zu fünf Jahren wird bestraft, wer ein Kind für eine Tat nach den Absätzen 1 bis 4 anbietet oder nachzuweisen verspricht oder wer sich mit einem anderen zu einer solchen Tat verabredet.
(6) Der Versuch ist strafbar; dies gilt nicht für Taten nach Absatz 4 Nummer 4 und Absatz 5. Bei Taten nach Absatz 4 Nummer 3 ist der

Versuch nur in den Fällen strafbar, in denen eine Vollendung der Tat allein daran scheitert, dass der Täter irrig annimmt, sein Einwirken beziehe sich auf ein Kind.

### § 177 StGB: Sexueller Übergriff; sexuelle Nötigung; Vergewaltigung

(1) Wer gegen den erkennbaren Willen einer anderen Person sexuelle Handlungen an dieser Person vornimmt oder von ihr vornehmen lässt oder diese Person zur Vornahme oder Duldung sexueller Handlungen an oder von einem Dritten bestimmt, wird mit Freiheitsstrafe von sechs Monaten bis zu fünf Jahren bestraft.

(2) Ebenso wird bestraft, wer sexuelle Handlungen an einer anderen Person vornimmt oder von ihr vornehmen lässt oder diese Person zur Vornahme oder Duldung sexueller Handlungen an oder von einem Dritten bestimmt, wenn

1. der Täter ausnutzt, dass die Person nicht in der Lage ist, einen entgegenstehenden Willen zu bilden oder zu äußern,
2. der Täter ausnutzt, dass die Person auf Grund ihres körperlichen oder psychischen Zustands in der Bildung oder Äußerung des Willens erheblich eingeschränkt ist, es sei denn, er hat sich der Zustimmung dieser Person versichert,
3. der Täter ein Überraschungsmoment ausnutzt,
4. der Täter eine Lage ausnutzt, in der dem Opfer bei Widerstand ein empfindliches Übel droht, oder
5. der Täter die Person zur Vornahme oder Duldung der sexuellen Handlung durch Drohung mit einem empfindlichen Übel genötigt hat.

(3) Der Versuch ist strafbar.

(4) Auf Freiheitsstrafe nicht unter einem Jahr ist zu erkennen, wenn die Unfähigkeit, einen Willen zu bilden oder zu äußern, auf einer Krankheit oder Behinderung des Opfers beruht.

(5) Auf Freiheitsstrafe nicht unter einem Jahr ist zu erkennen, wenn der Täter

1. gegenüber dem Opfer Gewalt anwendet,
2. dem Opfer mit gegenwärtiger Gefahr für Leib oder Leben droht oder
3. eine Lage ausnutzt, in der das Opfer der Einwirkung des Täters schutzlos ausgeliefert ist.

(6) In besonders schweren Fällen ist auf Freiheitsstrafe nicht unter zwei Jahren zu erkennen. Ein besonders schwerer Fall liegt in der Regel vor, wenn

1. der Täter mit dem Opfer den Beischlaf vollzieht oder vollziehen lässt oder ähnliche sexuelle Handlungen an dem Opfer vornimmt oder von ihm vornehmen lässt, die dieses besonders erniedrigen, insbesondere wenn sie mit einem Eindringen in den Körper verbunden sind (Vergewaltigung), oder
2. die Tat von mehreren gemeinschaftlich begangen wird.

(7) Auf Freiheitsstrafe nicht unter drei Jahren ist zu erkennen, wenn der Täter

1. eine Waffe oder ein anderes gefährliches Werkzeug bei sich führt,
2. sonst ein Werkzeug oder Mittel bei sich führt, um den Widerstand einer anderen Person durch Gewalt oder Drohung mit Gewalt zu verhindern oder zu überwinden, oder
3. das Opfer in die Gefahr einer schweren Gesundheitsschädigung bringt.

(8) Auf Freiheitsstrafe nicht unter fünf Jahren ist zu erkennen, wenn der Täter

1. bei der Tat eine Waffe oder ein anderes gefährliches Werkzeug verwendet oder
2. das Opfer
   a. bei der Tat körperlich schwer misshandelt oder
   b. durch die Tat in die Gefahr des Todes bringt.

(9) In minder schweren Fällen der Absätze 1 und 2 ist auf Freiheitsstrafe von drei Monaten bis zu drei Jahren, in minder schweren Fällen der Absätze 4 und 5 ist auf Freiheitsstrafe von sechs Monaten bis zu zehn Jahren, in minder schweren Fällen der Absätze 7 und 8 ist auf Freiheitsstrafe von einem Jahr bis zu zehn Jahren zu erkennen.

Das Sexualstrafrecht wurde im Jahr 2016 überarbeitet, der § 177 StGB dabei erweitert und verschärft.

Sexualdelinquenz unterliegt noch mehr als andere Straftaten den sich wandelnden gesellschaftlichen Normvorstellungen, wie man beispielsweise an den entsprechenden Diskussionen um Homosexualität in vielen, auch europäischen, Ländern sehen kann. Unabhängig von solchen Wertevorstellungen sind aggressive Sexualdelikte schon sehr lange in verschiedenen Rechtssystemen unter Strafe gestellt und seit längerem auch Gegenstand der Forschung. Von verhaltensbiologischer Seite stammt die Erkenntnis, dass Aggressivität und Sexualität neuronal miteinander verschaltet sind. Irenäus Eibl-Eibesfeld (1928–2018, österreichischer Zoologe und Verhaltensforscher) beschrieb eine enge Verknüpfung von männlicher Sexualität, Dominanzverhalten und körperlicher Aggressivität. Auf analoge Verhaltensweisen in der Tierwelt wurde hingewiesen. Eine hormonelle Fehlsteuerung wurde immer wieder angenommen, konnte aber bislang nicht belegt werden, von einzelnen Fällen einmal abgesehen. Von psychoanalytischer Seite wurde das Fehlen einer frühkindlichen männlichen Identifikationsfigur vermutet, was aber ebenfalls kein befriedigendes Erklärungsmodell darstellt.

Unstrittig ist, dass aggressive Sexualdelikte in der gesellschaftlichen wie auch in der kriminologischen Diskussion ein hochemotional besetztes Thema sind, das mit vielen Mythen behaftet ist, die sich hartnäckig halten, auch wenn zahlreiche Studien das Gegenteil belegen. Ein wichtiger Mythos ist der des „Triebtäters", also das Bild des Täters, der von einem übersteigerten Sexualtrieb quasi fremdgesteuert wird. Dieses Bild entspricht nicht der Realität. In vielen Studien konnte immer wieder gezeigt werden, dass abweichende sexuelle Verhaltensmuster bei Vergewaltigern nicht häufiger vorkommen als in der Normalbevölkerung und dass die Täter ein eigentlich normales Sexualleben führen. Gewaltsame sexuelle Handlungen dienen demnach weniger der sexuellen Befriedigung als vielmehr der Machtdurchsetzung und der männlichen Selbstbestätigung.

Ein weiterer Mythos ist der des unbekannten Täters, der beispielsweise eine Spaziergängerin oder Joggerin überfällt. Diese Fälle gibt es ohne Zweifel, ebenso die Täter, die eine alleinlebende Frau erst beobachten, um dann in ihre Wohnung einzusteigen und sie zu vergewaltigen. Sehr viel häufiger sind aber die Fälle, bei denen sich Täter und Opfer kennen, in fast einem Drittel der Fälle handelt es sich um den aktuellen oder ehemaligen Lebenspartner. Mehrere Untersuchungen konnten zudem zeigen, dass die Täter nur in seltenen Fällen einschlägig vorbestraft sind.

Es liegt in der Natur der Sache von Sexualstraftaten, dass in den meisten Fällen Aussage gegen Aussage steht, da es keine unbeteiligten Zeugen gibt. Umso mehr kommt es auf objektive Beweismittel an, die den einen gewaltsamen Sexualkontakt belegen können, wie etwa Verletzungen oder DNA-Spuren. Im Idealfall erfolgt die Untersuchung des Opfers gemeinsam durch Ärztinnen aus Gynäkologie und Rechtsmedizin. Dazu gehört auch die kriminalistische Anamnese, also das genaue Wissen um den Tathergang, auch wenn gerade diese Schilderung für die Geschädigte sehr unangenehm und schambehaftet ist. Es ist wichtig, weil dann gezielt nach Verletzungen gesucht werden kann und gezielt Spuren gesichert werden können.

Aggressive Sexualdelikte gehen nicht zwangsläufig mit Verletzungen einher. Wenn das Opfer – eingeschüchtert durch Drohungen – die Tat über sich ergehen lässt, dann sind sie auch nicht zu erwarten. Genitale Verletzungen sind insgesamt eher selten.

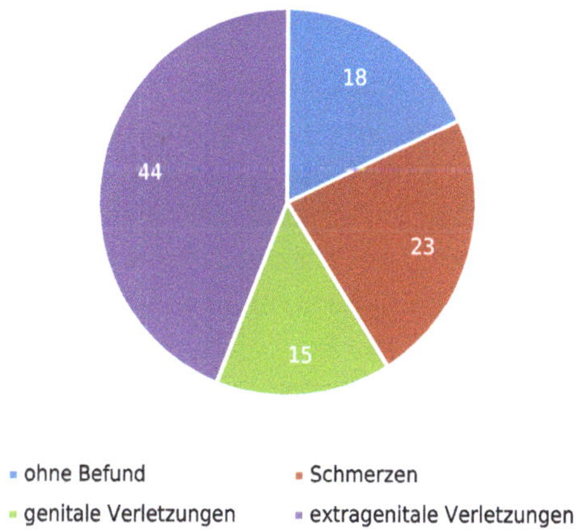


Abb. 71: Relative Häufigkeiten von Befunden bei Sexualdelikten (Angabe in Prozent)

Am häufigsten sind Verletzungen, wie sie auch bei Körperverletzungsdelikten zu finden sind. Schläge ins Gesicht führen zu Hämatomen, Hautrötungen oder Schürfungen der Haut, zu geschwollenen Lippen, blutenden Quetschwunden oder Hämatomen der Mundschleimhaut. Das Festhalten des Opfers führt typischerweise zu Hämatomen an den Oberarmen und Handgelenken. Gelegentlich wird das Opfer an den Haaren gepackt, was zum Ausreißen von Haarbüscheln führen kann. Beim fortgesetzten Würgeangriff gegen den Hals treten neben Würgemalen die typischen punktförmigen Blutungen der Lid- und Bindehäute, der Haut hinter den Ohren und der Schleimhäute von Mund und Nase auf. Durch gewaltsames Entkleiden können Kratzspuren am Körper gefunden werden. Durch das Niederdrücken auf den Untergrund können Hämatome, Hauteinblutungen oder Schürfungen über den Dornfortsätzen der Brustwirbelsäule, den Schulterblättern, dem hinteren Beckenkamm oder am Gesäß auftreten (sog. Widerlagerverletzungen). Durch das gewaltsame Spreizen der Beine können Hämatome oder Kratzspuren an den Innenseiten der Oberschenkel entstehen. Wenn das Opfer sich wehrt, dann können dabei die Fingernägel einreißen oder abbrechen.

Solche charakteristischen Verletzungen sind aber nur in einem Teil der Fälle zu finden. Nicht selten werden von den Opfern Schmerzen am Rücken, im Unterleib oder an den Innenseiten der Beine angegeben, ohne dass dort äußerlich etwas zu sehen ist. In manchen Fällen werden Hämatome an diesen Stellen erst nach wenigen Tagen sichtbar.

Genitale Verletzungen sind vergleichsweise selten. Am häufigsten sind Rötungen der Schleimhaut oder oberflächliche Schleimhautrisse am Scheideneingang zu finden. Beim Analverkehr kann es zu Einrissen und Hämatomen am Anus kommen, bei heftiger Penetration auch zu Einrissen des Schließmuskels und Verletzungen der Schleimhaut im Mastdarm. Erzwungener Oralverkehr führt nur in Ausnahmefällen zu Verletzungen im Mund. Als sexuell motivierte Gewalt sind aber auch Bisswunden an Hals, Schultern, Brustdrüsen, Gesäß oder Oberschenkeln zu werten.

Bei der körperlichen und gynäkologischen Untersuchung werden die sichtbaren Verletzungen dokumentiert, so weit möglich auch fotografiert. Außerdem dient die Untersuchung der Sicherung von DNA-Spuren des Täters am Körper und der Bekleidung des Opfers.

**Wissen | Spurensicherung bei Sexualdelikten**

- Abriebe mit DNA-freien Tupfern von Scheideneingang, Scheide und Muttermund
- Abriebe mit DNA-freien Tupfern aus Anus und Mund
- Abriebe mit DNA-freien Tupfern von Spermaantragungen und Bisspuren auf der Haut
- Bekleidung (insbesondere Unterwäsche), ggf. Bettlaken
- gegebenenfalls verwendete Hygieneartikel (z. B. Tampon)
- Fingernagelüberstand, Fingernagelschmutz
- Wangenschleimhautabrieb oder Blutprobe des Opfers als DNA-Vergleichsprobe
- Blutprobe und Urinprobe für toxikologische Untersuchungen (z. B. KO-Mittel, Drogen, Alkohol)

Die **Nachweisbarkeit von Sperma** ist von vielen Umständen abhängig, wie beispielsweise davon, ob sich das Opfer nach der Tat geduscht oder anderweitig gereinigt hat oder ob es zu blutenden Verletzungen kam. Der wichtigste Einflussparameter aber ist die Zeit: Im Scheidenabstrich sind Spermien nur zwei bis maximal drei Tage nachweisbar, im Analabstrich etwa 1 Tag, im Oralabstrich nur wenige Stunden. Daher sollte die Untersuchung samt Spurensicherung möglichst zeitnah nach der Tat erfolgen. Angetrocknete Spermaspuren, etwa auf der Bekleidung oder der Bettwäsche, sind hingegen sehr lange haltbar und können auch noch nach Wochen nachgewiesen werden.

Der **sexuelle Kindesmissbrauch** unterscheidet sich in vielfacher Hinsicht von den Sexualstraftaten an erwachsenen Opfern. Die Kriminalstatistik führt rund 15.000 Fälle pro Jahr auf. Dunkelfeldberechnungen lassen annehmen, dass auf jeden bekannt gewordenen Fall fünf bis zehn Fälle kommen, die nicht angezeigt wurden. Dafür gibt es viele Gründe; der wichtigste ist sicherlich, dass in rund 90 % der Fälle die Täter aus dem Umfeld der betroffenen Kinder stammen, also Familienangehörige, Bekannte, Nachbarn, Pflegeeltern oder wiederum deren Angehörige oder Bekannte sind. Die Fälle, in denen sich ein Täter an einem ihm unbekannten Kind vergeht, sind demgegenüber vergleichsweise selten, dafür aber umso gefährlicher für das Kind: Aufgrund der fehlenden Beziehung fällt es dem Täter leichter, ein ihm unbekanntes Kind nach der Tat zu töten.

Häufig werden Täter eines sexuellen Kindesmissbrauchs „pädophil" genannt. Das ist so nicht richtig. Als Pädophilie wird die sexuelle Neigung zu Kindern bezeichnet, als Päderastie die sexuelle Neigung zu Knaben. Die kriminologischen Studien an Tätern sexuellen Kindesmissbrauchs zeigen aber, dass nur ein Teil von diesen eine echte sexuelle Attraktivität bei Kindern verspürt. Sehr viel häufiger sind die Täter hetero- oder homosexuell auf erwachsene Geschlechtspartner ausgerichtet. Kinder haben aber gegenüber diesen einen „Vorteil", der von den Tätern ausgenutzt wird: Sie sind leichter zu kontrollieren, zu manipulieren und können sich nicht so gut wehren. Wie auch bei Vergewaltigungen oder sexuellen Nötigungen mit erwachsenen Opfern ist das Hauptmotiv für die Täter die Ausübung von Macht und Kontrolle im Sinne einer Selbstbestätigung oder einer Inbesitznahme.

Im Gegensatz zur Vergewaltigung oder Nötigung einer Erwachsenen, bei denen es sich häufig um einmalige Ereignisse handelt, ist der sexuelle Kindesmissbrauch häufig etwas, bei dem das betroffene Kind wiederholt zum Opfer wird, manchmal über mehrere Jahre hinweg. Die Opfer werden dabei in unterschiedlichem Ausmaß körperlich und seelisch geschädigt. Das Ausmaß ist abhängig vom Lebensalter, in dem das Kind bei Beginn des Missbrauchs war, von der Dauer des Missbrauchs und von der Art und dem Umfang von Drohungen und körperlicher Gewalt. In rund einem Fünftel der Fälle ist mit psychischen Folgeschäden, Verhaltensänderungen oder psychosomatischen Beschwerden zu rechnen, wobei es aber kein typisches Missbrauchssyndrom gibt.

### Wissen | Mögliche Folgen eines sexuellen Missbrauchs im Kindesalter

- Schlafstörungen
- Alpträume
- Konzentrationsschwierigkeiten
- Allergien
- Asthma
- Migräne
- Angst- und Schwindelanfälle
- muskuläre Verspannungen
- Magen-Darm-Beschwerden
- Einschränkungen im Sexualleben
- Promiskuität
- Prostitution
- Aggressivität

Ein Rückschluss aus den oftmals sich erst im Jugend- oder Erwachsenenalter manifestierenden Beschwerden auf einen sexuellen Missbrauch in der Kindheit ist nicht möglich; schon gar nicht können solche Leiden als Beweis dafür dienen, dass ein sexueller Missbrauch stattfand.

Ein großes Problem der kriminalistischen und juristischen Beweisführung gegen einen Beschuldigten ist, dass häufig viel Zeit zwischen dem letzten Kontakt von Täter und Opfer vergangen ist, bis es zur Anzeige kommt. Darüber hinaus ist ein sexueller Kindesmissbrauch nur in sehr seltenen Fällen durch körperliche Untersuchung zur beweisen, selbst wenn eine Untersuchung zeitnah erfolgte, da viele Formen des Missbrauchs nicht zu körperlichen Befunden führen, somit durch die Untersuchung kein Sachbeweis erlangt werden kann. Dies gilt in besonderem Maße dann, wenn die Untersuchung nicht rasch nach der Tat erfolgt, so dass keine Spuren mehr gesichert werden können und Verletzungen – sofern sie überhaupt vorlagen – abgeheilt sind.

Die Untersuchung sollte in diesen Fällen gut geplant sein, ohne Hektik oder gar Zwang erfolgen, unter Anwesenheit einer Begleitperson des Vertrauens. Eine Sedierung des Kindes ist nicht notwendig, gilt vielmehr mittlerweile als Kunstfehler, da sie als sekundäre Traumatisierung angesehen wird. Ohnehin muss darauf geachtet werden, dass die Untersuchung vom Kind nicht als traumatisierend erlebt wird. Dies erreicht man unter anderem damit, dass die Inspektion des Genital- und Analbereichs als Bestandteil einer gründlichen allgemeinen körperlichen Untersuchung vermittelt wird.

### Wissen | Befunde bei der körperlichen Untersuchung und ihre Wertigkeit

Beweisend (aber selten!):

- frische Verletzung des Hymens
- vaginale/anale Überdehnungsrisse
- Spermanachweis
- genitale Bissverletzung

Unter Umständen beweisend (aber selten!):

- Geschlechtskrankheit
- Einkerbung des Hymens

Nicht beweisend, weil unspezifisch (aber vergleichsweise häufig):

- vaginale Entzündung
- Rötung von Schamlippen oder Schleimhaut der Scheide
- oberflächliche Einrisse des Anus

Normal (und deshalb häufig):

- Reflexdilatation des Anus

Die **Untersuchung des Jungfernhäutchens** *(Hymen)* wird in ihrer Wertigkeit überschätzt. Es besteht hier eine große anatomische Variabilität. Von unerfahrenen Untersuchern können Einkerbungen als Penetrationsfolge fehlgedeutet werden, andererseits spricht ein intakter Hymenalsaum nicht gegen einen sexuellen Missbrauch, zumal selbst die Penetration ohne Beschädigung des Hymens möglich ist. Die Weite der hymenalen Öffnung ist ohnehin ohne Aussagekraft.

Ein Befund, der in der Kriminalgeschichte zu folgenreichen Fehldeutungen führte, ist die **Reflexdilatation des Anus.** Bei kleineren Kindern führt das Spreizen der Gesäßbacken zu einer kurzzeitigen Erweiterung des Anus. Hierbei handelt es sich um einen physiologischen Reflex, nicht um die Folge eines analen Missbrauchs! Gelegentlich fällt auch bei Kindern, die eine Narkose erhalten, auf, dass der Anus weit klafft, was ebenfalls immer wieder zum Verdacht führt, dass das Kind zuvor anal missbraucht worden sein könnte. Auch dieser Rückschluss ist nicht zulässig.

**Geschlechtskrankheiten** bei Kindern sind selten. Wenn sie vorliegen, dann liegt der Verdacht auf einen sexuellen Missbrauch nahe. Allerdings ist auch hier Vorsicht geboten. Manche Infektionskrankheiten der Anal- und Genitalregion, wie beispielsweise durch Herpesviren oder die durch humane Papillomaviren (HPV) verursachten Feigwarzen gelten bei Kindern als unspezifisch und nicht als beweisend für eine sexuelle Übertragung. Andere Erkrankungen, wie beispielsweise die Syphilis oder die Gonorrhoe gelten dann als beweisend für einen Sexualkontakt, wenn eine Infektion im Rahmen der Geburt ausgeschlossen ist.

## 7.6 Kindesmisshandlung

Bei der Kindesmisshandlung werden vier Formen unterschieden, wobei diese teilweise ineinander übergehen und nebeneinander vorkommen können.

**Wissen | Formen der Kindesmisshandlung**

- körperliche Misshandlung
- Vernachlässigung
- seelische Misshandlung
- sexueller Missbrauch

Der sexuelle Kindesmissbrauch wird juristisch zu den Straftaten gegen die sexuelle Selbstbestimmung gezählt (§ 176 StGB). Die übrigen Formen fallen unter den § 225 StGB, welcher zum 17. Abschnitt, den Straftaten gegen die körperliche Unversehrtheit, zählt.

### Recht | Kindesmisshandlung

**§ 225 StGB: Misshandlung von Schutzbefohlenen**

(1) Wer eine Person unter achtzehn Jahren oder eine wegen Gebrechlichkeit oder Krankheit wehrlose Person, die

1. seiner Fürsorge oder Obhut untersteht,
2. seinem Hausstand angehört,
3. von dem Fürsorgepflichtigen seiner Gewalt überlassen worden oder
4. ihm im Rahmen eines Dienst- oder Arbeitsverhältnisses untergeordnet ist,

quält oder roh misshandelt, oder wer durch böswillige Vernachlässigung seiner Pflicht, für sie zu sorgen, sie an der Gesundheit schädigt, wird mit Freiheitsstrafe von sechs Monaten bis zu zehn Jahren bestraft.
(2) Der Versuch ist strafbar.
(3) Auf Freiheitsstrafe nicht unter einem Jahr ist zu erkennen, wenn der Täter die schutzbefohlene Person durch die Tat in die Gefahr

1. des Todes oder einer schweren Gesundheitsschädigung oder
2. einer erheblichen Schädigung der körperlichen oder seelischen Entwicklung bringt.

(4) In minder schweren Fällen des Absatzes 1 ist auf Freiheitsstrafe von drei Monaten bis zu fünf Jahren, in minder schweren Fällen des Absatzes 3 auf Freiheitsstrafe von sechs Monaten bis zu fünf Jahren zu erkennen.

Die Kriminalstatistik führt für Deutschland pro Jahr etwa 4.200 Fälle auf. Das Dunkelfeld dürfte deutlich größer sein. Kleinkinder sind besonders häufig betroffen, aber auch bis in das Grundschulalter kommen solche Fälle vor, danach werden sie statistisch gesehen etwas seltener.

Kriminologisch sind Kindesmisshandlungen der häuslichen Gewalt sehr ähnlich; von manchen Autorinnen werden sie auch dazugezählt. Die Gewalttaten treten im häuslichen Umfeld auf, die Risikofaktoren sind die selben und auch die dort beschriebene Gewaltspirale ist vergleichbar. Täter sind die Betreuungspersonen, in aller Regel Eltern oder Stiefeltern, welche mit der Erziehung der Kinder überfordert sind und diese als „schwierig" erleben. Nicht selten kommt eine konfliktreiche Partnerbeziehung erschwerend hinzu.

Wie auch bei der häuslichen Gewalt ist es zunächst vor allem einmal wichtig, einen Verdacht zu schöpfen. Vor allem die Kinderärzte, aber auch

Betreuer und Erzieher, Lehrer und sonstige Kontaktpersonen sind dabei gefragt. Rechtsmedizinerinnen werden erst sekundär hinzugezogen, etwa zur konsiliarischen Untersuchung in einer Kinderklinik oder zur Begutachtung im Auftrag der Polizei.

**Wissen | Verdacht auf Kindesmisshandlung**

- Verletzungen mit sturzuntypischer Verteilung
- geformte Verletzungen
- reduzierter Pflegezustand
- verzögerte Inanspruchnahme ärztlicher Hilfe
- Entdeckung zusätzlicher Verletzungen bei körperlicher Untersuchung
- fehlende, vage, unklare, wechselnde Erklärungen zu Verletzungen
- wiederholte Verletzungen mit gehäuftem Arztwechsel
- Verhaltensauffälligkeiten
- konkrete Hinweise von Dritten oder von Kind selbst

Das im Zusammenhang mit Kindemisshandlungen immer wieder genannte **„Battered Child Syndrome“** ist ein historischer Begriff, der heute nicht mehr empfohlen wird. Der Begriff stammt von dem amerikanischen Pädiater Henry Kempe, der ihn 1961 prägte. Kempe bezeichnete damit eine Befundkonstellation, die für fortgesetzte, schwere Misshandlungen spricht: körperliche und geistige Retardierung, ungepflegter Allgemeinzustand, Hautausschläge, eine Vielzahl von Verletzungen an unfalluntypischen Lokalisationen, Hämatome und Knochenbrüche unterschiedlichen Alters. Das Problem des Erkennens betrifft aber weniger solche Kinder als vielmehr Kinder, die erst am Anfang ihres Leidensweges stehen.

Wie auch bei Körperverletzungen und häuslicher Gewalt dominieren bei Kindesmisshandlungen Verletzungen durch stumpfe Gewalt (→ Kapitel 6.2) und durch Strangulation (→ Kapitel 6.5.4), außerdem durch thermische Gewalt, insbesondere Verbrühen und Verbrennen (→ Kapitel 6.6.2). Wie auch bei erwachsenen Opfern kann die Lokalisation und die Verteilung von Verletzungen unter Berücksichtigung des (angeblichen) Entstehungsmechanismus Hinweise auf eine nicht-unfallmäßige Entstehung geben.

Die Erfahrung zeigt allerdings, dass man nicht vorschnell aus einzelnen Verletzungen auf eine Kindesmisshandlung schließen sollte. Immer wieder gibt es Situationen, bei denen man nicht zwischen Unfall und Misshandlung eindeutig differenzieren kann. Verdächtig sind Verletzungen an Wange, Augenregionen, Ohren, Rücken und Gesäß.

Eine Form der Kindesmisshandlung, welche sehr schwer bis lebensbedrohlich ist, aber ohne äußerlich sichtbare Verletzungen einhergeht, ist das **Schütteltrauma.** Es betrifft nahezu ausschließlich Säuglinge, meist im ersten Lebenshalbjahr, welches als physiologisches „Hauptschreialter" gilt. Das fortgesetzte Schreien kann die Bezugspersonen emotional so sehr überfordern, dass sie die Nerven verlieren und das Kind schütteln. Typischerweise wird der Säugling am Brustkorb gepackt und für einige Sekunden so heftig geschüttelt, dass der relative große und schwere Kopf, der von der schwachen Nackenmuskulatur noch nicht ausreichend gestützt werden kann, rasch und mit größerer Auslenkung vor und zurück pendelt. Dabei kommt es zum Auftreten von Scherkräften im Schädelinneren, wodurch es einerseits zum Abreißen von Gefäßen zwischen der Hirnoberfläche und dem sichelförmigen Blutleiter *(Sinus sagittalis)* kommt, den sogenannten Brückenvenen, andererseits zu Schädigungen der Nervenbahnen im Gehirn, was als *„diffuses axonales Trauma"* bezeichnet wird. Das so misshandelte Kind ist lethargisch bis bewusstlos, zeigt eine unregelmäßige Atmung bis hin zum Atemstillstand und nicht selten einen Kreislaufzusammenbruch, so dass es wiederbelebt werden muss. Bei der radiologischen Untersuchung fällt eine (meist nicht raumfordernde) Unterblutung der harten Hirnhaut *(subdurales Hämatom)* in der Scheitelregion auf. Typisch ist auch eine ein- oder beidseitige Blutung der Netzhaut, weshalb eine Spiegelung des Augenhintergrunds durch Augenärztinnen bei entsprechenden Verdachtsfällen zur Untersuchung gehört. Die Kombination aus subduralem Hämatom der Scheitelregion, Blutungen des Augenhintergrunds, Bewusstlosigkeit, Kreislauf- und Atmungsversagen gilt als beweisend für ein Schütteltrauma. Die Letalität des Schütteltraumas liegt bei etwa 30 %, in mindestens zwei Drittel der überlebten Fälle bleiben schwere Schäden zurück.

**Verbrühungen** kommen bei der Kindesmisshandlung häufiger vor als bei Misshandlungsdelikten mit erwachsenen Opfern. Da unfallmäßige Verbrühungen im Kindesalter ebenfalls nicht selten sind, ist dies eine wichtige Differentialdiagnose. Unfallmäßige Verbrühungen entstehen beispielsweise dadurch, dass von dem Kind ein Topf mit heißem Wasser vom Herd gezogen oder umgekippt wird. Daraus resultieren unregelmäßig geformte, teilweise flächenhafte Verletzungen, mit landkartenartig unregelmäßigen Rändern, Abrinnspuren und davon abgesetzten spritzerartigen Inseln. An Misshandlungen muss gedacht werden, wenn die Verbrühungen geradlinige

Begrenzungen haben, die dem Wasserstand beim Eintauchen entsprechen, sie symmetrisch ausgeprägt sind und keine begleitenden Inseln zeigen. Wie auch bei anderen Misshandlungsformen fallen Diskrepanzen zwischen den Befunden und der angeblichen Krankengeschichte auf.

Eine immer wieder vorkommende Form der Misshandlung sind **Verbrennungen durch Zigaretten,** die auf dem Körper ausgedrückt werden. Solche Verbrennungen sind typischerweise scharf begrenzte, runde Substanzdefekte der Haut, mit einem der Zigarette entsprechenden Durchmesser, und zeigen gelegentlich einen wallartig aufgeworfenen Rand mit kleinen Bläschen. Diese Verletzungen entstehen nur dann, wenn die Zigarette in den Fingern fixiert und mit Druck auf den Untergrund gedrückt wird, wie in einem Aschenbecher. Unfallmäßig entstandene Verbrennungen durch Zigaretten sind hingegen gekennzeichnet durch einen streifenden Kontakt zwischen Glut und Haut. Die Verbrennungen imponieren dann als unregelmäßig und unscharf begrenzte, rotbraune Vertrocknungen der Haut (Abb. 72).

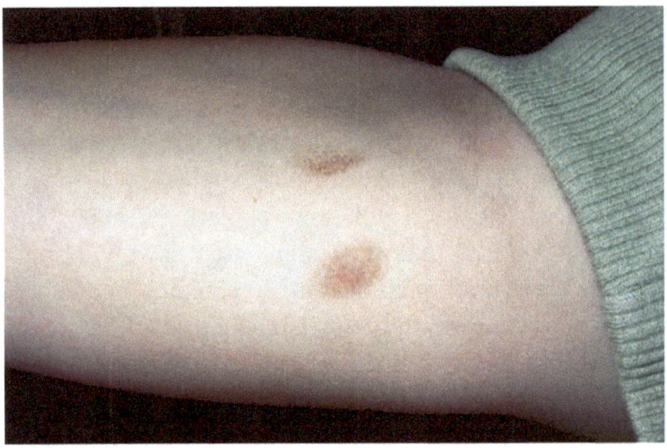

Abb. 72: Verbrennungen durch Zigarettenglut bei streifendem Kontakt

**Knochenbrüche** *(Frakturen)* entstehen durch starke Gewalteinwirkung. Der kindliche Knochen ist elastischer als der eines Erwachsenen, zudem hat er eine feste Knochenhaut, die stabilisierend wirkt. Besonders verletzlich sind die Endstücke *(Epiphyse)* und die daran anschließende Wachstumszone *(Metaphyse)* der Röhrenknochen. In diesem Bereich treten einige der typischen misshandlungsbedingten Knochenbrüche auf. Unfallmäßig entstandene Frakturen betreffen überwiegend die Zwischenzone *(Diaphyse).*

| misshandlungstypisch | unfalltypisch |
|---|---|
| epiphysär oder metaphysär | diaphysär |
| Brustbein, Schulterblatt | Schlüsselbein |
| Rippen (< 3. Lebensjahr), vor allem neben Wirbelsäule | |
| Wirbelkörper | |
| Finger | Unterarme, Handgelenk |

Tab. 13: Diagnostische Hinweise bei kindlichen Knochenbrüchen

Als **Vernachlässigung** wird das Nichtbeachten bzw. Nichterfüllen kindlicher Bedürfnisse durch die Sorgeberechtigten bezeichnet, entweder absichtlich oder aufgrund von Nichtwissen. Die körperliche Vernachlässigung äußert sich durch mangelnde Versorgung mit Nahrungsmitteln und Kleidung, durch mangelhafte Körperpflege und durch eine unzureichende Gesundheitsfürsorge. Als emotionale Vernachlässigung bezeichnet man, wenn das Kind sich selbst überlassen wird, keine Aufmerksamkeit erhält, ständig wechselnde Beziehungspersonen hat und nicht altersentsprechend beaufsichtigt und gefördert wird, so dass es keine Regeln des Zusammenlebens lernt und hat keine sozialen Kontakte hat.

Die **seelische Misshandlung** ist nur unscharf von der emotionalen Vernachlässigung zu trennen. Sie ist dadurch gekennzeichnet, dass kindliche Wünsche nicht anerkannt werden, es in einer Umgebung aus Gefühlskälte, Missachtung und Feindseligkeit aufwächst, und isoliert wird, so dass es keine Freundschaften aufbauen kann. Weitere Formen sind das Terrorisieren des Kindes, so dass es in einem dauerhaften Klima der Bedrohung aufwächst, oder das Korrumpieren, also das Anstiften zu destruktivem, antisozialem Verhalten.

## 7.7 Selbstverletzung

Bei der Untersuchung von Gewaltopfern, insbesondere auch bei sexueller Gewalt, ist differentialdiagnostisch zu bedenken, dass die Straftat gar nicht stattgefunden hat, sondern nur behauptet wird. Für die Vortäuschung einer Straftat gibt es zahlreiche denkbare Gründe, wie beispielsweise ein Betrug, wenn vorgebracht wird, am Arbeitsplatz Opfer eines Raubüberfalls geworden zu sein, bei dem die Kasse mit den Tageseinnahmen mitgenommen wurde. In anderen Fällen sucht das vermeintliche Opfer Aufmerksamkeit und Zuwendung. Gelegentlich dient der angebliche Überfall auch als Ausrede für ein Schwänzen in der Schule, ein Wegbleiben bei der Arbeit, ein ungewöhnlich langes Wegbleiben von zuhause oder soll über einen Seitensprung hinwegtäuschen. Um die Behauptung zu unterfüttern, werden in diesen Fällen Verletzungen vorgezeigt, die von dem vermeintlichen Überfall stammen sollen.

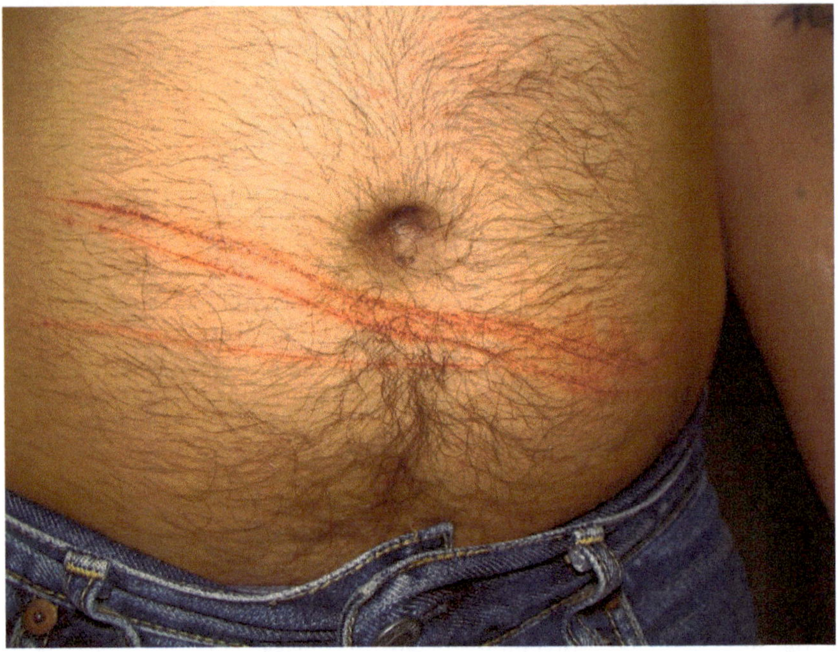

Abb. 73: Selbstverletzung. Langstreckige, überwiegend parallele, oberflächliche Schnittverletzungen des Bauches als angebliche Folgen eines Überfalls

In den allermeisten Fällen ist das Verletzungsbild sehr charakteristisch für eine Selbstbeibringung und von dem Verletzungsmuster einer echten Straftat deutlich zu unterscheiden.

### Wissen | Charakteristika selbstbeigebrachter Verletzungen

- gleichmäßige oberflächliche Ritz- oder Kratzspuren
- gleichförmige, lineare, parallele Verläufe der Einzelläsionen
- symmetrische Verteilung
- leicht erreichbare Körperregionen
- Aussparung besonders schmerzhafter Regionen
- keine oder nicht zum Verletzungsbild passende Kleiderbeschädigung
- keine Abwehrverletzungen
- evtl. Narben von früheren Selbstverletzungen

Besonders charakteristisch für eine Selbstbeibringung ist es, wenn durch den oder die Täter angeblich Symbole (z. B. Hakenkreuz, SS-Runen) oder Schriftzeichen in die Haut eingeschnitten wurden. Solche Fälle wurden in der Vergangenheit oft von den Medien stark aufgegriffen, haben sich dann aber als vorgetäuschte Überfälle und Selbstverletzungen herausgestellt.

# 8 Verkehrsmedizin

**Die Lernfragen zu diesem Kapitel finden Sie unter:**
https://narr.kwaest.io/s/1177

## 8.1 Verkehrsunfälle

Im Jahr 2019 wurden in Deutschland 2.685.661 Verkehrsunfälle polizeilich registriert, darunter 300.143 Fälle mit Personenschaden. 384.230 Personen wurden dabei verletzt, 3.046 verstarben. Die Unfälle mit Personenschaden fanden in 69 % innerorts, in 24 % außerorts ohne Autobahn und in 7 % auf der Autobahn statt. Bei den Todesfällen gibt es zwei Gipfel in der Altershäufigkeit: Zum einen sind die jungen Erwachsenen zwischen 18 und 25 Jahren besonders betroffen, zum anderen die Senioren jenseits des 65. Lebensjahrs.

Von rechtsmedizinischer Seite hat man insbesondere mit den Todesfällen zu tun. Die inhaltlichen Schwerpunkte liegen dabei – neben der Feststellung der Todesart und der Todesursache – auf der Unfallrekonstruktion und der Frage der Kausalität von Unfall und Todeseintritt. Dieser Zusammenhang ist gerade bei länger überlebten Verkehrsunfällen keineswegs immer eindeutig. Die Rekonstruktion des Unfallhergangs geschieht in enger Abstimmung mit der Polizei und den externen technischen Sachverständigen, welche im Idealfall bei der Obduktion anwesend sind. Man sucht dabei nach Korrelationen zwischen den Verletzungen und den Beschädigungen an den beteiligten Fahrzeugen sowie den Spuren vor Ort.

Es gibt immer wiederkehrende Unfallkonstellationen, bei denen typische Verletzungsmuster zu erwarten sind. Dabei spielt die Kollisionsgeschwindigkeit eine wichtige Rolle für die Schwere der Verletzungen. Wenig überraschend steigt diese mit der Geschwindigkeit und damit der effektiven Kraft, die auf den Körper einwirkt.

### 8.1.1 Fußgänger

Am häufigsten unter den tödlichen Verkehrsunfällen mit Fußgängerbeteiligung ist die Kollision mit einem Pkw. Der Unfallablauf lässt sich in drei Phasen einteilen: anstoßen – aufladen – abwerfen.

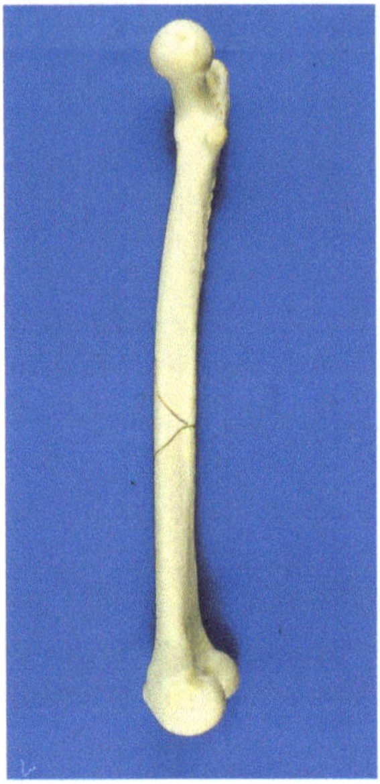

Abb. 74: Messerer-Bruch des Oberschenkelknochens nach Anstoß von der im Bild linken Seite her

Der **Anstoß** erfolgt bei erwachsenen Fußgängern in aller Regel an dem Unterschenkel, der dem Fahrzeug zugewandt ist. Bei einem Anstoß von vorne oder von hinten können auch beide Unterschenkel betroffen sein. Durch die Schubbewegung aufgrund des Anstoßes kommt es oft zu charakteristischen Abriebspuren an den Schuhsohlen (an beiden Sohlen bei stehenden, an einer Sohle bei gehenden Fußgängern). An der Haut sind Schürfungen oder Hämatome durch das kontaktierende Fahrzeugteil, meist den vorderen Stoßfänger zu erwarten. Am Schienbein entsteht ein typischer Biegungsbruch in Keilform *(Messerer-Bruch)*, wobei die Basis des Keils die Stelle ist, an der die Kollision erfolgte, die Spitze also die Richtung der Krafteinwirkung anzeigt (siehe Abb. 74). Dadurch kann die Richtung des Anstoßes und die Bewegungsrichtung des Fußgängers rekonstruiert werden. Für die strafrechtliche Beurteilung spielt es eine große Rolle, ob der Fußgänger aus der Sicht der Fahrerin von links oder von rechts kam: Wenn er von links kam, dann war er üblicherweise länger im Blickfeld der Fahrerin, als wenn er von rechts kam, weshalb der Unfall womöglich eher zu vermeiden gewesen wäre.

Durch den Anstoß kommt es zu einer Beschleunigung der Unterschenkel und einer trägheitsbedingten Verzögerung des Oberkörpers, wodurch es zum **Aufladen** auf die Motorhaube kommt. Hieraus resultiert an dieser typischerweise eine Eindellung im vorderen Bereich. Als korrespondierende Verletzungen sind Hämatome im Bereich der Hüften oder des Gesäßes zu erwarten. Der Kopf kann auf der Motorhaube (vor allem bei kleiner Körpergröße oder langsamer Kollisionsgeschwindigkeit), der Windschutzscheibe oder bei sehr großen Menschen bzw. höheren Kollisionsgeschwindigkeiten an deren oberer Begrenzung aufschlagen. Rückschlüsse auf die Fahrzeuggeschwindigkeit in Bezug auf den Auftreffort des Kopfes kann folgende Faustregel für erwachsene Fußgänger geben:

- bis 40 km/h auf der Motorhaube
- 40 bis 70 km/h in der Frontscheibe
- ca. 70 km/h im Bereich des oberen Scheibenrahmens

Durch den Aufprall des Kopfes zersplittert oft die Frontscheibe mit der Folge von Schnittwunden und Splitteranhaftungen in den Wunden. Bei Geschwindigkeiten von über 70 km/h überfliegt das Opfer den Pkw, so dass nur Verletzungen durch den Primärkontakt und den Abwurf vorliegen.

Beim **Abwerfen** kommt es zu einem horizontalen Wurf oder bei niedriger Geschwindigkeit zu einem Abrutschen des Fußgängers vom Fahrzeug. Die dabei entstehenden Verletzungen sind meistens weniger schwer als die primären Anstoßverletzungen. Typisch sind flächenhafte Schürfungen durch den Rutschvorgang am Boden.

Eine Ausnahme stellen Kinder dar, da sie einen niedrigeren Schwerpunkt haben und somit oft nicht aufgeladen und abgeworfen werden, sondern nach dem primären Anstoß unter das Fahrzeug gelangen.

Weitere Formen der Fußgängerunfälle sind das Überrollen und das Überfahren. Beim **Überfahren** liegt der Körper parallel zur Fahrzeuglängsachse. Die Verletzungen kommen durch die Unterbodenbauteile des Fahrzeugs zustanden, teilweise auch durch sich dort verfangende Kleidung, wodurch der Körper mitgeschleift wird. Großflächige Schürfwunden weisen darauf hin, dass der Körper eine längere Distanz mitgeschleift wurde.

Beim **Überrollen** liegt der Körper quer zur Fahrzeuglängsachse. Voraussetzung in beiden Fällen ist, dass der Fußgänger bereits auf der Fahrbahn lag. Eine Überrollung durch ein primär anstoßendes Fahrzeug ist dabei sehr selten. Viel häufiger passiert sie durch den nachfolgenden Verkehr. Nach einer Überrollung sind nicht selten Abdrücke des Reifenprofils auf der Kleidung und in der Haut zu finden.

Durch Scherbewegungen der Haut und der darunter liegenden Weichteilschichten entstehen Dehnungsrisse der Haut und eine Ablederung *(Décollement)* von Haut und Unterhautfettgewebe von der darunterliegenden Muskelhülle. Beim Überrollen des Kopfes sind Berstungsfrakturen und eine Zermalmung des Hirnschädels möglich.

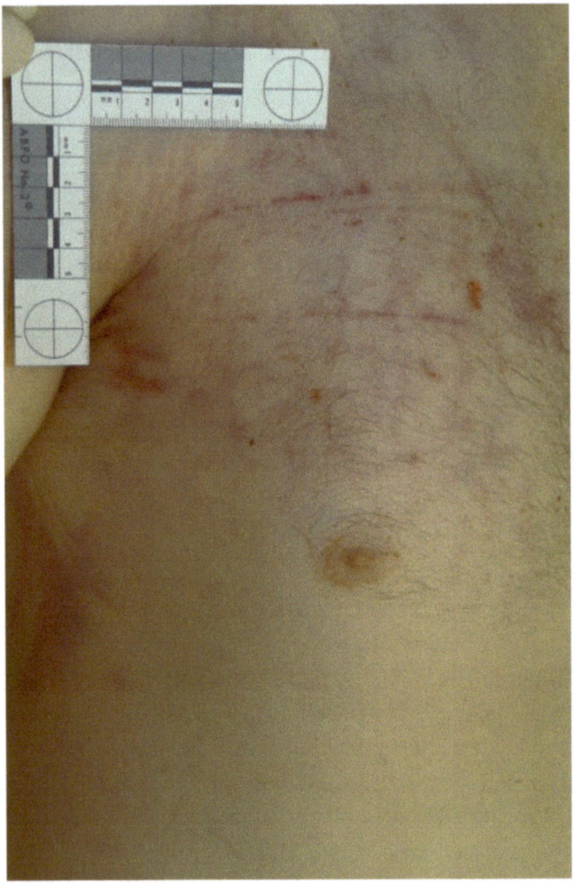

Abb. 75: Gemusterte Hauteinblutungen an der rechten Brustkorbseite: Reifenabdruckspur nach Überrollung

### 8.1.2 Zweiradfahrer

Bei der Kollision zwischen einem Zweirad und einem Pkw oder Lkw gibt es zwei häufige Szenarien:

- Das Zweirad prallt frontal auf das andere Fahrzeug, meistens auf dessen Seite.
- Das Zweirad und seine Fahrerin werden seitlich vom Unfallgegner touchiert.

Eine dritte, nicht ganz so häufige Unfallvariante mit tödlichem Ausgang ist der alleinbeteiligte Sturz. In allen Fällen gibt es typische Verteilungen der Verletzungen.

Wenn das Zweirad frontal auf das gegnerische Fahrzeug prallt, dann wird die Fahrerin in ihrer Vorwärtsbewegung plötzlich abgebremst. Sie rutscht auf dem Sattel nach vorne und wird nach vorne über den Lenker abgeworfen, prallt dabei auf das kollidierende Fahrzeug. Typische Verletzungen sind Stauchungsbrüche der Unterarme, Verletzungen der Knie, Rippenbrüche und Beckenbrüche. Innere Verletzungen betreffen Bauch, Brustkorb und Kopf. Wenn es sich um ein Motorrad handelt, dann finden sich oft Hämatome im Bereich des Damms und der angrenzenden Partien der Oberschenkelinnenseiten, wenn der Fahrer über den Tank rutscht.

Wenn das gegnerische Fahrzeug das Zweirad und seine Fahrerin seitlich touchiert, dann erfolgt der Erstkontakt an Unterschenkel, Knie oder Becken auf der dem Pkw/Lkw zugewandten Seite. Danach prallt der Oberkörper seitlich auf die Motorhaube. Bei höherer Kollisionsgeschwindigkeit wird der Körper über das Fahrzeug geschleudert.

Bei alleinbeteiligten Stürzen dominieren Verletzungen des Kopfes, weiterhin oft flächenhafte Schürfungen und Weichteilblutungen vom Rutschen über den Untergrund. Typisch sind Frakturen der Schlüsselbeine, auch der Unterarme oder Handgelenke.

Sowohl bei Radfahrern als auch bei Motorradfahrern sind schwere Kopfverletzungen *(Schädel-Hirn-Trauma)* sehr häufig und nicht selten tödlich. Durch das Tragen eines Schutzhelms wird die Verletzungsschwere signifikant verringert, jedoch nicht eliminiert.

### 8.1.3 Fahrzeuginsassen

Die Verteilung der Verletzungen bei Fahrzeuginsassen ist ebenso wie die Schwere der Verletzungen abhängig von der Kollisionsrichtung, der Geschwindigkeit, der Sitzposition und den Sicherheitssystemen (Gurte, Airbag). Gurte und Airbags entfalten ihre Schutzwirkung vor allem bei Frontalkollisionen, die auch die häufigste Variante des Verkehrsunfalls darstellen.

Bei einer **Frontalkollision** kommt es zu einer plötzlichen Verzögerung der Fahrt, wodurch sich der Körper der Insassen trägheitsbedingt nach vorne bewegt. Ohne Gurt kommt es bei Frontinsassen zum Anprall der Knie am Armaturenbrett, zum Anprall des Brustbeins auf dem Lenkrad bzw. dem Armaturenbrett und zum Anprall des Kopfes an der Frontscheibe, eventuell auch zum Herausschleudern des Körpers durch die zerbrochene Windschutzscheibe. Relevante Verletzungen sind bereits ab einer Kollisionsgeschwindigkeit von 10 km/h zu erwarten. Durch einen korrekt angelegten Dreipunktgurt wird der Körper auf dem Sitz zurückgehalten, was schwerere Verletzungen verhindert, auch wenn durch den Gurt selbst Verletzungen entstehen können. Am häufigsten finden sich bandförmige Hämatome entsprechend dem Gurtverlauf über dem jeweiligen Schlüsselbein und an der Brustkorbvorderseite, weiterhin an beiden Darmbeinstacheln. Bei höheren Kollisionsgeschwindigkeiten kann es zu Rippenbrüchen und zum Bruch des Brustbeins kommen, weiterhin zu Lungenprellungen, Einrissen der Leber oder der Gekrösewurzel. Während ohne Sicherheitsgurt tödliche Verletzungen bereits ab 25 km/h zu erwarten sind, sind diese bei angelegtem Sicherheitsgurt unter 50 km/h sehr selten.

Bei einem **Heckanprall** werden die Insassen durch die plötzliche Beschleunigung von hinten in ihre Sitze gepresst. Der Kopf wird nackenwärts bewegt; diese Bewegung soll durch die Kopfstütze aufgehalten werden, was nur dann gelingt, wenn sie korrekt eingestellt ist (Oberkante Kopfstütze entspricht Scheitelhöhe, möglichst geringer Abstand zwischen Hinterkopf und Kopfstütze). Die plötzliche Zerrung der Halswirbelsäule kann zu einem sogenannten Schleudertrauma führen, welches durch Nacken- und Kopfschmerzen, Bewegungseinschränkung des Halses und im Extremfall neurologischen Beeinträchtigungen gekennzeichnet ist. Hierfür muss aber eine Geschwindigkeitsänderung von mindestens 15 km/h durch den Anstoß stattgefunden haben. Im Einzelfall kann eine atypische Haltung von Hals und Kopf zum Zeitpunkt des Aufpralls („out-of-position") oder eine vorbestehende Schädigung der Halswirbelsäule die Beschwerden verschlimmern.

Bei der **Seitkollision** haben die Insassen den vergleichsweisen geringsten Schutz: Die seitliche Knautschzone der Fahrzeuge ist kurz, Gurte und Frontairbags bieten keinen Schutz und auch die Seitairbags sind in ihrer Wirksamkeit eingeschränkt. Verletzungen finden sich vor allem an der Körperseite, die der Kollision zugewandt war. Typisch sind Schädel-Hirn-Traumata, Brüche und Weichteilverletzungen von Schulter, Arm und Brustkorb, Beckenbrüche sowie Prellungen und Rupturen innerer Organe wie Milz, Leber und Lungen.

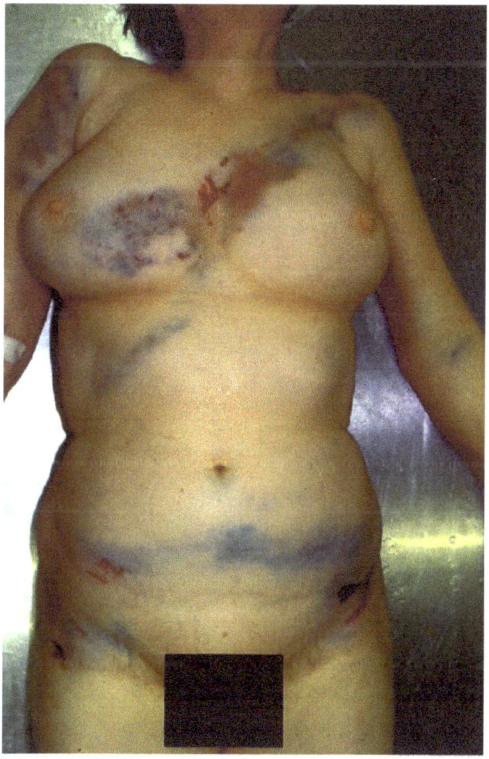

Abb. 76: Bandförmige Hautunterblutungen entsprechend einer Gurtabdruckmarke in Fahrerposition nach Frontalkollision

## 8.2 Fahrsicherheit

Mit dem Begriff der Fahrsicherheit, auch Fahrfähigkeit oder Fahrtüchtigkeit genannt, wird die aktuelle psychische und physische Fähigkeit bezeichnet, ein Kraftfahrzeug im Straßenverkehr sicher zu führen. Dies bedeutet, dass die Anforderungen im Fahrtverlauf bewältigt werden können, man weder sich selbst noch andere Verkehrsteilnehmer oder Sachen von Wert gefährdet – und zwar auch dann nicht, wenn etwas Unvorhergesehenes im Fahrtverlauf passiert. Es wird von einem Verkehrsteilnehmer erwartet, dass er sich vor Fahrtantritt selbst prüft, ob der diesen Anforderungen gerecht wird. Daher ist es auch vorwerfbar, wenn im Zustand der Fahrunsicherheit ein Verkehrsunfall verursacht wird.

Die häufigsten Gründe für eine Fahrunsicherheit sind Alkoholisierung, Berauschung durch Drogen oder Medikamente und Ermüdung bzw. Übermüdung.

Bei der Teilnahme am Straßenverkehr in alkoholisiertem Zustand oder nach dem Konsum von Betäubungsmitteln wird rechtlich unterschieden zwischen einer Ordnungswidrigkeit und einer Straftat. Eine Ordnungswidrigkeit liegt gemäß § 24a StVG dann vor, wenn die Atemalkoholkonzentration 0,25 mg/l oder mehr beträgt, die Blutalkoholkonzentration 0,5 ‰ oder mehr beträgt oder Betäubungsmittel im Blut nachgewiesen werden.

### Recht | Teilnahme am Straßenverkehr

#### § 24a StVG 0,5 Promille-Grenze

(1) Ordnungswidrig handelt, wer im Straßenverkehr ein Kraftfahrzeug führt, obwohl er 0,25 mg/l oder mehr Alkohol in der Atemluft oder 0,5 ‰ oder mehr Alkohol im Blut oder eine Alkoholmenge im Körper hat, die zu einer solchen Atem- oder Blutalkoholkonzentration führt.

(2) Ordnungswidrig handelt, wer unter der Wirkung eines in der Anlage zu dieser Vorschrift genannten berauschenden Mittels im Straßenverkehr ein Kraftfahrzeug führt. Eine solche Wirkung liegt vor, wenn eine in dieser Anlage genannte Substanz im Blut nachgewiesen wird. Satz 1 gilt nicht, wenn die Substanz aus der bestimmungsgemäßen Einnahme eines für einen konkreten Krankheitsfall verschriebenen Arzneimittels herrührt.

(3) Ordnungswidrig handelt auch, wer die Tat fahrlässig begeht.

(4) Die Ordnungswidrigkeit kann mit einer Geldbuße bis zu dreitausend Euro geahndet werden.

(5) Das Bundesministerium für Verkehr und digitale Infrastruktur wird ermächtigt, durch Rechtsverordnung im Einvernehmen mit dem Bundesministerium für Gesundheit und dem Bundesministerium der Justiz und für Verbraucherschutz mit Zustimmung des Bundesrates die Liste der berauschenden Mittel und Substanzen in der Anlage zu dieser Vorschrift zu ändern oder zu ergänzen, wenn dies nach wissenschaftlicher Erkenntnis im Hinblick auf die Sicherheit des Straßenverkehrs erforderlich ist.

Wenn zusätzlich noch Hinweise auf eine verkehrsmedizinisch relevante Einschränkung der psychischen oder physischen Leistungsfähigkeit festzustellen sind, dann handelt es sich um eine Straftat. Bei der Fahrunsicherheit wird nochmals unterschieden zwischen einer relativen Fahrunsicherheit und einer absoluten Fahrunsicherheit. Letztere gibt es nur beim Alkohol. Der Grenzwert für die absolute Fahrunsicherheit beträgt 1,1 ‰ für Kraftfahrer und 1,6 ‰ für Fahrradfahrer.

### Recht | Gefährdung und Trunkenheit

**§ 315c StGB: Gefährdung des Straßenverkehrs**

(1) Wer im Straßenverkehr
1. ein Fahrzeug führt, obwohl er
a) infolge des Genusses alkoholischer Getränke oder anderer berauschender Mittel oder
b) infolge geistiger oder körperlicher Mängel
nicht in der Lage ist, das Fahrzeug sicher zu führen, oder
2. grob verkehrswidrig und rücksichtslos
a) die Vorfahrt nicht beachtet,
b) falsch überholt oder sonst bei Überholvorgängen falsch fährt,
c) an Fußgängerüberwegen falsch fährt,
d) an unübersichtlichen Stellen, an Straßenkreuzungen, Straßeneinmündungen oder Bahnübergängen zu schnell fährt,
e) an unübersichtlichen Stellen nicht die rechte Seite der Fahrbahn einhält,
f) auf Autobahnen oder Kraftfahrstraßen wendet, rückwärts oder entgegen der Fahrtrichtung fährt oder dies versucht oder
g) haltende oder liegengebliebene Fahrzeuge nicht auf ausreichende Entfernung kenntlich macht, obwohl das zur Sicherung des Verkehrs erforderlich ist,
und dadurch Leib oder Leben eines anderen Menschen oder fremde Sachen von bedeutendem Wert gefährdet, wird mit Freiheitsstrafe bis zu fünf Jahren oder mit Geldstrafe bestraft.
(2) In den Fällen des Absatzes 1 Nr. 1 ist der Versuch strafbar.
(3) Wer in den Fällen des Absatzes 1
1. die Gefahr fahrlässig verursacht oder
2. fahrlässig handelt und die Gefahr fahrlässig verursacht,
wird mit Freiheitsstrafe bis zu zwei Jahren oder mit Geldstrafe bestraft.

**§ 316: Trunkenheit im Verkehr**

(1) Wer im Verkehr (§§ 315 bis 315e) ein Fahrzeug führt, obwohl er infolge des Genusses alkoholischer Getränke oder anderer berauschender Mittel nicht in der Lage ist, das Fahrzeug sicher zu führen, wird mit Freiheitsstrafe bis zu einem Jahr oder mit Geldstrafe bestraft, wenn die Tat nicht in § 315a oder § 315c mit Strafe bedroht ist.
(2) Nach Absatz 1 wird auch bestraft, wer die Tat fahrlässig begeht.

Eine Straftat im Sinne der §§ 315c oder 316 StGB liegt dann vor, wenn neben dem Nachweis von Alkohol oder Drogen im Körper auch nachgewiesen werden kann, dass alkohol- bzw. drogentypische Fahrfehler begangen wurden oder Einschränkungen der Koordination, des Gleichgewichts, des Sehvermögens, der Auffassungsgabe, des Reaktionsvermögens, der Konzentration, der Wachheit oder der Orientierung vorlagen. Die bei Drogenkonsum häufigen Befunde Nervosität, Zittern, Lidflattern und glasige, tränende Augen gelten als unspezifische Hinweise und berechtigen nicht zur Feststellung einer drogenbedingten Fahrunsicherheit.

Die Beurteilung der Fahrsicherheit fußt also einerseits auf den toxikologischen Befunden, mit denen nachgewiesen wird, welche Substanzen in welchen Konzentrationen im Körper waren, andererseits auf den Feststellungen der Polizei und der blutentnehmenden Ärztin zum Leistungsvermögen des Beschuldigten. Um diese zu erfassen, erfolgt eine Untersuchung des Betroffenen, die dieser aber ablehnen kann. Gerade beim Verdacht auf eine Drogenbeeinflussung wird bereits durch die Polizei vor Ort mit dem Betroffenen eine Reihe von standardisierten neurologischen Tests (auf freiwilliger Basis) durchgeführt, die dann bei der Blutentnahme auch nochmals von ärztlicher Seite vorgenommen werden. Typische Tests zur Erfassung der Konzentration, des Multitaskings, der Koordinationsfähigkeit, der Sehfähigkeit und des Gleichgewichtssinns sind in der folgenden Wissensbox aufgeführt.

**Wissen | Tests zur Beurteilung der Fahrsicherheit**

- Prüfung auf Horizontalnystagmus, Vertikalnystagmus, Schielfähigkeit
- Romberg-Stehtest in Kombination mit Zeitempfindungstest
- Einbeinstand in Kombination mit Rückwärtszählen

- Finger-Finger-Test, Finger-Nasen-Test
- Drehnachnystagmus
- Geradeausgang und plötzliche Kehrtwendung
- Seiltänzertest

Darüber hinaus erfolgt eine Einschätzung der Orientierung, des Gedankenablaufs, der Stimmung und des Verhaltens. Auffälligkeiten bei den Tests sprechen vor allem dann für eine alkohol- oder drogenbedingte Fahrunsicherheit, wenn mehrere Tests betroffen sind.

Die Beurteilung der Fahrsicherheit und die Differenzierung zwischen Ordnungswidrigkeit und relativer Fahrunsicherheit ist eine häufige Tätigkeit im rechtsmedizinischen Alltag. Die Begutachtung erfolgt nach Aktenlage (→ Kapitel 3.5). In manchen Instituten wird auch die Untersuchung von Fahrern bei Verkehrsdelikten und die Blutentnahme durchgeführt. Die Untersuchung der Blutprobe auf Alkohol und Drogen (→ Kapitel 9.2) ist ebenfalls eine rechtsmedizinische Tätigkeit.

### 8.2.1 Alkohol

Alkohol ist nach wie vor die am häufigsten konsumierte Substanz mit Auswirkungen auf die Fahrsicherheit. Die Wirkung des Alkohols auf die Fahrsicherheit ist gut untersucht. Alkohol wirkt im unteren Promillebereich vor allem enthemmend, was zu erhöhter Risikobereitschaft und zu einer schnelleren, riskanteren Fahrweise als in nüchternem Zustand führt. Hinzu kommen Unaufmerksamkeit, erhöhte Ablenkbarkeit, eine Verminderung der Auffassungsgabe und eine Verlängerung der Reaktionszeit. Komplexe Handlungen können im Falle erhöhter Informationsdichte, wie sie im Straßenverkehr häufig auftreten, nicht mehr adäquat durchgeführt werden – es kommt zu fehlerhaften Reaktionen. Weiterhin sind eine Abnahme der Koordinationsfähigkeit und Einschränkungen der Feinmotorik sowie des Gleichgewichtssinns festzustellen. Das Gesichtsfeld wird eingeengt („Tunnelblick"), daher können räumliche Distanzen und Geschwindigkeiten nicht mehr richtig eingeschätzt werden, was zusätzlich durch die Verschlechterung des Tiefensehens beeinträchtigt wird. Die Adaptationsfähigkeit der Pupille ist gestört – Alkoholisierte benötigen länger, um sich bei rasch ändernden Lichtverhältnissen an diese zu gewöhnen.

Der Nachweis einer Alkoholisierung erfolgt entweder durch eine Atemalkoholanalyse oder durch eine Bestimmung der Blutalkoholkonzentration. Die Atemalkoholanalyse ist in Deutschland ein Verfahren, das von den Polizeibeamten vorgenommen wird. Hierfür werden portable Messgeräte, sogenannte Alkomaten, verwendet. Der ausgegebene Wert gibt einen gewissen Anhalt für den Grad der Alkoholisierung. Dies ist wichtig für die Entscheidung über das weitere Vorgehen (→ Kapitel 8.2).

| Alkoholkonzentration | Bedeutung |
|---|---|
| 0,3 ‰ | Beginn der relativen Fahrunsicherheit |
| 0,5 ‰ bzw. 0,25 mg/l | Ordnungswidrigkeit |
| 1,1 ‰ | absolute Fahrunsicherheit (motorisierte Verkehrsteilnehmer) |
| 1,6 ‰ | absolute Fahrunsicherheit (Radfahrer) |

Tab. 14: Grenzwerte beim Alkoholnachweis

Wenn der Wert über 0,3 ‰ beträgt, dann ist bereits eine relative Fahrunsicherheit möglich, für die dann aber weitere Beweisanzeichen vorliegen müssen. Bei einem Wert über 0,5 ‰ liegt eine Ordnungswidrigkeit vor, bei Werten über 1,1 ‰ eine absolute Fahrunsicherheit. In diesen Fällen muss der Alkoholwert sicher bestimmt worden sein. Wenn nur eine Ordnungswidrigkeit in Betracht kommt, dann genügt die Messung der Atemalkoholkonzentration, allerdings nicht mit einem Handgerät, sondern mit einem Gerät zur beweissicheren Atemalkoholanalyse, welches stationär in den Polizeirevieren ist. Wenn eine Straftat in Betracht kommt, dann muss eine Blutprobe erhoben werden, in der die Alkoholkonzentration bestimmt wird.

Alkohol hat eine pharmakologisch besondere Eigenschaft: Er wird im Blut mit einer festen stündlichen Rate von durchschnittlich 0,15 ‰ (mindestens 0,1 ‰, maximal 0,2 ‰ pro Stunde) abgebaut. Daher kann aus einer gemessenen Blutalkoholkonzentration auf die Blutalkoholkonzentration zu einem früheren Zeitpunkt zurückgerechnet werden. Dies macht man sich zu Nutze, da forensisch die Blutalkoholkonzentration zum Tatzeitpunkt von Interesse ist, weniger der zum Zeitpunkt der Blutentnahme, die mit einer gewissen zeitlichen Verzögerung danach stattfindet.

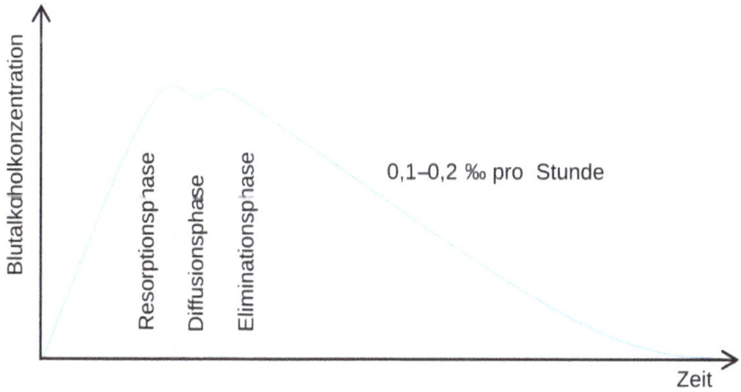


Abb. 77: Blutalkoholkonzentration im zeitlichen Verlauf

Für die Berechnung des Blutalkohols zum Tatzeitpunkt haben sich durch obergerichtliche Rechtsprechung einige Regeln etabliert.

Für die Berechnung der **minimalen Blutalkoholkonzentration** wird vom Zeitpunkt der Blutentnahme auf den Tatzeitpunkt zurückgerechnet, indem der Mindestabbau von 0,1 ‰ pro Stunde zugrunde gelegt wird. Zudem bleiben die ersten beiden Stunden nach Trinkende rückrechnungsfrei.

**Beispiel | Berechnung der minimalen Blutalkoholkonzentration**

- Trinkende: 21:20 Uhr
- Tatzeit: 22:00 Uhr
- Blutentnahme: 23:00 Uhr – 0,9 ‰
- Mindest-Blutalkoholkonzentration zum Tatzeitpunkt: **0,9 ‰**, da Tatzeitpunkt innerhalb der rückrechnungsfreien Zeit liegt. Wenn das Trinkende beispielsweise um 19:30 Uhr gewesen wäre, dann würde um ein Stunde von der Blutentnahme auf den Tatzeitpunkt zurückgerechnet werden. In dieser Stunde wurde mindestens 0,1 ‰ abgebaut, so dass sich als Mindest-Blutalkoholkonzentration um 22 Uhr **1,0 ‰** errechnet.

Für die Berechnung der **maximal möglichen Blutalkoholkonzentration** wird vom Zeitpunkt der Blutentnahme auf den Tatzeitpunkt zurückgerechnet, indem der maximal mögliche Abbau von 0,2 ‰ pro Stunde zugrunde gelegt wird. Zudem wird ein einmaliger Sicherheitszuschlag von 0,2 ‰ hinzuaddiert. Das Trinkende und die rückrechnungsfreie Zeit finden keine Berücksichtigung.

**Beispiel | Berechnung der maximalen Blutalkoholkonzentration**

- Tatzeit: 22:00 Uhr
- Blutentnahme: 23:00 Uhr – 0,9 ‰
- Maximal mögliche Blutalkoholkonzentration zum Tatzeitpunkt: 1,3 ‰. Rückrechnung um 1 Stunde (Abbau 0,2 ‰) und zusätzliche Addition eines Sicherheitszuschlags von 0,2 ‰

Neben einer Rückrechnung der Blutalkoholkonzentration aus einem gemessenen Wert ist auch eine Berechnung nach Trinkmengenangaben möglich. Die Grundlage dieser Berechnung ist die **Widmark-Formel.**

**Wissen | Widmark-Formel**

$$c = \frac{A}{p \times r}$$

c gibt die Blutalkoholkonzentration in g Alkohol pro kg Körpermasse (‰), A die aufgenommene Menge an reinem Alkohol in g, p die Körpermasse in kg und r den Reduktionsfaktor an.

Der Reduktionsfaktor beträgt für normalgewichtige Frauen 0,6 und für normalgewichtige Männer 0,7 und wird deshalb benötigt, weil sich der Alkohol nur im wasserhaltigen Gewebe des Körpers, nicht im Fettgewebe verteilt. Bei einem normalgewichtigen Mann beträgt der Körperfettanteil durchschnittlich 30 %, bei einer normalgewichtigen Frau durchschnittlich 40 %.

Um die Blutalkoholkonzentration zu einem bestimmten Zeitpunkt berechnen zu können, benötigt mal also folgende Angaben:

- Körpermasse und Konstitution
- Geschlecht

- Menge an getrunkenem Alkohol in g
- Trinkbeginn
- Tatzeitpunkt

Für die Menge an Alkohol genügt ein Blick auf die Flasche; dort ist der Alkoholgehalt in Volumen-% angegeben. Wenn man diese Zahl mit dem Faktor 8 multipliziert, dann erhält man die Menge Alkohol in einem Liter (genauer in 1 kg) dieses Getränks. Bier hat beispielsweise einen Alkoholgehalt von rund 5 Vol-%. Daraus folgt, dass in einem Liter Bier 40 g Alkohol enthalten sind.

### Beispiel | Berechnung der Blutalkoholkonzentration

Mann, 80 kg, mittlere Konstitution (r = 0,7), trinkt 1 Maß Bier:

$$c = \frac{40\ g}{80\ kg \times 0{,}7} = 0{,}71\ ‰$$

Ein Liter Bier ergibt bei einem Mann von 80 kg und mittlerer Konstitution also eine Blutalkoholkonzentration von 0,71 ‰. Allerdings handelt es sich hierbei um den theoretischen Maximalwert. In der Praxis muss man noch berücksichtigen, dass es ein sogenanntes Resorptionsdefizit gibt: Zwischen 10 % und 30 % des getrunkenen Alkohols tauchen erst gar nicht im Blut auf, sondern werden zuvor verstoffwechselt. Zudem wird Alkohol im Körper bereits beim Trinkbeginn abgebaut. Wenn man nun das eben genannte Beispiel erweitert und sich fragt, wie hoch die Blutalkoholkonzentration nach einer Stunde ist und dabei ein mittleres Resorptionsdefizit von 20 % sowie die mittlere stündliche Abbaurate von 0,15 ‰ annimmt, dann lautet die Antwort: 0,41 ‰.

Nicht selten werden Einwände gegen das Messergebnis der Blutalkoholbestimmung vorgebracht, wie beispielsweise, dass die Blutprobe verwechselt oder dass die Blutalkoholkonzentration falsch bestimmt wurde. Gelegentlich wird auch behauptet, dass der Alkohol unbemerkt konsumiert wurde (z. B. versehentlich alkoholhaltiges Bier anstatt – wie eigentlich beabsichtigt – alkoholfreies Bier getrunken). Der häufigste Einwand ist, dass der Alkohol erst nach der Fahrt, aber vor dem Eintreffen der Polizei getrunken wurde („auf den Schreck des Unfalls hin“), was als **„Nachtrunk“** bezeichnet wird. Je nach Situation kann das durchaus möglich sein. Als

Gutachterin muss man zunächst einmal abklären, ob der geltend gemachte Nachtrunk denn zeitlich und mengenmäßig möglich war und die dann gemessene Blutalkoholkonzentration, aber auch die festgestellten Symptome erklären kann. So ist es zwar beispielsweise möglich, innerhalb von zehn Minuten eine halbe Flasche Schnaps zu trinken, dieser Konsum geht aber mit einer massiven, stetig stärker werdenden Vergiftungssymptomatik einher. Wenn diese nicht vorlag, dann spricht das gegen einen Nachtrunk in der behaupteten Menge. Neben solchen Plausibilitätskontrollen gibt es auch Laboruntersuchungen, die zur Überprüfung herangezogen werden können: die **Begleitstoffanalyse.** Diese basiert darauf, dass in einem alkoholischen Getränk neben dem Trinkalkohol Äthanol weitere, sogenannte Fuselalkohole wie Methanol, Propanol-1, Butanol-2, Iso-Butanol oder Butanol-1 in unterschiedlicher Zusammensetzung zu finden sind. Diese machen einen Teil des Geschmacks eines Getränks aus. Jedes Getränk hat eine charakteristische Zusammensetzung dieser Alkohole und jeder Alkohol hat ein für ihn charakteristisches Abbauverhalten. Daher kann durch die Begleitstoffanalyse in einer Blutprobe abgeschätzt werden, welche Menge eines alkoholischen Getränks in welcher Zeit getrunken wurde und damit, ob ein geltend gemachter Nachtrunk auch stattgefunden hat.

### 8.2.2 Drogen

Die Beurteilung der Fahrsicherheit unter Drogen ist prinzipiell ähnlich der unter Alkohol. Allerdings gibt es für Drogen keine Grenzwerte für eine absolute Fahrunsicherheit. Es gibt also lediglich die Möglichkeiten einer Ordnungswidrigkeit oder einer relativen Fahrunsicherheit. Während für eine Ordnungswidrigkeit der Substanznachweis im Blut ausreichend ist und es hierfür Nachweisgrenzen für jede Substanz gibt, müssen für die Feststellung der Fahrunsicherheit die oben erwähnten Einschränkungen der psychophysischen Leistungsfähigkeit vorliegen.

Die Begutachtung einer drogenbedingten Fahrunsicherheit wird zudem dadurch kompliziert, dass es keine Korrelation zwischen den Wirkstoffspiegeln im Blut und der Leistungsfähigkeit gibt. Zwar steigt die Wahrscheinlichkeit einer auch von außen feststellbaren Wirkung mit der Konzentration an, individuelle Faktoren wie etwa die Gewöhnung an eine Substanz können aber dazu führen, dass trotz hoher Blutspiegel eine Beeinträchtigung der Leistungsfähigkeit auf den ersten Blick nicht zu erkennen ist. Umgekehrt gibt es aber Fälle, die stark berauscht wirken, obwohl die Blutspiegel abgesunken sind.

Bei den häufig konsumierten Betäubungsmitteln Marihuana/Haschisch, Amphetaminen und Kokain kommt es nach Abklingen des Rausches zu einer Ermüdungsphase, in der zwar keine relevanten Wirkstoffspiegel mehr im Blut zu messen sind, die Leistungsfähigkeit aber trotzdem stark eingeschränkt sein kann. Diese Ermüdungsphase kann sich auch je nach Intensität des vorangegangenen Rausches über viele Stunden bis zu zwei Tage hinziehen.

Die akute Rauschphase durch den Cannabiswirkstoff **Tetrahydrocannabinol** (THC) dauert etwa eine bis zwei Stunden und ist durch zahlreiche Wirkungen gekennzeichnet, die gleichzeitig und wechselnd nacheinander auftreten können. Vorherrschend ist eine zentrale Dämpfung mit allgemeiner Verlangsamung, Antriebsschwäche, Desinteresse, Verlängerung der Reaktionszeit, Konzentrationsstörungen mit erhöhter Ablenkbarkeit sowie Störungen der Urteils- und Kritikfähigkeit. Es gibt aber auch paradoxe Wirkungen, die zu einer Enthemmung, erhöhter Risikobereitschaft und Selbstüberschätzung sowie Minderung der Kritikfähigkeit führen. Hinzu kommen Störungen der Sinneswahrnehmungen und eine Beeinträchtigung der räumlichen Orientierung. Die Augen sind gerötet und glasig. Unter THC-Einwirkung ist das Pupillenspiel gestört; die Pupille kann nicht mehr adäquat auf Lichtreize reagieren; sie kann sowohl erweitert als auch verengt sein. Bei Überdosierungen kommt es zu Denkstörungen, Gedankenflüchtigkeit, situativer Desorientierung und illusionären Verkennungen. Generell treten die Beeinträchtigungen verstärkt erst dann auf, wenn die Konzentration von THC im Blut absinkt; eine Dosis-Wirkungsbeziehung besteht nicht. Der Rauschverlauf ist nicht nur abhängig von der Konsummenge, sondern auch von der Primärpersönlichkeit, der aktuellen Verfassung und den äußeren Umständen. Er kann daher beim gleichen Konsumenten sehr unterschiedlich sein und ist nicht vorhersehbar. In der nachfolgenden subakuten Phase, die bis zu acht Stunden andauern kann, ist eine eher heitere, unbekümmerte Grundstimmung mit Euphorie und innerer Gelassenheit vorherrschend. Die Kritikfähigkeit ist herabgesetzt und das Leistungsvermögen wird subjektiv überschätzt. In der anschließenden postakuten Phase, die bis zu 24 Stunden nach dem Konsumbeginn andauern kann, stehen Passivität, Müdigkeit und ein verminderter Antrieb im Vordergrund.

Die Wirkung von **Amphetamin** umfasst eine starke zentrale Stimulierung, Euphorisierung, Gesprächigkeit sowie motorische Unruhe, Zittern und Blutdrucksteigerung. Das subjektive Gefühl der Leistungssteigerung steht im Gegensatz zu den objektiv feststellbaren Leistungseinbußen: Tatsächlich lassen sich Konzentrationsstörungen, Störungen von Koordination und Gleichgewicht sowie Nervosität, vermehrte Aggressivität und bei höheren Dosierungen auch Bewusstseinsstörungen feststellen. Bei Langzeitkonsum stehen Unruhe, Ängstlichkeit, Depression, Aufgeregtheit, Agitation und Verwirrtheit im Vordergrund. Nach Abklingen des Rausches tritt eine Phase der Erschöpfung und Ermüdung auf, mit teilweise dramatischem Abfall der körperlichen und psychischen Leistungsfähigkeit. Äußerlich festzustellen sind Antriebsverlust, Verlangsamung, verminderte Aufmerksamkeit, Reizbarkeit, depressive Verstimmungen, Müdigkeit und Erschöpfung, Orientierungsverlust bis hin zu Verwirrtheit und Realitätsverlust.

**Kokain** wirkt aufputschend und euphorisierend. Der Rausch verläuft in drei Phasen. Im Euphorischen Stadium kommt es zu einem Stärke- und Glücksgefühl, zu Antriebssteigerung, erhöhter Risikobereitschaft, Enthemmung und Selbstüberschätzung. Die Sinne und das Denkvermögen erscheinen subjektiv geschärft. Im darauffolgenden Rauschstadium lässt die Euphorie nach und es können negative, angsterfüllte Verkennungen der Umwelt auftreten. Im depressiven Stadium, das 1 bis 2 Stunden nach dem Konsum auftritt, stehen Antriebsverlust, Müdigkeit, Erschöpfung und Reizbarkeit im Vordergrund. Verkehrsmedizinisch relevant sind im euphorischen Stadium eine Neigung zur enthemmten und risikobereiten Fahrweise mit unangepasst hoher Geschwindigkeit, die Überschätzung der eigenen Leistungsfähigkeit, Unruhe, Fahrigkeit, mangelnde Aufmerksamkeit und Konzentration, Nervosität, erhöhte Blendempfindlichkeit infolge Weitstellung der Pupillen, Reizbarkeit und Aggressivität. Beim Abklingen des Rausches können Müdigkeit, Orientierungslosigkeit, Verwirrtheit sowie ein Verfolgungswahn die körperliche und psychische Leistungsfähigkeit beeinträchtigen.

**Heroin** ist ein Opioid, also ein synthetisch hergestelltes Schmerzmittel auf Opiat-Basis, das rasch die Blut-Hirn-Schranke passiert, ein hohes Suchtpotential hat und im Körper zu Morphin verstoffwechselt wird. Morphin wirkt stark schmerzlindernd, dabei leicht euphorisierend, sedierend, hustenreizdämpfend, dämpfend auf das Atemzentrum und bewirkt eine Tonussteigerung der Schließmuskeln im Magen-Darm-Trakt und an der Harnblase. Weiterhin führt es zu vermehrter Übelkeit und zu einer Verengung der Pupillen. Verkehrsmedizinisch relevant sind vor allem die Sedierung bis hin zu Schläfrigkeit und Benommenheit, eine Gleichgültigkeit gegenüber Außenreizen, eine Verminderung der Auffassungsgabe und eine Verlängerung der Reaktionszeit. Die Verengung der Pupillen behindert das Sehvermögen in die Ferne und die Adaptationsfähigkeit bei wechselnden Beleuchtungen. Zudem können Stimmungsschwankungen zwischen Euphorie, Entspannung einerseits und Angst, Missstimmungen und Anspannung andererseits auftreten. Bei chronischem Konsum kommt es zu Wesensveränderungen mit Verflachung der Persönlichkeit, Verlangsamung und Gleichgültigkeit.

### 8.2.3 Ermüdung, Schläfrigkeit, Übermüdung

**Ermüdung** ist das Resultat einer körperlichen oder geistigen Beanspruchung über einen längeren Zeitraum. Die Leistungsfähigkeit nimmt ab, Fehler treten häufiger auf. Es wird Zeit, eine Pause einzulegen, um sich zu regenerieren. Wenn die Pause nicht ausreichend war und die Beanspruchung länger anhält, aber auch generell nach einer längeren Wachphase wird man schläfrig.

**Schläfrigkeit** ist ein Zustand, der nur durch Schlafen beseitigt werden kann, nicht durch eine Pause im wachen Zustand, schon gar nicht durch ein körperliches oder emotionales Aufputschen durch laute Musik, Kaffee oder sonstige Muntermacher. Das Schlafbedürfnis ist individuell verschieden, ebenso in gewissen Grenzen der Schlafrhythmus. Physiologische Tiefphasen der Leistungsfähigkeit und damit auch die Phasen des stärksten Schlafbedürfnisses der meisten Menschen sind die mittleren Nachtstunden (0 Uhr bis 4 Uhr) und die frühen Nachmittagsstunden.

Als **Übermüdung** bezeichnet man einen Zustand, bei dem das Schlafbedürfnis nicht erfüllt wurde, die Wachphase also zu lange andauerte. Die Regeneration im Schlaf ist gesundheitlich wichtig, Schlafentzug führt auf die Dauer vor allem zu psychischen Störungen, aber auch zu Problemen des vegetativen Nervensystems und vermehrter Infektanfälligkeit. Kurzzeitiger, geplanter Schlafentzug wird erfolgreich bei der Behandlung der Depression eingesetzt. Systematischer Schlafentzug ist eine weitverbreitete Foltermethode.

Die psychische und physische Leistungsminderung einer durchwachten Nacht entspricht etwa der einer Alkoholisierung von 0,8 ‰. Es kommt zur Verminderung der Auffassungsgabe, zur Verlängerung der Reaktionszeit, zu einer Verschlechterung des Sehvermögens, insbesondere des Tiefensehens und der Fähigkeit, Gegenstände oder Personen zu fixieren.

Die Symptome der Schläfrigkeit sind allseits bekannt: Lidschwere, Konvergenzschwäche, Fremdkörperreiz in den Augen, Mundtrockenheit, Durstgefühl, Wärmegefühl wechselnd mit Frösteln, Gähnen. Bei fortschreitendem Schlafbedürfnis kommen plötzliche Tonusverluste der Nackenmuskulatur, Erschrecken mit Schweißausbrüchen, kurzzeitige Absencen und schließlich ein Sekundenschlaf dazu. Da dem Einschlafen die genannten Symptome vorangehen, sind Unfälle vorwerfbar, die durch ein Einschlafen am Steuer verursacht werden. Von Kraftfahrern wird erwartet, dass sie sich bei Fahrtantritt wie auch im Fahrtverlauf selbst prüfen, ob sie fahrsicher sind.

Im Straßenverkehr können eine Monotonie bei längeren Fahrten, Dunkelheit oder schlechtes Wetter ein Einschlafen am Steuer begünstigen. Typisch dafür ist, dass die Fahrt langsamer wird und das Fahrzeug ohne erkennbare äußere Einflüsse langsam von der Fahrspur abkommt. Ebenso typisch ist das reaktionslose Auffahren auf ein vorausfahrendes Fahrzeug oder auf das Stauende auf der Autobahn.

Die rechtsmedizinische Begutachtung der Fahrsicherheit nach Müdigkeitsunfällen ist schwieriger als bei alkohol- oder drogenbedingten Unfällen, da es keine Laborparameter gibt, mit denen man nachträglich belegen könnte, dass der Unfallverursacher eingeschlafen war. Es kommt im Wesentlichen auf den konkreten Unfallhergang und auf die Zeugenaussagen an. Nicht selten wird von den Fahrern zumindest anfangs eingeräumt, am Steuer eingeschlafen zu sein, was später dann wieder zurückgenommen wird.

## 8.3 Fahreignung

Unter der **Fahreignung**, auch als Fahrtauglichkeit bezeichnet, versteht man die generelle körperliche, psychische und charakterliche Fähigkeit, ein Kraftfahrzeug im Straßenverkehr sicher zu führen.

### Recht | Führen eines Kraftfahrzeugs

**§ 2 Straßenverkehrsgesetz (StVG)**

Geeignet zum Führen von Kraftfahrzeugen ist, wer die notwendigen körperlichen und geistigen Anforderungen erfüllt und nicht erheblich oder nicht wiederholt gegen verkehrsrechtliche Vorschriften oder gegen Strafgesetze verstoßen hat.

> Ist der Bewerber auf Grund körperlicher oder geistiger Mängel nur bedingt zum Führen von Kraftfahrzeugen geeignet, so erteilt die Fahrerlaubnisbehörde die Fahrerlaubnis mit Beschränkungen oder unter Auflagen, wenn dadurch das sichere Führen von Kraftfahrzeugen gewährleistet ist.

Mit dem Begriff der **Fahrkompetenz** wird das in Fahrschulen erworbene Wissen zum Verhalten im Straßenverkehr und Bedienen eines Fahrzeugs benannt. Die Regelungen, wer wann unter welchen Umständen ein Kraftfahrzeug im Straßenverkehr führen darf, sind in der Fahrerlaubnisverordnung (FeV) festgehalten. Über die Einhaltung dieser Regeln wacht die Fahrerlaubnisbehörde an den zuständigen Landratsämtern.

Das Anforderungsprofil an Kraftfahrer umfasst neben der physischen Fahrzeugbeherrschung das Meistern von Verkehrssituationen, das Bewältigen aller Anforderungen im Fahrtverlauf und eine entsprechende charakterliche Eignung. Einschränkungen der Fahreignung können sich ergeben aus der sich mit dem Lebensalter vermindernden Leistungsfähigkeit, aus Erkrankungen, aus der Einnahme von Medikamenten oder wenn Hinweise auf eine vermehrte Risikobereitschaft, eine erhöhte Aggressivität oder ein vermindertes Verantwortungsbewusstsein vorliegen.

Mit fortschreitendem Alter kommt es nicht nur physiologisch zu einer Abnahme der psychischen und physischen Leistungsfähigkeit, sondern es kommt auch mehr und mehr zum Auftreten von Erkrankungen, vor allem des Herz-Kreislauf-Systems, aber auch die Blutzuckerkrankheit *(Diabetes mellitus)*, neurologische Erkrankungen wie Schlaganfälle oder Epilepsie und Einschränkungen der Sinnesorgane wie Hör- und Sehvermögen kommen gehäuft vor und können dazu führen, dass keine Fahreignung mehr gegeben ist. Die Behandlung dieser Erkrankungen kann die Patienten wieder in den Stand der Fahreignung zurücksetzen, wenn sie anschlägt und die Patienten eine gewisse, vorgegebene Zeit symptomfrei sind. Zur Begutachtung der Fahreignung gibt es Leitlinien, die von der Bundeanstalt für Straßenwesen (BAST) herausgegeben werden.

Während die Begutachtung der Fahreignung in der Schweiz zu den Aufgaben der rechtsmedizinischen Institute gehört, ist das in Deutschland nur vereinzelt der Fall. Die Grundprinzipien der Fahreignungsbegutachtung müssen jedoch bekannt sein, zumal es bei Straßenverkehrsdelikten immer wieder auch Fälle gibt, bei denen nicht nur die aktuelle Fahrsicherheit (→ Kapitel 8.2), sondern auch die Fahreignung zu diskutieren ist.

# 9 Forensische Wissenschaften

**Die Lernfragen zu diesem Kapitel finden Sie unter:**
https://narr.kwacst.io/s/1178

Die wissenschaftliche Kriminalistik beschäftigt sich mit den Sachbeweisen und der wissenschaftlichen Untersuchung von kriminalistisch relevanten Vorgängen. Sie bedient sich dabei den Kenntnissen der Naturwissenschaften, der Medizin und der Sozialwissenschaften, da viele dieser Wissenschaften ihre Kenntnisse und Methoden für die Verbrechensaufklärung zur Verfügung stellen können. Diejenigen Wissenschaftlerinnen, die sich für forensische Fragestellungen interessieren, haben aber zunächst einmal einen Prozess der gedanklichen Umstellung zu durchlaufen. Es ist für Mediziner, Chemikerinnen, Ingenieure, Psychologinnen, Anthropologen oder andere Wissenschaftlerinnen zunächst einmal ungewohnt, sich auf die forensischen Fragestellungen und die Anforderungen eines Beweiswerts einzulassen. Im Laufe des vergangenen Jahrhunderts hat sich aber in vielen Wissenschaften eine forensische Variante entwickelt. Die bekannteste ist die Rechtsmedizin, die forensische Variante der Humanmedizin, in der sich sogar eine eigene Facharztbezeichnung etablierte, die sicherstellen soll, dass die Gutachten einem gewissen Standard entsprechen und die als wissenschaftliches Fachgebiet gezielt Forschungen zu forensisch-medizinischen Fragestellungen durchführt.

Manche der forensischen Wissenschaften gelten historisch bedingt als Teil der Rechtsmedizin, wie etwa die forensische Chemie und Toxikologie (→ Kapitel 9.2) oder die forensische Molekularbiologie und Genetik (→ Kapitel 9.3). Andere Wissenschaften, wie die Anthropologie oder die Physik, sind nicht in diesem Maße in das Fach Rechtsmedizin eingebettet, es gibt aber einige Institute mit entsprechenden Arbeitsgruppen. Von manchen forensischen Wissenschaften, wie etwa Linguistik, Phonetik, Informatik oder Psychologie, aber auch Physik, Chemie und Genetik (die es auch an rechtsmedizinischen Instituten gibt), wurden Arbeitsgruppen am Bundeskriminalamt oder an den Landeskriminalämtern etabliert.

Die folgende Vorstellung verschiedener forensischer Wissenschaften erhebt weder einen Anspruch auf Vollständigkeit der Liste noch auf eine tieferreichende detaillierte Abhandlung. Sie soll lediglich einen kurzen Einblick in einige Wissenschaftszweige geben, bei denen es direkte Berührungspunkte mit der forensischen Medizin gibt und die vorherigen Kapitel abrunden.

## 9.1 Forensische Anthropologie

Die **Anthropologie** ist die Wissenschaft vom Menschen. Von der Humanmedizin unterscheidet sie sich dadurch, dass sie sich nicht primär mit den Erkrankungen oder Traumata beschäftigt, sondern mit dem Normalzustand des Menschseins. Dabei wird grob zwischen der biologischen Anthropologie und der **geisteswissenschaftlichen Anthropologie** unterschieden. Letztere erforscht aus verschiedenen geisteswissenschaftlichen Blickwinkeln (Soziologie, Philosophie, Rechtswissenschaft, Theologie, Historie, Psychologie u. a.), wie sich die Menschheit, ihre Kulturen und ihre Gesellschaften entwickeln.

Die **biologische Anthropologie** beschäftigt sich mit der biologischen Gestalt des Menschen und seinen umweltbedingten Veränderungen. Sie erforscht die Evolution des Menschen und die Abgrenzung zu den Primaten, die Anpassung der Menschen an verschiedene Umweltbedingungen und Lebensräume sowie die Veränderungen des Menschen im Lebenszyklus. Damit gibt es viele Überschneidungen nicht nur zur Medizin, sondern auch beispielsweise zur Archäologie, zur Geschichte und zu den eben exemplarisch genannten Geisteswissenschaften.

Die **forensische Anthropologie** ist die Anwendung biologisch-anthropologischen Wissens auf rechtliche Fragestellungen.

### Wissen | Aufgaben der forensischen Anthropologie

- Personenidentifizierung nach Bildern oder Filmen (Überwachungskameras, private Fotos und Videos, Rotlichtverstöße, Geschwindigkeitsüberschreitungen)
- Identifizierung von Skeletten und Skelettteilen
- Alterseinschätzung bei lebenden Personen
- Differenzierung von Zwillingen

Es besteht dabei in den deutschsprachigen Ländern eine Überschneidung mit den Tätigkeiten der Rechtsmediziner. So werden osteologische Untersuchungen (→ Kapitel 4.4), die Personenidentifizierung nach Bildmaterial oder die Lebensalterseinschätzung von Personen (→ Kapitel 3.4) weitgehend von den rechtsmedizinischen Instituten vorgenommen. In englischsprachigen Ländern ist die forensische Anthropologie weiter verbreitet und als eigenständiger Wissenschaftszweig etabliert. Bekannt ist beispielsweise die Beobachtung der Leichenzersetzung unter verschiedenen Umweltbedingungen im Forensic Anthropology Center der University of Tennessee in Knoxville, der sogenannten „Body Farm". Das Forschungsgebiet reicht aber weit über diese an sich schon komplexe Fragestellung hinaus. So muss bei der Beurteilung von Knochenfunden auch berücksichtigt werden, dass sich die menschliche Gestaltform *(Physiognomie)* in den letzten Jahrhunderten änderte, was an den Lebensbedingungen (Ernährung, Gesundheitsfürsorge, Hygiene, Umweltbedingungen) liegt. So ist beispielsweise festzustellen, dass menschliche Schädel heutzutage schmaler und höher sind als noch vor 300 Jahren. Die mittlere Körpergröße nahm vor allem seit Ende des 19. Jahrhunderts um etwa 15 cm zu und beträgt heute für Frauen in Deutschland 167 cm, für Männer 180 cm. Viele immer noch zum Vergleich herangezogene biologisch-anthropologische Datensammlungen, die für den Vergleich bei der Begutachtung von Skelettfunden herangezogen werden, sind rund 100 Jahre alt und berücksichtigen damit nicht die Veränderungen der jüngeren Zeit. Dazu zählen auch die Zunahme der Lebenserwartung, die ethnische Durchmischung von Bevölkerungsgruppen, Migrationsbewegungen oder die früher einsetzende Geschlechtsreife. Die systematische Erforschung der Umwelteinflüsse auf das Skelettwachstum und die Skelettreifung ist ein großes Forschungsgebiet innerhalb der Anthropologie und der forensischen Anthropologie.

## 9.2 Forensische Chemie und Toxikologie

Die forensische Chemie und Toxikologie beschäftigt sich mit dem Nachweis von Giftstoffen in Substanzen (Chemie) und im menschlichen Körper (Toxikologie) sowie deren Wirkung unter dem Blickwinkel rechtlicher Fragestellungen. Ein „Gift" ist eine Substanz, die einen Organismus akut oder auf Dauer schädigt. Das ist zunächst einmal vor allem eine Frage der Dosis.

Der Wirkung eines Stoffes bis hin zur Schwere einer Vergiftung werden im Wesentlichen durch seine Eigenschaften und sein Verhalten im Körper (*Pharmakokinetik)* bestimmt. Hierbei gibt es viele Parameter zu berücksichtigen.

**Wissen | Parameter für die Wirkung eines Stoffes**

- aufgenommene Menge und Art der Aufnahme
- Bioverfügbarkeit
- Verteilung in den verschiedenen Körpergeweben
- Raten von Abbau und Ausscheidung („Halbwertszeit“)
- individuelle Einflussparameter (Alter, Nieren- und Leberfunktion, genetisch bedingte Enzymausstattung)
- Beeinflussung des Zielorgans

Es ist aber gerade auch aus forensischer Sicht eine Frage der Umstände eines Falls. Während eine Alkoholisierung von 1 ‰ aus klinischer Sicht kaum als behandlungsbedürftige Vergiftung anzusehen ist, kann sie bei einem Straßenverkehrsteilnehmer durchaus zu einer relevanten Beeinträchtigung der Fahrtüchtigkeit führen (→ Kapitel 8.2.1). Ein verordnetes Arzneimittel bei einer Erkrankung soll das betroffene Organsystem wieder in den Zustand versetzen, normal zu funktionieren. Daneben haben Arzneimittel aber auch unerwünschte Wirkungen, die mehr oder weniger häufig auftreten können und bei denen man, falls sie auftreten, abwägen muss, ob diese unerwünschte Wirkung für den Patienten tolerabel ist oder sie in keinem positiven Verhältnis zum Nutzen des Medikaments steht. Viele sogenannte zentral wirksame Medikamente (Medikamente, die eine Wirkung auf das Gehirn haben), beeinträchtigen die Fähigkeit, ein Fahrzeug im Straßenverkehr sicher zu führen oder Maschinen zu bedienen. Von einer Vergiftung würde man in diesem Zusammenhang aber nicht sprechen.

**Wissen | Vergiftungen**

Vergiftungen im eigentlichen Sinn sind Zustände, bei denen ein Organismus durch die eingenommene Substanz so stark geschädigt ist, dass er nicht mehr „normal“ funktioniert und im schlimmsten Fall in Lebensgefahr schwebt.

Die Schwere einer Vergiftung wird nach dem Poisoning Severity Score (PSS) eingeteilt.

| Score | Einstufung | Symptomatik |
|---|---|---|
| PSS 0 | keine | keine Symptome |
| PSS 1 | leicht | leichte, vorübergehende Symptome |
| PSS 2 | mittelschwer | deutliche, länger andauernde Symptome |
| PSS 3 | schwer | schwere, lebensbedrohende Symptome |
| PSS 4 | letal | tödlicher Verlauf |

Tab. 15: Einteilung von Vergiftungen nach dem Poisoning Severity Score PSS

Pro Jahr kommen in Deutschland rund 200.000 Vergiftungsfälle in klinische Behandlung, darunter rund 90.000 Fälle von unfallmäßigen Vergiftungen bei Kindern. In den meisten Fällen handelt es sich um Intoxikationen durch Medikamente. Die Symptome sind abhängig vom Wirkmechanismus der jeweiligen Substanz und von der eingenommenen Menge. Häufig treten mehrere Symptome gleichzeitig auf, dieser Symptomenkomplex, der auch **Toxidrom** genannt wird, ist oftmals typisch für eine Substanz bzw. eine Substanzklasse, so dass bereits aus dem klinischen Bild der Verdacht auf eine bestimmte Vergiftung aufkommen kann. Klinisch-chemische Laborparameter können diesen Verdacht oft unterstützen. Viele klinische Labore können zumindest orientierend Blut- und Urinproben auf bestimmte Medikamentengruppen oder Drogen untersuchen.

Die **klinische Toxikologie** dient dem Nachweis von körperfremden Substanzen im Hinblick auf die Therapie eines möglicherweise vergifteten Patienten. Die Therapie ist umso effektiver, je rascher ein Substanznachweis erfolgt. Hierfür genügt in der Regel ein einzelnes Untersuchungsverfahren. Je nachdem erfolgt die Giftelimination im Körper durch die Gabe absorbierender Mittel (z. B. Aktivkohle), Magenspülung, induziertes Erbrechen, Darmspülung, Gabe von Abführmitteln, Gabe von Gegengiften *(Antidot)* oder *Hämodialyse.* Eine weitere Indikation für klinisch-toxikologische Analysen sind die Wirkstoffbestimmungen von Medikamenten im Blut, um die Dosis gegebenenfalls anzupassen.

Die **forensische Toxikologie** unterscheidet sich von der klinischen Toxikologie dadurch, dass das Analyseergebnis nicht die Therapie lenken soll, sondern dass es gerichtsverwertbar sein, also als Beweis taugen muss. Das bedeutet, dass sich die Ermittlungsbehörden und das Gericht darauf verlassen müssen, dass eine Substanz auch tatsächlich in einer Probe vorlag, wenn die Untersuchung ein entsprechendes Ergebnis erbrachte. Dies wird dadurch erreicht, dass die Probe mit zwei unabhängigen Messverfahren unterschiedlichen Prinzips untersucht wird. Man unterscheidet hierbei Screening-Verfahren und Bestätigungsanalysen. Als **Screening-Verfahren** werden sogenannte Immunoassays eingesetzt, die Hinweise auf die entsprechenden Stoffgruppen liefern, rasch durchführbar und technisch einfach sind, aber den Nachteil haben, dass sie falsch-positive Ergebnisse liefern können, in manchen Fällen aber auch bestimmte Substanzen nicht erfassen, obwohl diese zur getesteten Stoffgruppen gehören.

Die Ergebnisse müssen im positiven Fall durch ein **Bestätigungsverfahren** überprüft werden. Als solche werden meistens chromatografische Verfahren verwendet. Diese trennen Stoffgemische in ihre Einzelbestandteile auf, wobei man sich die unterschiedlichen Wechselwirkungen der im Stoffgemisch befindlichen Substanzen *(Analyten)* mit einer stationären und einer mobilen Phase zu Nutze macht.

| mobile Phase | stationäre Phase | Verfahren |
|---|---|---|
| gasförmig | fest | Gaschromatografie (GC) |
| | flüssig | Gas-Liquid-Chromatografie (GLC) |
| flüssig | fest | Flüssigkeitschromatografie (LC) |
| | flüssig | Liquid-Liquid-Chromatografie (LLC) |

Tab. 16: Chromatografische Verfahren

Die chromatografischen Verfahren werden ergänzt durch Detektionsverfahren, mit denen die Einzelsubstanzen identifiziert werden. Am häufigsten wird die Massenspektrometrie (MS) verwendet, andere Verfahren sind der Flammenionisationsdetektor (FID), der Ultraviolet-Detektor (UV) oder der Diodenarraydetektor (DAD).

### Wissen | Häufig verwendete aktuelle toxikologische Analyseverfahren

- Screening-Verfahren: Immunoassay
- Bestätigungsverfahren: Dünnschichtchromatografie (DC), Gaschromatografie-Massenspektrometrie (GC-MS), Hochleistungsflüssigkeitschromatografie (HPLC), Flüssigkeitschromatographie-Tandem-Massenspektrometrie (LC-MS/MS), Flüssigkeitschromatographie mit hochauflösender Massenspektrometrie (LC-QTOF-MS)

Bei Verdacht auf eine Vergiftung, bei der aus der Symptomatik, den Umständen oder aus den Leichenbefunden nicht von vorneherein ein bestimmter Verdacht auf eine Substanz oder Substanzgruppe besteht, wird eine sogenannte General-Unknown-Analyse durchgeführt, mit der die gängigen Drogen, Medikamente und Giftstoffe nachgewiesen werden können. Dazu werden meistens Immunoassays und Gaschromatografie-Massenspektrometrie verwendet, mit denen sich die meisten organischen Gifte nachweisen lassen. Allerdings gibt es eine Reihe von Substanzen, die damit nicht zu erfassen sind. Das betrifft vor allem neuere Stoffe, die nicht in den Spektrenbibliotheken enthalten sind oder solche, die in sehr geringen Konzentrationen vorliegen, aber auch einige Medikamente, die nur nach entsprechender Vorbehandlung der Untersuchungsmatrix nachzuweisen sind, manche Proteine wie Insulin oder Heparin, oder Brandrauchgase. Solche Substanzen können nur gefunden werden, wenn gezielt nach ihnen gesucht wird. Anorganische Substanzen, wie die Metallgifte Arsen, Thallium oder Blei werden damit ebenfalls nicht erfasst. Der Nachweis solcher Substanzen benötigt zunächst ein Aufschlussverfahren, bei dem die umgebende organische Matrix weitgehend zerstört wird.

Der **Nachweis von Alkohol** im Blut ist strukturell in den Instituten meist von den toxikologischen Untersuchungen abgekoppelt, auch wenn die Verfahren ähnlich sind. Der forensische Nachweis von Alkohol erfordert – wie auch der Nachweis von sonstigen körperfremden Substanzen – die Anwendung von zwei unabhängigen Messverfahren. Üblich ist die Anwendung des Alkoholhydrogenase-Verfahrens, einer Enzym-Methode, und der Gaschromatografie oder die Untersuchung mit zwei voneinander unabhängigen Gaschromatografen. Mit jeder Methode wird die Serumprobe zwei Mal untersucht, so dass man vier Einzelmesswerte erhält, aus denen der Mittelwert gebildet wird. Dieser Wert wird durch Korrekturfaktoren auf den geforderten Promillewert (g/kg) im Vollblut umgerechnet. Die Vorgaben für die forensische Verwertbarkeit der Werte sind streng und durch das Bundesgesundheitsamt, der Gesellschaft für Toxikologische und Forensische Chemie GTFCh und nicht zuletzt durch die obergerichtliche Rechtsprechung im Detail festgelegt.

Als **Untersuchungsmaterial** für toxikologische Untersuchungen werden Körperflüssigkeiten und Gewebe verwendet (Tab. 17), wobei die Asservierung von Probenmaterial einerseits davon abhängig ist, ob es sich um lebende oder verstorbene Personen handelt, andererseits von der Fragestellung.

| Untersuchungsmaterial | Bemerkungen |
|---|---|
| Blut | Hinweise auf akute Wirkung |
| Urin | Screening, deckt längeren Zeitraum ab (Stunden bis wenige Tage, selten bis Wochen) |
| Haare | Nachweis eines chronischen Konsums bzw. einer chronischen Vergiftung |
| Mageninhalt | akute Vergiftung mit oral eingenommenen Substanzen |
| Galle | gallengängige Medikamente, v. a. Opiate |
| Leber | Ersatz für Galle, Verteilung von Stoffen im Körper |
| Niere | Ersatz für Urin, Verteilung von Stoffen im Körper |
| Muskulatur | Ersatz für Blut (z. B. bei Fäulnis oder bei Verbluten) |
| Gehirn | fettlösliche Substanzen mit zentraler Wirksamkeit |
| Lunge | eingeatmete Gase |
| Knochen | Schwermetalle |

Tab. 17: Humanes Material für toxikologische Untersuchungen

Bei lebenden Personen ist die durch Punktion einer Armvene gewonnene **Blutprobe** das häufigste Untersuchungsmaterial. Dies betrifft Straßenverkehrsdelikte und Gewaltdelikte aus forensischer Sicht ebenso wie den Vergiftungsverdacht aus klinischer Sicht. Die Blutprobe gibt die aktuell wirksame Konzentration einer körperfremden Substanz im Körper wieder.

Bei Todesfällen, in der sogenannten Leichentoxikologie, wird vorwiegend Blut aus der Oberschenkelvene untersucht, das weniger anfällig ist für Konzentrationsänderungen durch postmortale Umverteilung. So ist bekannt, dass die Konzentrationen von Fremdsubstanzen im Herzblut dann fälschlich erhöht sind, wenn diese Substanzen sich noch im Magen befinden. Durch die enge räumliche Nähe von Magen und Herz, die nur durch das Zwerchfell voneinander getrennt sind, kommt es zu Diffusion aus dem Magen in das Herzblut. Wenn sich im Magen beispielsweise größere Mengen Alkohol befinden, die kurz vor dem Tod getrunken wurden, dann wird dieser Alkohol nach dem Tod aus dem Magen in die Nachbarschaft diffundieren und damit auch im Herzblut auftauchen.

Die Untersuchung von **Urin** wird bei lebenden Personen als auch bei Verstorbenen als Screening-Methode verwendet. Urin deckt einen längeren Zeitraum ab als die Blutprobe (je nach Substanz Stunden bis Wochen), so dass Fremdsubstanzen oder ihre Abbauprodukte *(Metaboliten)* auch dann noch gefunden werden können, wenn sie im Blut nicht mehr nachzuweisen sind. Zudem liegen die Substanzen im Urin meist in höherer Konzentration vor als im Blut. Dafür ist es jedoch nicht möglich, aus diesen Konzentrationen Rückschlüsse auf die aktuelle Wirkung zu ziehen.

**Mageninhalt** wird in der klinischen Medizin bei Vergiftungsverdacht entweder im Rahmen einer Magenspülung gewonnen oder dann, wenn die Patientin sich erbricht. Bei gerichtlichen Obduktionen gehört die Asservierung von Mageninhalt zum Standard. Die Untersuchung der Probe gibt Aufschluss darüber, welche Giftstoffe verschluckt wurden. Nicht selten findet man noch nicht aufgelöste Tabletten im Magen, pulverig-krümelige oder pflanzliche Bestandteile, so dass man erste Anhaltspunkte für die Art des Giftstoffs erhält. Einigen Medikamenten, Lösungsmitteln oder Pestiziden wird von den Herstellern Warnfarben zugesetzt. Wenn man die Konzentrationen der körperfremden Substanzen in Mageninhalt, Blut und Urin miteinander vergleicht, kann man abschätzen, wie lange die Vergiftung überlebt wurde. Umgekehrt bedeutet der Nachweis eines Giftstoffs im Magen nicht automatisch, dass eine relevante oder gar tödliche Vergiftung vorliegt, da die im Magen befindliche Menge üblicherweise noch keine Wirkung entfaltet.

Für die Frage eines regelmäßigen Konsums von Medikamenten oder Betäubungsmitteln über mehrere Monate oder einer chronischen Vergiftung hat sich die Untersuchung von **Haaren** als hilfreich erwiesen. Bevorzugt werden Haare vom Hinterhaupt verwendet. Zahlreiche Fremdsubstanzen werden über die Haarfollikel in das wachsende Haar eingebaut und können – je nach Haarlänge – darin über Monate bis Jahre nachgewiesen werden. Das Haarwachstum beträgt etwa 1 cm pro Monat, so dass aus der abschnittsweisen Untersuchung Hinweise auf den zeitlichen Ablauf der Einnahme erlangt werden können. Die Haaranalyse benötigt eine etwas größere Menge an Untersuchungsgut, da die eingebauten Substanzen in sehr geringer Menge vorliegen. Üblicherweise wird eine Strähne von der Dicke eines Bleistiftes direkt an der Kopfhaut abgeschnitten, so dass man die gesamte Länge der Strähne untersuchen kann. Die **Interpretation der Ergebnisse** erfordert eine gewisse Zurückhaltung. Zunächst einmal ist der Nachweis eine Substanz ein qualitativer Nachweis, also der Beleg dafür, dass die Substanz überhaupt eingenommen wurde. Allerdings gibt es dabei einige Fallstricke: Der Stoffnachweis gelingt beispielsweise so gut wie nicht, wenn eine Substanz nur einmal eingenommen wurde. Durch Haarpflege und kosmetische Behandlung (färben, bleichen) wird die Konzentration der eingebauten Substanzen verringert. Durch Umwelteinflüsse können Fremdsubstanzen aber auch in die Haare gelangen oder zumindest aufgelagert werden (z. B. Passivrauchen von Cannabis, Hanfshampoo), weshalb die Haarprobe vor der Analyse vorbehandelt wird. Aus der Konzentration, mit der beispielsweise eine Droge in der Haarprobe gefunden wird, kann also nicht direkt der Konsum errechnet werden; es kann lediglich abgeschätzt werden, ob es viel oder wenig war und – bei segmentaler Analyse – ob sich das Konsumverhalten in dem untersuchten Zeitabschnitt verändert hat.

### Wissen | Der toxikologisch-analytische Prozess

- Probennahme: lebende Personen: abhängig von Fragestellung (Blut, Urin, Haare); Verstorbene: Asservate bei der Obduktion (Blut, Urin, Mageninhalt, Gallenflüssigkeit, Gehirnwasser, Augenkammerwasser, Haare, Lebergewebe, Nierengewebe, ...)
- Analysenplanung: abhängig von Fragestellung, Vorinformationen, Angaben zum Vorfall, medizinischen Befunden
- Probenvorbereitung/-aufbereitung: z. B. Fluoridierung, Konjugatspaltung, Proteinfällung
- Extraktion: z. B. mit Lösungsmitteln oder durch Festphasenextraktion
- Analyse: Screeningverfahren, Bestätigungsverfahren
- Bewertung, Begutachtung: forensische Beurteilung der Ergebnisse

Neben der Untersuchung von humanem Probenmaterial beschäftigt sich die forensische Chemie und Toxikologie auch mit der Untersuchung von **Festkörpern** und **Flüssigkeiten,** selten Gasen, wenn in diesen Drogen oder Gifte nachgewiesen werden sollen. So werden bei Todesfällen durch Intoxikationen oftmals Asservate vom Fundort wie Spritzen, Trinkbehälter mit Flüssigkeiten oder drogenverdächtige Pulver mituntersucht. Auch unabhängig von Todesfallen macht die Wirkstoffbestimmung von drogenverdächtigen Pulvern, Pflanzen, Tabletten oder anderen Gegenständen einen durchaus großen Anteil der toxikologischen Arbeit aus. Diese Analytik wird vielerorts jedoch nicht von den rechtsmedizinischen Instituten, sondern von den Laboren der Landeskriminalämter übernommen.

## 9.3 Forensische Molekularbiologie und Genetik

Am Anfang standen die Fragen, ob es sich bei bestimmten rotbraunen Flecken um menschliches Blut, Tierblut oder Farbe handelte und – falls es menschliches Blut sein sollte – von welcher Person dieses Blut stammte. Im Jahr 1901 publizierte Paul Uhlenhuth ein Verfahren zur Unterscheidung von Tier- und Menschenblut auf der Basis der Eiweiß-Fällung, im gleichen Jahr entdeckte Karl Landsteiner die **menschlichen Blutgruppen** A, B und 0. Beide Entdeckungen hatten geradezu revolutionäre Auswirkungen sowohl auf die Spurenanalyse als auch bei der Klärung von Abstammungsfragen, um nur die forensischen Bereiche zu nennen. In den folgenden Jahrzehnten wurden weitere Blutgruppensysteme als Bestandteile der Membran roter Blutkörperchen sowie die komplementären Antikörper entdeckt, dazu Proteinpolymorphismen im Plasma und intrazellulär, sowie die HLA-Antigene. Mit der Anwendung entsprechender Verfahren gelang es, nicht nur menschliches Blut als solches zu erkennen, und zwar auch dann, wenn es bereits angetrocknet war, sondern auch eine Blutspur oder Blutprobe einer Vergleichsperson zuzuordnen bzw. diese auszuschließen. Es zeigte sich allerdings rasch, dass eine wirklich individuelle Zuordnung nicht möglich war. Auch bei der Kombination mehrerer Blutgruppensysteme war in vielen Fällen zwar eine Zuordnung mit hoher Wahrscheinlichkeit möglich, es gab aber immer noch die Möglichkeit, dass eine andere Person mit gleicher Blutgruppenkonstellation in Frage kam. Das heißt, wenn eine begrenzte Anzahl von Personen als Spurenleger in Betracht kam und diese unterschiedliche Blutgruppenkonstellationen hatten, dann konnte ein Täter durch serologische Untersuchungen überführt werden. Wenn der Täter unbekannt war oder es mehrere Tatverdächtige mit denselben Blutgruppen gab, dann war eine Überführung nicht möglich.

**Wissen | Aufgaben der forensischen Molekularbiologie und Genetik**

- Zuordnung von biologischen Spuren zum Spurenleger
- Identifizierung unbekannter Verstorbener durch Vergleich mit leiblichen Angehörigen oder persönlichen Gegenständen
- Abstammungsbegutachtung

Die Blutgruppenserologie wurde in der Forensik Mitte der 1980er-Jahre durch ein anderes Verfahren abgelöst, das unter dem Begriff **„genetischer Fingerabdruck“** bekannt wurde. Bei der Transfusion von Blutkonserven bzw. Blutbestandteilen spielt sie aber auch heute noch eine bedeutende Rolle.

Grundlage des neuen Verfahrens war die Entdeckung der Desoxyribonukleinsäure *(DNS,* häufiger wird die englische Abkürzung *DNA* (Deoxyribonucleicacid) verwendet) durch James Watson und Francis Crick Anfang der 1950er-Jahre. Es handelt sich hierbei um eine sogenannte Doppelhelix, also eine gedrehte Leiter, die aus sogenannten Nukleotiden, bestehend aus Phosphorsäure, dem Zucker Desoxyribose sowie einer Base (Adenin, Thymin, Guanin oder Cytosin) aufgebaut sind. Die Basen treten dabei als Paare auf (immer Adenin und Thymin bzw. Guanin und Cytosin); sie bilden die Sprossen der Leiter. DNA ist der Träger der Erbinformation. welche beim Menschen auf 46 Chromosomen verteilt ist, wovon zwei Chromosome als Geschlechtschromosome (***Gonosome***) gelten (XX bei der Frau, XY beim Mann). Die übrigen werden als ***Autosome*** bezeichnet. Jedes Chromosom kommt doppelt vor, wobei jeweils ein Chromosom von der Mutter und ein Chromosom vom Vater stammt. Die Chromosome liegen im Kern jeder Zelle. Neben dieser Kern-DNA findet man eine weitere Form von DNA in den Mitochondrien, einer Zellstruktur, die der Energieversorgung dient. Diese DNA wird als **mitochondriale DNA** (mtDNA) bezeichnet. Im Gegensatz zur genomischen DNA ist die mtDNA ringförmig strukturiert und wird nur über die mütterliche Linie vererbt.

Das menschliche Genom umfasst etwa drei Milliarden Basenpaare, von denen jedoch nur ein kleiner Teil Informationen trägt, die abgelesen und in Proteine umgesetzt werden, was man als „codierend“ bezeichnet. Der überwiegende Anteil der DNA (95–98 %) ist nicht-codierend, gibt also keine Informationen über die genetische Ausstattung eines Individuums preis, wie Augenfarbe, Haarfarbe, Hautfarbe oder bestimmte Erkrankungen. In diesem nicht-codierenden Anteil der DNA liegen Abschnitte, die dadurch auffallen, dass ein bestimmtes Muster aus wenigen Basenpaaren immer wieder hintereinander auftritt, was man als **Short Tandem Repeat** (STR) bezeichnet. Die für forensische Fragestellungen verwendeten Repeats bestehen überwiegend aus vier Basenpaaren. Die Anzahl der Wiederholungen in einem System wird als *Allel* bezeichnet. Da jedes autosomale STR-System doppelt vorkommt (einmal von der Mutter, einmal vom Vater vererbt), kommen die Allele ebenfalls doppelt vor und werden als Zahlenpaar ausgedrückt, dem der Name des Systems vorangestellt wird. So bedeutet beispielsweise „TH01 5/9“, dass im System TH01 die Wiederholung der Basenpaarabfolge fünfmal und neunmal vorkommt, das System also die Allele 5 und 9 hat. STR-Systeme weisen eine hohe Variabilität innerhalb der Bevölkerung auf. Diese *„Polymorphismus“* genannte Variabilität ermöglicht es, im Idealfall ein Individuum eindeutig zu identifizieren, wenn man mehrere Systeme miteinander kombiniert. Voraussetzung für die forensische Verwertbarkeit ist, dass die einzelnen STR-Systeme voneinander unabhängig vererbt werden und somit biostatistisch verwertbar sind.

Die forensische DNA-Analyse ist gesetzlich in der Strafprozessordnung geregelt.

### Recht | Forensische DNA-Analyse

#### § 81e StPO: Molekulargenetische Untersuchungen

(1) An dem durch Maßnahmen nach § 81a Absatz 1 oder § 81c erlangten Material dürfen mittels molekulargenetischer Untersuchung das DNA-Identifizierungsmuster, die Abstammung und das Geschlecht der Person festgestellt und diese Feststellungen mit Vergleichsmaterial abgeglichen werden, soweit dies zur Erforschung des Sachverhalts erforderlich ist. Andere Feststellungen dürfen nicht erfolgen; hierauf gerichtete Untersuchungen sind unzulässig.

(2) Nach Absatz 1 zulässige Untersuchungen dürfen auch an aufgefundenem, sichergestelltem oder beschlagnahmtem Material durchgeführt werden. Ist unbekannt, von welcher Person das Spurenmaterial stammt, dürfen zusätzlich Feststellungen über die Augen-, Haar- und

Hautfarbe sowie das Alter der Person getroffen werden. Absatz 1 Satz 2 und § 81a Absatz 3 erster Halbsatz gelten entsprechend. Ist bekannt, von welcher Person das Material stammt, gilt § 81f Absatz 1 entsprechend.

### § 81f StPO: Verfahren bei der molekulargenetischen Untersuchung

(1) Untersuchungen nach § 81e Absatz 1 dürfen ohne schriftliche Einwilligung der betroffenen Person nur durch das Gericht, bei Gefahr im Verzug auch durch die Staatsanwaltschaft und ihre Ermittlungspersonen (§ 152 des Gerichtsverfassungsgesetzes) angeordnet werden. Die einwilligende Person ist darüber zu belehren, für welchen Zweck die zu erhebenden Daten verwendet werden.
(2) Mit der Untersuchung nach § 81e sind in der schriftlichen Anordnung Sachverständige zu beauftragen, die öffentlich bestellt oder nach dem Verpflichtungsgesetz verpflichtet oder Amtsträger sind, die der ermittlungsführenden Behörde nicht angehören oder einer Organisationseinheit dieser Behörde angehören, die von der ermittlungsführenden Dienststelle organisatorisch und sachlich getrennt ist. Diese haben durch technische und organisatorische Maßnahmen zu gewährleisten, dass unzulässige molekulargenetische Untersuchungen und unbefugte Kenntnisnahme Dritter ausgeschlossen sind. Dem Sachverständigen ist das Untersuchungsmaterial ohne Mitteilung des Namens, der Anschrift und des Geburtstages und -monats der betroffenen Person zu übergeben. (...)

### § 81g StPO: DNA-Identitätsfeststellung

(1) Ist der Beschuldigte einer Straftat von erheblicher Bedeutung oder einer Straftat gegen die sexuelle Selbstbestimmung verdächtig, dürfen ihm zur Identitätsfeststellung in künftigen Strafverfahren Körperzellen entnommen und zur Feststellung des DNA-Identifizierungsmusters sowie des Geschlechts molekulargenetisch untersucht werden, wenn wegen der Art oder Ausführung der Tat, der Persönlichkeit des Beschuldigten oder sonstiger Erkenntnisse Grund zu der Annahme besteht, dass gegen ihn künftig Strafverfahren wegen einer Straftat von erheblicher Bedeutung zu führen sind. Die wiederholte Begehung sonstiger Straftaten kann im Unrechtsgehalt einer Straftat von erheblicher Bedeutung gleichstehen.
(2) Die entnommenen Körperzellen dürfen nur für die in Absatz 1 genannte molekulargenetische Untersuchung verwendet werden; sie

sind unverzüglich zu vernichten, sobald sie hierfür nicht mehr erforderlich sind. Bei der Untersuchung dürfen andere Feststellungen als diejenigen, die zur Ermittlung des DNA-Identifizierungsmusters sowie des Geschlechts erforderlich sind, nicht getroffen werden; hierauf gerichtete Untersuchungen sind unzulässig.
(3) Die Entnahme der Körperzellen darf ohne schriftliche Einwilligung des Beschuldigten nur durch das Gericht, bei Gefahr im Verzug auch durch die Staatsanwaltschaft und ihre Ermittlungspersonen (§ 152 des Gerichtsverfassungsgesetzes) angeordnet werden. Die molekulargenetische Untersuchung der Körperzellen darf ohne schriftliche Einwilligung des Beschuldigten nur durch das Gericht angeordnet werden. Die einwilligende Person ist darüber zu belehren, für welchen Zweck die zu erhebenden Daten verwendet werden. § 81f Absatz 2 gilt entsprechend. In der schriftlichen Begründung des Gerichts sind einzelfallbezogen darzulegen

1. die für die Beurteilung der Erheblichkeit der Straftat bestimmenden Tatsachen,
2. die Erkenntnisse, auf Grund derer Grund zu der Annahme besteht, dass gegen den Beschuldigten künftig Strafverfahren zu führen sein werden, sowie
3. die Abwägung der jeweils maßgeblichen Umstände.

(4) Die Absätze 1 bis 3 gelten entsprechend, wenn die betroffene Person wegen der Tat rechtskräftig verurteilt oder nur wegen

1. erwiesener oder nicht auszuschließender Schuldunfähigkeit,
2. auf Geisteskrankheit beruhender Verhandlungsunfähigkeit oder
3. fehlender oder nicht auszuschließender fehlender Verantwortlichkeit (§ 3 des Jugendgerichtsgesetzes)

nicht verurteilt worden ist und die entsprechende Eintragung im Bundeszentralregister oder Erziehungsregister noch nicht getilgt ist.
(5) Die erhobenen Daten dürfen beim Bundeskriminalamt gespeichert und nach Maßgabe des Bundeskriminalamtgesetzes verwendet werden. Das Gleiche gilt

1. unter den in Absatz 1 genannten Voraussetzungen für die nach § 81e Absatz 1 erhobenen Daten eines Beschuldigten sowie
2. für die nach § 81e Absatz 2 Satz 1 erhobenen Daten.

> Die Daten dürfen nur für Zwecke eines Strafverfahrens, der Gefahrenabwehr und der internationalen Rechtshilfe hierfür übermittelt werden. Im Fall des Satzes 2 Nr. 1 ist der Beschuldigte unverzüglich von der Speicherung zu benachrichtigen und darauf hinzuweisen, dass er die gerichtliche Entscheidung beantragen kann.

In Deutschland existiert seit 1998 eine zentrale **DNA-Analysedatei** (DAD), die vom Bundeskriminalamt verwaltet wird. In diese fließen sowohl die STR-Muster von Personen ein als auch von Tatortspuren bei unbekannten Spurenlegern. Ursprünglich wurden fünf STR-Systeme verwendet, mittlerweile sind es 16 autosomale STR-Systeme sowie das gonosomale Amelogenin-System. Diese Zusammenstellung entspricht dem europäischen Standard.

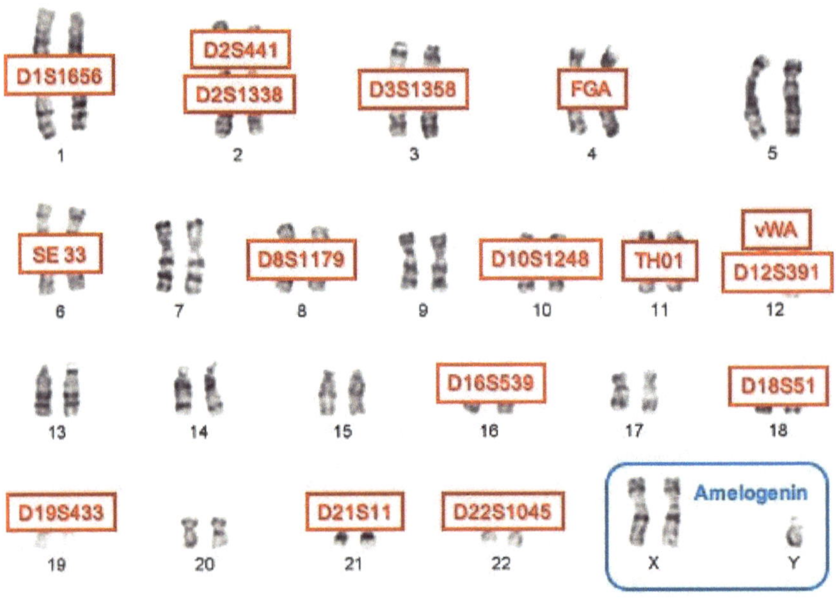


Abb. 78: In der DNA-Analysedatei verwendete STR-Systeme und ihre Lokalisation auf den Chromosomen

Für die DNA-Analyse reicht im Prinzip eine einzige kernhaltige Zelle aus. Um die STR-Systeme und ihre Allele jedoch technisch nachweisen zu können, müssen sie in einer bestimmten Kopienanzahl vorliegen, die man dadurch erreicht, dass sie im Labor künstlich vermehrt werden. Diese Technik heißt **Polymerasekettenreaktion** *(Polymerase Chain Reaction (PCR))*. Dabei wird der DNA-Strang an der gewünschten Stelle durch sogenannte Primer aufgetrennt, mit Hilfe eines Enzyms lagern sich an jeden Einzelstrang die zugegebenen Nukleotide passend an, so dass aus jedem Einzelstrang wieder ein Doppelstrang wird. Mit dieser Technik können gezielt bestimmte Sequenzen der DNA – für forensische Zwecke die STR-Systeme – vermehrt werden. Allerdings können die Zyklen, bei denen die Sequenz jeweils verdoppelt wird, nicht beliebig oft hintereinander durchgeführt werden, weil dabei die Gefahr besteht, dass es zu fehlerhaften Kopien kommt. Dieses Problem tritt insbesondere dann auf, wenn sehr wenig oder degradierte DNA vorliegt, also bei der Untersuchung mancher biologischer Spuren oder bei der Identifizierung von bereits fäulnisveränderten Leichen.

In der Praxis werden **kommerzielle Multiplex-Kits** verwendeten, mit denen die 16 STR-Systeme gleichzeitig analysiert werden können. Dabei werden Primer verwendet, die mit unterschiedlichen, fluoreszierenden Farbstoffen markiert sind. Nach der PCR werden die vermehrten DNA-Abschnitte *(Amplifikate)* nach ihrer Größe mittels Kapillarelektrophorese aufgetrennt und durch ein Laserdetektionssystem, das die Farben unterscheiden kann, erfasst. Zum Vergleich wird bei der Elektrophorese eine sogenannte Allelleiter mit aufgetrennt, die aus einem Gemisch der am häufigsten vorkommenden Allele der STR-Systeme bestehen, so dass eine Typisierung eines unbekannten Fragmentes durch den direkten Vergleich mit dem in der Länge entsprechenden Allel der Leiter möglich ist. Die Auswertung aller STR Systeme ergibt den genetischen Fingerabdruck. Durch biostatistische Analysen kann errechnet werden, wie wahrscheinlich es ist, dass ein Individuum mit denselben Merkmalsausprägungen in der Bevölkerung noch einmal vorkommt.

Ergänzend zu den etablierten STR-Systemen wird die Untersuchung von gonosomalen Markern, den sogenannten Single Nucleotide Polymorphisms (SNP) und der mitochondrialen DNA herangezogen. Bei den gonosomalen Markern handelt es sich um STR-Systeme, die auf den Geschlechtschromosomen X oder Y lokalisiert sind. Von besonderem Interesse sind dabei **Y-chromosomalen STR,** da diese nur in männlicher Linie vererbt werden. Zudem können sie Hinweise auf die Populationszugehörigkeit geben. **Single Nucleotide Polymorphisms (SNP)** sind genomische Marker, die sich nicht in ihrer Fragmentlänge, sondern in einer einzelnen Basenposition unterscheiden. Sie kommen sowohl im kodierenden als auch im nicht-kodierenden Teil des Genoms vor. Da es jeweils nur zwei Allele gibt, müssten für ein aussagekräftiges Ergebnis mindestens 50 Marker untersucht werden, wenn man sie allein untersuchen würde. In Kombination mit STR-Systemen können sie jedoch die Aussagekraft erhöhen, zumal bekannt ist, dass manche SNPs nur in einzelnen Populationen ein zweites Allel aufweisen, was als weiteres Merkmal für die Eingrenzung einer Tätergruppe verwendet werden kann. Andere SNPs sind mit phänotypischen Merkmalen wie der Augenfarbe gekoppelt.

Der Vorteil der Untersuchung **mitochondrialer DNA (mtDNA)** liegt in ihrer hohen Kopienanzahl, wodurch es selbst bei stark degradiertem Material noch gelingen kann, sie zu sequenzieren und zu analysieren. Da sie nur über die mütterliche Linie vererbt wird, ist die Aussagekraft eines mtDNA-Profils geringer als die eines genetischen Fingerabdrucks.

Prinzipiell ist jedes biologische Material für eine DNA-Analyse geeignet, solange es kernhaltige Zellen enthält. Das müssen nicht viele sein – mit heutigen Methoden reicht das Vorhandensein von 15 Zellen aus. So kann es beispielsweise gelingen, bei Berührungsvorgängen an Oberflächen den Täter zu identifizieren, obwohl bei einem Finger- oder Handabdruck auf einem Gegenstand nur wenige kernhaltige Zellen von der Haut übertragen werden. Wesentlich für die erfolgreiche Typisierung einer DNA-Spur ist, dass sie fachgerecht gesichert wurde (→ Kapitel 2.3) und auch im Labor Vorkehrungen getroffen wurden, die eine Verunreinigung *(Kontamination)* verhindern. Dazu zählt neben dem Tragen von Schutzbekleidung und dem Reinigen der Instrumente und Oberflächen auch, dass der genetische Fingerabdruck des Laborpersonals und aller Personen, die mit den Spuren in Kontakt gekommen sein können, als Vergleich vorliegen.

### Wissen | Ablauf der DNA-Analyse zur Spurenuntersuchung

- Durchführung von Vortests: Blut, Speichel, Spermasekret, Urin, ...
- Präparation des Spurenträgers: sehr häufig Wattetupfer von polizeilicher Spurensicherung; bei Original-Spurenträgern Identifizierung relevanter Anteile, ggf. Anwendung von Vortests auf Blut, Sperma, Speichel, ... (→ Kapitel 2.3 und 7.5)
- Enzymatische Verdauung von Zellmaterial
- Aufreinigung des Probenmaterials

- Isolierung und Quantifizierung der DNA: Sensitivitätsgrenze etwa 100 pg (ca. 15 Zellen)
- Amplifizierung: Polymerasekettenreaktion PCR
- Analyse: Elektrophoretische Auftrennung der Amplifikate, Analyse der Allele in den untersuchten Systemen
- Bewertung, Begutachtung: Vergleich Spur – Spur, Spur – Tatverdächtiger, Person – Vergleichsprobe, ... und ggf. biostatistische Auswertung

Die Art und der Umfang des Vorgehens ist vom Einzelfall und vom Spurenträger abhängig. Aus zeit- und ressourcenökonomischen Gründen kann nicht in jedem Fall und mit jedem Spurenträger alles gemacht werden. Vortests dienen dazu, das weitere Vorgehen im Labor zu planen. Wenn beispielsweise ein blutverdächtiger Fleck in einem Bekleidungsstück in einem Blutvortest ein negatives Ergebnis bietet, dann ist es wenig sinnvoll, ihn weiter zu präparieren und zu versuchen, DNA zu isolieren. Bei den **Blutvortesten** gibt es zwei Gruppen. Die einen dienen dem Blutnachweis, die anderen dem Nachweis, dass es sich um Menschenblut handelt. Der einfachste Blutnachweis gelingt durch die Zugabe von **Wasserstoffperoxid,** welches durch den roten Blutfarbstoff Hämoglobin zersetzt wird und dabei Schaum bildet. Bekannt ist auch der **Kastle-Meyer-Test,** bei dem das an sich farblose Phenolphtalein durch Hämoglobin zu Phenolphtalin umgewandelt wird, was eine rosarote Farbe aufweist. Der Nachweis, dass das Blut menschlichen Ursprungs ist, ist damit aber nicht zu führen. Dies gelingt jedoch mit Schnelltests, die nach dem Prinzip der **Immunpräzipitation** funktionieren, wie etwa der weit verbreitete Hexagon OBTI-Test.

Beim Vortest auf **Speichel** wird das Enzym **Amylase** nachgewiesen. Vorteste auf **Sperma** weisen entweder das Enzym **saure Phosphatase** oder das **prostataspezifische Antigen** nach. Diese Vorteste fallen auch positiv aus, wenn die Spermaspur von einem sterilisierten Täter gelegt wurde. Eine weitere Möglichkeit besteht darin, Ausstriche von Tupfern (meist Vaginalabstriche) unter dem Mikroskop anzuschauen. Die Spermien sind im positiven Fall durch ihre charakteristische Morphologie gut zu erkennen.

Im Idealfall kann durch die DNA-Analyse eine Person eindeutig identifiziert werden und eine eindeutige Zuordnung einer biologischen Spur zum Spurenleger erfolgen. In der Praxis gibt es aber immer wieder Probleme.

### Wissen | Grenzen der STR-Analyse

- Zu wenig DNA
  - 500 pg DNA für Vollprofil nötig
  - unter 100 pg DNA nur noch Teilprofile mit begrenzter Aussagekraft
  - Beispiel: Kontaktspuren
- Qualität der DNA
  - Degradation (z. B. fäulnisveränderte DNA, Knochengewebe)
  - Inhibitoren (z. B. Farbstoffe)
- Mischspuren
  - Spuren von mehr als einer Person (z. B. Sexualdelikte, Kontaminationen)
  - Ableitung von individuellen DNA-Profilen nur begrenzt möglich
- Haare
  - erfolgreiche Typisierung nur mit Wurzel möglich
  - im Haarschaft nur Analyse der mtDNA

Die erfolgreiche Extraktion und Amplifikation von DNA aus einem Spurenträger und die Erstellung eines DNA-Profils ist jedoch nur ein Schritt von mehreren auf dem Weg zur Täterüberführung. Genauso wichtig ist es, dieses Profil mit dem eines Tatverdächtigen zu vergleichen, denn ohne diesen Vergleich kann man aus einer Spur allenfalls herauslesen, ob eine Frau oder ein Mann sie verursacht haben. Da die untersuchten Systeme keine genetischen Informationen enthalten, die Aussagen über das Erscheinungsbild (*Phänotyp*) der Spurenlegerin zulassen, kann man aus ihr primär nichts ableiten, was der Kriminalpolizei bei der Suche helfen würde. Dies wurde – auch im internationalen Vergleich – als ein Mangel empfunden. Im Jahr 2019 trat eine entsprechende Änderung des § 81e StPO in Kraft, die es erlaubt, eine Spur auch im Hinblick auf Augenfarbe, Haarfarbe, Hautfarbe und Alter des Spurenlegers analysieren zu dürfen.

Als **DNA-Vergleichsproben** werden bei Personen heutzutage in aller Regel Abriebe der Wangenschleimhaut mit einem dafür geeigneten, DNA-freien Tupfer entnommen. Es handelt sich hierbei um einen einfachen, nicht invasiven Eingriff; die Tupfer können auch direkt in den automatisierten Analyseprozess eingesetzt werden. Eine Blutprobe ist nicht notwendig und wird auch nicht mehr gefordert. Sie ist aber alternativ immer noch möglich.

Bei Kapitaldelikten mit unbekanntem Täter besteht die Möglichkeit, mit Reihenuntersuchungen den Täter zu finden. Diese werden vor allem bei Sexualmorden angewandt, wenn eine eindeutige Täterspur gefunden werden konnte, diese aber bislang niemand zuzuordnen war und es den begründeten Verdacht gibt, dass der Täter aus einer bestimmten Personengruppe stammt. Auch diese Reihenuntersuchungen sind gesetzlich geregelt.

### Recht | Reihenuntersuchungen

#### § 81h StPO: DNA-Reihenuntersuchung

(1) Begründen bestimmte Tatsachen den Verdacht, dass ein Verbrechen gegen das Leben, die körperliche Unversehrtheit, die persönliche Freiheit oder die sexuelle Selbstbestimmung begangen worden ist, dürfen Personen, die bestimmte, auf den Täter vermutlich zutreffende Prüfungsmerkmale erfüllen, mit ihrer schriftlichen Einwilligung

1. Körperzellen entnommen,
2. diese zur Feststellung des DNA-Identifizierungsmusters und des Geschlechts molekulargenetisch untersucht und
3. die festgestellten DNA-Identifizierungsmuster mit den DNA-Identifizierungsmustern von Spurenmaterial automatisiert abgeglichen werden,

soweit dies zur Feststellung erforderlich ist, ob das Spurenmaterial von diesen Personen oder von ihren Verwandten in gerader Linie oder in der Seitenlinie bis zum dritten Grad stammt, und die Maßnahme insbesondere im Hinblick auf die Anzahl der von ihr betroffenen Personen nicht außer Verhältnis zur Schwere der Tat steht.

(2) Eine Maßnahme nach Absatz 1 bedarf der gerichtlichen Anordnung. Diese ergeht schriftlich. Sie muss die betroffenen Personen anhand bestimmter Prüfungsmerkmale bezeichnen und ist zu begründen. Einer vorherigen Anhörung der betroffenen Personen bedarf es nicht. Die Entscheidung, mit der die Maßnahme angeordnet wird, ist nicht anfechtbar.

(3) Für die Durchführung der Maßnahme gilt § 81f Absatz 2 entsprechend. Die entnommenen Körperzellen sind unverzüglich zu vernichten, sobald sie für die Untersuchung nach Absatz 1 nicht mehr benötigt

werden. Soweit die Aufzeichnungen über die durch die Maßnahme festgestellten DNA-Identifizierungsmuster zur Erforschung des Sachverhalts nicht mehr erforderlich sind, sind sie unverzüglich zu löschen. Die Vernichtung und die Löschung sind zu dokumentieren.
(4) Die betroffenen Personen sind schriftlich darüber zu belehren, dass die Maßnahme nur mit ihrer Einwilligung durchgeführt werden darf. Vor Erteilung der Einwilligung sind sie schriftlich auch darauf hinzuweisen, dass

1. die entnommenen Körperzellen ausschließlich zur Feststellung des DNA-Identifizierungsmusters, der Abstammung und des Geschlechts untersucht werden und dass sie unverzüglich vernichtet werden, sobald sie hierfür nicht mehr erforderlich sind,
2. das Untersuchungsergebnis mit den DNA-Identifizierungsmustern von Spurenmaterial automatisiert daraufhin abgeglichen wird, ob das Spurenmaterial von ihnen oder von ihren Verwandten in gerader Linie oder in der Seitenlinie bis zum dritten Grad stammt,
3. das Ergebnis des Abgleichs zu Lasten der betroffenen Person oder mit ihr in gerader Linie oder in der Seitenlinie bis zum dritten Grad verwandter Personen verwertet werden darf und
4. die festgestellten DNA-Identifizierungsmuster nicht zur Identitätsfeststellung in künftigen Strafverfahren beim Bundeskriminalamt gespeichert werden.

Neben der Untersuchung und Zuordnung von Spuren zu einem Verursacher ist die **Abstammungsbegutachtung** ein weiteres, wichtiges Aufgabengebiet der forensischen Molekulargenetik. Die in früheren Zeiten angewandten morphologischen Vergleiche (Augenfarbe, Haarfarbe, Gesichtsproportionen, Ohrform, Handform, Fußform) sind heute ebenso obsolet wie die Blutgruppendiagnostik. Wie bei der Spurenuntersuchung erfolgt die Abstammungsbegutachtung mit der DNA-Analyse. Die rechtlichen Grundlagen hierfür finden sich in Deutschland im Gendiagnostikgesetz, das im Jahr 2010 in Kraft trat. In diesem ist nicht nur die Abstammungsuntersuchung geregelt, sondern auch genetische Untersuchungen für medizinische Zwecke, im Bereich der Versicherungen oder der Arbeit. Unter anderem ist darin das Recht auf informelle Selbstbestimmung (Recht auf Nicht-Wissen) festgeschrieben. Heimliche Tests sind verboten, die Einwilligung aller Beteiligten ist vorgeschrieben.

Prinzipiell ist zu unterscheiden zwischen privaten und gerichtlichen Aufträgen. Gerichtliche Aufträge dienen vor allem der Vaterschaftsfeststellung mit der Absicht, dem Kind seinen Unterhalt und seine Erbberechtigung zu sichern. Die wesentlichen Grundlagen hierfür sind im Bürgerlichen Gesetzbuch (BGB) festgehalten.

### Recht | Abstammungsbegutachtung

**§ 1592 BGB: Vaterschaft**

Vater eines Kindes ist der Mann,

1. der zum Zeitpunkt der Geburt mit der Mutter des Kindes verheiratet ist,
2. der die Vaterschaft anerkannt hat oder
3. dessen Vaterschaft nach § 1600d oder § 182 Absatz 1 des Gesetzes über das Verfahren in Familiensachen und in den Angelegenheiten der freiwilligen Gerichtsbarkeit gerichtlich festgestellt ist.

**§ 1600 BGB: Anfechtungsberechtigte**

(1) Berechtigt, die Vaterschaft anzufechten, sind:

1. der Mann, dessen Vaterschaft nach § 1592 Nr. 1 und 2, § 1593 besteht,
2. der Mann, der an Eides statt versichert, der Mutter des Kindes während der Empfängniszeit beigewohnt zu haben,
3. die Mutter und
4. das Kind.
5. (...)

**§ 1600d BGB: Gerichtliche Feststellung der Vaterschaft**

(1) Besteht keine Vaterschaft nach § 1592 Nr. 1 und 2, § 1593, so ist die Vaterschaft gerichtlich festzustellen.
(2) Im Verfahren auf gerichtliche Feststellung der Vaterschaft wird als Vater vermutet, wer der Mutter während der Empfängniszeit beigewohnt hat. Die Vermutung gilt nicht, wenn schwerwiegende Zweifel an der Vaterschaft bestehen.
(3) Als Empfängniszeit gilt die Zeit von dem 300. bis zu dem 181. Tage vor der Geburt des Kindes, mit Einschluss sowohl des 300. als auch des 181. Tages. Steht fest, dass das Kind außerhalb des Zeitraums des

Satzes 1 empfangen worden ist, so gilt dieser abweichende Zeitraum als Empfängniszeit.
(4) Ist das Kind durch eine ärztlich unterstützte künstliche Befruchtung in einer Einrichtung der medizinischen Versorgung im Sinne von § 1a Nummer 9 des Transplantationsgesetzes unter heterologer Verwendung von Samen gezeugt worden, der vom Spender einer Entnahmeeinrichtung im Sinne von § 2 Absatz 1 Satz 1 des Samenspenderregistergesetzes zur Verfügung gestellt wurde, so kann der Samenspender nicht als Vater dieses Kindes festgestellt werden.
(5) Die Rechtswirkungen der Vaterschaft können, soweit sich nicht aus dem Gesetz anderes ergibt, erst vom Zeitpunkt ihrer Feststellung an geltend gemacht werden.

Üblich ist also, die **verwandtschaftlichen Beziehungen** von drei Personen zu untersuchen: dem Kind, der Kindsmutter und dem vermutlichen Kindsvater *(Putativvater)*. Als Untersuchungsmaterial dienen üblicherweise Wangenschleimhautabriebe der beteiligten Personen. Bei der Probennahme muss sichergestellt und dokumentiert werden, dass es sich um diejenigen Personen handelt, die untersucht werden sollen. Nicht selten kommt es zu Täuschungsversuchen, wenn beispielsweise der zur Abgabe einer Probe aufgeforderte Mann einen Freund an seiner Statt zur Untersuchungsstelle schickt.

In den Richtlinien der Gendiagnostik-Kommission GEKO ist festgeschrieben, dass die Untersuchung von mindestens 15 unabhängig vererbten STR-Systemen notwendig ist. In der Routine hat sich durchgesetzt, dass mehr als 20 unabhängig vererbte STR-Systeme und Amelogenin als gonosomaler Marker getestet werden.

### Beispiel | Begutachtung der Abstammung (STR-System)

| System | Mutter | Kind | Putativvater |
|---|---|---|---|
| D3S1358 | 14/14 | 14/17 | 16/18 |

Hier handelt es sich um einen Ausschluss. Das Kind hat das Allel 14 von seiner Mutter geerbt. Das Allel 17 muss demnach vom Vater stammen. Der Putativvater hat aber die Allele 16 und 18, kann also das Allel 17 nicht vererbt haben. Daher ist er in diesem System als Kindsvater auszuschließen.

Ein Ausschluss in einem einzelnen System ist nicht ausreichend, um einen Mann als Kindsvater bereits sicher auszuschließen. Es muss immer noch berücksichtigt werden, dass es zu spontanen Mutationen gekommen sein kann oder dass es sich um einen Fehler bei der Analyse handeln kann. Daher müssen in mehreren Systemen Ausschlüsse vorliegen, wenn ein Mann nicht als Vater eines Kindes in Frage kommt.

**Wissen | Begutachtung der Vaterschaft**

- Vaterschaftsausschluss
  - mindestens 4 Ausschlusskonstellationen auf verschiedenen Chromosomen (nicht passende Allele)
  - bei weniger als 4 Ausschlusskonstellationen biostatistische Würdigung unter Einbeziehung der Möglichkeit von Mutationen oder stummen Allelen
- Nichtausschluss
  - keine oder weniger als 4 Ausschlusskonstellationen (s. o.)
  - biostatistische Berechnung der Verwandtschaftswahrscheinlichkeit
  - Einbeziehung von Besonderheiten
  - bei Wahrscheinlichkeitswert $W \geq 99{,}9\ \%$ ist die „Vaterschaft praktisch erwiesen"

## 9.4 Forensische Biologie

Neben den molekularbiologischen Verfahren und Kenntnissen bietet die Biologie noch weiteres Wissen, das man sich bei der Klärung von Kriminalfällen zunutze machen kann. Dies betrifft vor allem die systematische Erforschung von nicht humanen biologischen Spuren wie Tierhaare, Bodenproben, Mikroorganismen, Pollen oder Kieselalgen, aber auch die Möglichkeiten, aus dem Befall von Kadavern durch Insekten den Todeszeitpunkt einzugrenzen.

Die Untersuchung von **Haaren** erfolgt durch Lupenbetrachtung und Mikroskopie. Die Gestalt der äußeren Schuppenschicht *(Kutikula)*, der Rinde und des Marks, die Dicke des Haars, die Form der Spitze und der Wurzel unterscheiden sich zwischen den einzelnen Tierarten einschließlich des Menschen und können insgesamt zur Identifizierung der Spezies herangezogen werden. Allerdings ist für eine sichere morphologische Speziesidentifizierung sehr viel Erfahrung vonnöten, weshalb mittlerweile die Untersuchung durch molekularbiologische Verfahren ergänzt wird.

**Bodenproben** stammen überwiegend von Schuhsohlen oder Fahrzeugreifen. Durch ihre Untersuchung soll entweder die Herkunft eingegrenzt werden, bzw. es soll festgestellt werden, ob beispielsweise der Schmutz an den Schuhsohlen eines Tatverdächtigen mit einer Vergleichsprobe von einem Tatort übereinstimmt. Die Proben werden getrocknet und unter dem Auflichtmikroskop beurteilt: Farbe, Bodenart (Sand, Lehm, Ton sowie Mischformen), Rundungsgrade der Mineralkörner sowie Beimengungen wie Gräser, Flechten, Moose, Samen, Holz, Kot, Fasern, Federn, Haare oder Pollen können beim Vergleich mehrerer Proben anzeigen, ob diese vom gleichen Ort oder von verschiedenen Orten stammen. Weitere Verfahren sind die Analyse der Korngrößen und deren Verteilung (wofür die Probe in einem Siebturm aufgetrennt wird), das optische Verhalten unter dem Polarisationsmikroskop, das magnetische Verhalten und die Rasterelektronenmikroskopie zur Feststellung der elementaren Zusammensetzung verwendet werden. Die beigemengten Pflanzenreste oder tierischen Anteile wie Haare oder Federn werden ebenfalls durch Lupenbetrachtung oder unter dem Stereomikroskop untersucht und verglichen sowie eine Artbestimmung vorgenommen. Für die Bestimmung von Pflanzen wie auch von Haaren oder Federn existieren umfangreiche Sammlungen, mit denen die in den Proben festgestellten Teile verglichen werden.

**Kieselalgen** *(Diatomeen)* sind einzellige, vielgestaltige Lebewesen, sehr klein (5–500 µm), und kommen vor allem in Gewässern, aber auch an sonstigen feuchten Standorten und in oberen Bodenschichten vor. Aufgrund ihres Artenreichtums, man vermutet über 100.000 Arten weltweit, können sie zur Überprüfung der Herkunft einer Probe herangezogen werden. Die Zusammensetzung der Algenpopulation in einem Gewässer ist abhängig vom Gewässertyp, der Wasserqualität, den Licht- und Temperaturverhältnissen, der Jahreszeit und sonstigen ökologischen Faktoren. Ihr Vorkommen in Gewässern wurde von rechtsmedizinischer Seite schon Ende des 19. Jahrhunderts als Hinweis für einen Ertrinkungstod verwendet: Wenn bei der Untersuchung eines Toten, der aus dem Wasser geborgen worden war, Kieselalgen in den Lungen und im Blutkreislauf nachzuweisen waren, dann sollte das anzeigen, dass die Person Wasser eingeatmet hatte, also zumindest lebendig ins Wasser geraten war. Dieser Schlussfolgerung ist mehrfach widersprochen worden und der Beweiswert von Kieselalgen im Lungengewebe für den Nachweis des Ertrinkungstods stark angezweifelt worden. Dennoch gibt es in der Kriminalgeschichte mehrere Fälle, in denen die Diatomeendiagnostik nicht nur zur Klärung der Todesursache, sondern auch zur Tatortidentifizierung erfolgreich herangezogen werden konnte. Wesentlich hierfür ist die Anzahl der Diatomeen und die Artzusammensetzung in einer Probe. Wenn diese mit einer Vergleichsprobe, etwa aus dem fraglichen Gewässer übereinstimmt, dann spricht das mit hoher Wahrscheinlichkeit für einen Ertrinkungstod in diesem Gewässer. In gleicher Weise kann in feuchten Proben eine Tatortidentifizierung erfolgen.

Die forensische Analyse von **Pollen** auf Oberflächen wird vor allem verwendet, um Hinweise auf einen Tatort oder die Tatzeit zu gewinnen. Pollen finden sich auf allen exponierten Oberflächen, im Freien mehr als Inneren eines Gebäudes, aber auch dort sind sie nachzuweisen. Das Pollenspektrum auf der Oberfläche eines Gegenstands gibt Hinweise auf die Vegetation in der Umgebung, weiterhin auf die Jahreszeit. Wie die Kieselalgen, so sind auch die Pollen sehr klein (< 150 µm) und ein einzelnes Korn ist mit dem Auge nicht zu erkennen. Bei der Sicherung von Proben an Oberflächen und der weiteren Untersuchung ist vor allem darauf zu achten, dass es nicht zur Kontamination aus der Umgebung oder von anderen Oberflächen kommt, wodurch das Ergebnis der Untersuchung verfalscht würde. Mit dem Wind transportierter Pollen wird sich jederzeit auf einer Oberfläche niederschlagen. Der mikroskopischen Untersuchung geht eine Anreicherung des Probenmaterials voraus. Hierfür werden Oberflächenabriebe oder anderweitig gewonnene Proben in verschiedenen Flüssigkeiten gelöst, diese zentrifugiert und das Pellet anschließend mikroskopiert.

Die **forensische Mikrobiologie** beschäftigt sich mit dem Nachweis von Mikroorganismen im Zusammenhang mit möglichen Straftaten. Die Untersuchungen erfolgen in normalen mikrobiologischen Laboren, wie sie beispielsweise an großen Krankenhäusern, vor allem an Universitätskliniken vorhanden sind. Typische Fragestellungen sind der Nachweis von Bakterien, Viren oder Parasiten einerseits an Probenmaterial von Verstorbenen, wenn diese an entzündlichen Erkrankungen gelitten hatten, andererseits beispielsweise bei Probennahmen in der Lebensmittelindustrie oder im Gaststättengewerbe. Schließlich können Mikroorganismen oder ihre Toxine auch als Biowaffen verwendet werden. Wenngleich Anschläge mit Biowaffen sehr selten sind, so ist die Gefahr doch prinzipiell gegeben, wie auch eine Anschlagsserie mit Milzbranderregern im Jahr 2001 in den USA zeigte.

Die **forensische Entomologie** versteht sich als ein Wissenschaftszweig, der sich mit dem Befall von Kadavern durch Insekten beschäftigt. Es interessiert zum einen der Zersetzungsprozess unter verschiedenen Umgebungsbedingungen, zum anderen die Möglichkeit, mithilfe der Leichenfauna den Sterbezeitpunkt einzugrenzen. Dabei macht man sich zu Nutze, dass die verschiedenen Insektenarten (vor allem Fliegen und Käfer) in unterschiedlichen Zersetzungsstadien einen Leichnam befallen. Die Zeit von der Eiablage bis zur Verpuppung und dem Schlüpfen einer neuen Generation ist abhängig von den Umgebungsbedingungen und der Art. Daher kann aus der Artenvielfalt und der Anzahl der Tiere in den verschiedenen Entwicklungsstadien der Sterbezeitraum eingegrenzt werden, was immer wieder erstaunlich gut gelingt. Die Praxis ist allerdings weit komplexer und anspruchsvoller, als man aus dieser Kurzdarstellung herauszulesen vermeint. Es gibt nur wenige Arbeitsgruppen, die sich systematisch mit diesem Thema befassen. International bekannt geworden ist das Forensic Anthropology Center der University of Tennessee in Knoxville, das ein eigenes Gelände besitzt, auf dem Verstorbene unter kontrollierten Bedingungen beobachtet werden, wie sich der Körper zersetzt. Diese Anlage wird oft als „Body Farm" bezeichnet, ein Begriff, der vor den dortigen Wissenschaftlerinnen nicht unbedingt geschätzt wird.

## 9.5 Forensische Physik

Zahlreiche Verletzungen sind die Folgen von physikalischen Vorgängen, die sich messen oder modellhaft nachbilden lassen. Dies trifft auf Verkehrsunfälle ebenso zu wie auf viele Formen stumpfkantiger oder scharfer Gewalteinwirkung. Ein großes forensisch-physikalisches Forschungsgebiet ist die Ballistik. Seltener werden Untersuchungen zur Branddynamik durchgeführt.

Der größte Bereich ist sicherlich die **Unfallforschung,** für die es zahlreiche Forschungseinrichtungen in unterschiedlicher Trägerschaft gibt. Arbeitsunfälle werden durch die gesetzlichen Unfallversicherungen untersucht. Straßenverkehrsunfälle werden unter anderem an der TU Dresden, der Medizinischen Hochschule Hannover, von der DEKRA, dem ADAC und der Unfallforschung der Versicherer (UDV), aber auch von verschiedenen Fahrzeugherstellern erforscht. Die Aufarbeitung und Begutachtung realer Verkehrsunfälle im Auftrag von Polizei und Justiz erfolgt meist durch Sachverständigenbüros, die in unterschiedlichem Ausmaß mit wissenschaftlichen Unfallforschungseinrichtungen zusammenarbeiten. Erfasst werden

Informationen über Fahrzeugsicherheit, Straßenmängel, Unfallorte, Unfallursachen und typische Verletzungen. Bestimmte Unfallszenarien werden im Versuch mit Dummys oder in Simulationen am Rechner nachgestellt. Gerade das Wissen um biomechanische Belastbarkeiten, aber auch um physiologische Abläufe ist wichtig, um Dummys oder digitale Menschmodelle möglichst wirklichkeitsgetreu zu entwickeln.

Ein wichtiger interdisziplinärer Forschungsgegenstand ist die **Biomechanik** des menschlichen Körpers, also die Erforschung der Belastungsgrenzen der Haut, des Skeletts und der inneren Organe auf Druck oder Zug bei verschiedenen mechanischen Gewalteinwirkungen. Dabei handelt es sich jeweils um komplexe Vorgänge, denen man sich im Einzelfall experimentell nur annähern kann. So ist beispielsweise die Frage, ob und inwieweit ein Stich mit einem Messer eine tödliche Verletzung hervorrufen kann, von der Spitze der Klinge, von der Kraft des Angreifers, von der Geschwindigkeit der Stichführung, von der Relativbewegung des Opfers, von der Dicke und Festigkeit der Bekleidung, der Festigkeit der Haut und der getroffenen Körperregion abhängig. Bei einer statischen Belastung wird eine größere Kraft benötigt als bei einer dynamischen Einwirkung. Bei einer Druckbelastung ist mehr Kraft für eine Schädigung des Gewebes notwendig als bei einer Zugbelastung. Dennoch sind Verletzungen als Folgen von Einwirkungen mechanischer Kräfte in gewissen Grenzen berechenbar und zumindest prinzipiell nachvollziehbar. Die physikalischen Größen wie Geschwindigkeit, Kraft oder Druck können durch Messinstrumente erfasst werden.

Schwieriger ist die Nachbildung von biologischem Material. Die **Simulanzien** müssen in ihrer Elastizität, Plastizität und ihren Belastungsgrenzen Haut, Weichgewebe oder Knochen (je nach Fragestellung) entsprechen. Die Haut wird häufig durch Silikon, Plastilin oder Schweinehaut simuliert, wobei letztere dicker und fester ist als Menschenhaut. Weichgewebe wird durch ballistische Seife oder Gelatine ersetzt. Künstliche Knochen werden aus Polyurethan hergestellt. Am Institut für Rechtsmedizin der Universität Bern wurde ein Schädelmodell hergestellt, das die genannten Simulanzien vereint (Gelatine für das Gehirn, eine Polyurethanschale für den Knochen, Latex für die Knochenhaut und Silikon für die Haut) und das realitätsnahe Befunde bei Versuchen mit Schüssen oder stumpfer Gewalteinwirkung erbrachte.

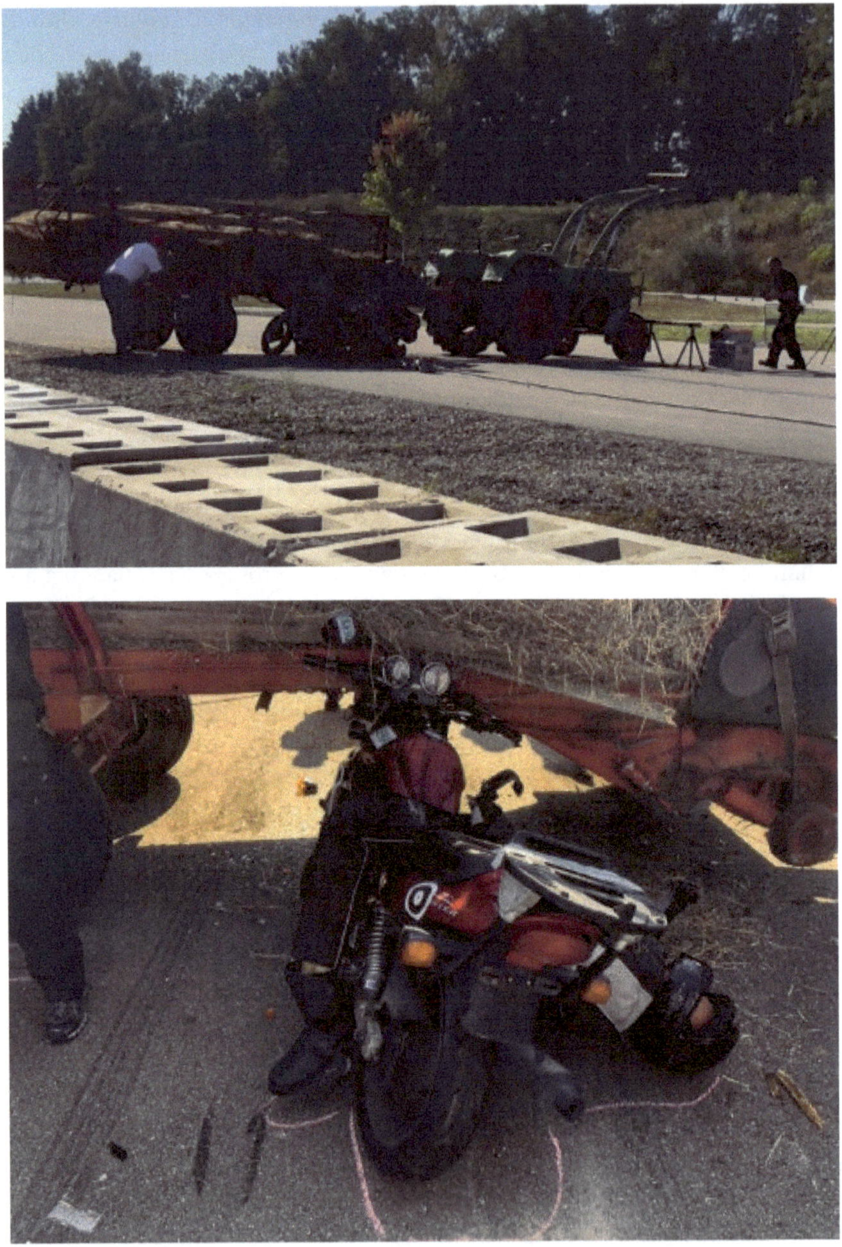

Abb. 79: Crash-Test: Simulation eines Unfalls, bei dem ein Traktor mit Anhänger die Fahrbahn eines Motorrads kreuzt

Gelatine und Seife werden vor allem bei **Schussversuchen** verwendet. Gelatine hat dabei den Vorteil, eine ähnliche Elastizität wie Weichgewebe zu haben. Ballistische Seife ist zwar nicht elastisch, aber plastisch in ähnlicher Weise verformbar wie Muskulatur, so dass man nach Schussabgabe die maximale Wirkung des Geschosses im Seifenblock erkennen kann. Für komplexe Modelle kann zudem Kunstknochen aus Polyurethan in die Blöcke eingegossen werden.

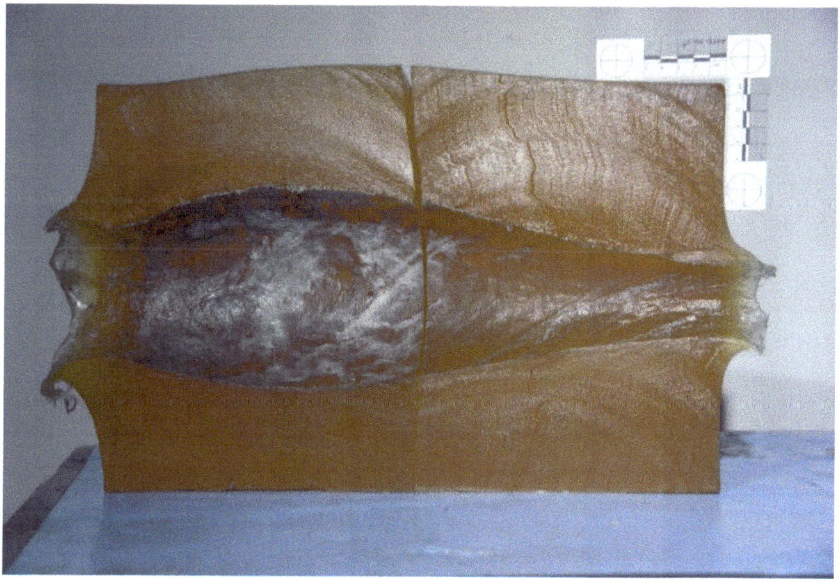

Abb. 80: Aufgesetzter Schuss mit einem Teilmantelgeschoss auf einen Seifenblock. An der linken Seite der Einschuss. Zu erkennen die maximale Ausdehnung der Wundhöhle und im linken Anteil des Blocks die Schmauchhöhle.

Gelatine hat den Vorteil, durchsichtig zu sein. Durch die Verwendung von **Hochgeschwindigkeitskameras,** die heutzutage bis zu mehrere 1.000 Bilder pro Sekunde aufnehmen können, können Vorgänge sichtbar gemacht werden, die im Millisekundenbereich ablaufen. Durch den Einsatz von Hochgeschwindigkeitskameras und Simulanzien konnten die komplexen Vorgänge der Wundballistik an der Oberfläche (Einschuss und Ausschuss) ebenso sichtbar gemacht werden wie in der Tiefe des Gewebes. So konnte eindeutig gezeigt werden, dass der Vertrocknungssaum rings um eine Einschusswunde (→ Kapitel 6.4) nicht dadurch entsteht, dass das Projektil die Haut einstülpt und die Wundränder schürft, sondern weil beim Eindringen des Projektils in die Haut kleinste Oberhautpartikel zurückspritzen, ähnlich wie wenn man einen Stein ins Wasser wirft. Es konnte außerdem gezeigt werden, dass die Geschosse im Körper durch die radiäre Abgabe der Bewegungsenergie große Wundhöhlen hervorrufen, die ein Vielfaches des Kalibers als Durchmesser haben.

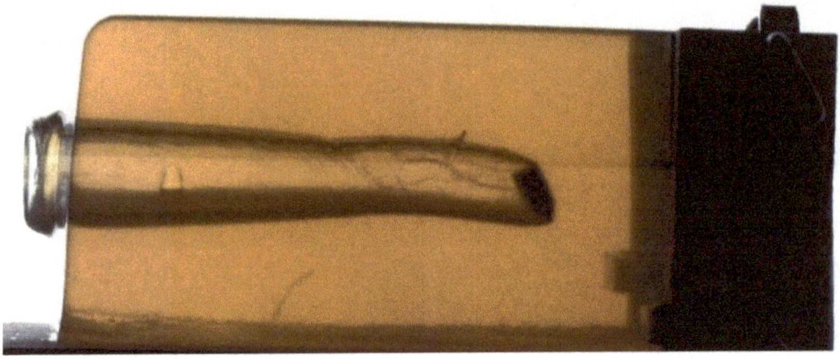

Abb. 81: Aufnahme eines Schusses mit einer Pistole, Kaliber 9 mm, auf einen Gelatineblock durch eine Hochgeschwindigkeitskamera. An der linken Seite der Einschuss. Zu erkennen ist die sogenannte temporäre Wundhöhle und das sich im Gewebe querstellende Geschoss.

## 9.6 Forensische Psychiatrie

Grundvoraussetzung einer strafrechtlichen Verurteilung ist, dass die Angeklagte schuldfähig ist.

**Recht | Schuldfähigkeit: seelische Störungen**

**§ 20 StGB: Schuldunfähigkeit wegen seelischer Störungen**

Ohne Schuld handelt, wer bei Begehung der Tat wegen einer krankhaften seelischen Störung, wegen einer tiefgreifenden Bewusstseinsstörung oder wegen einer Intelligenzminderung oder einer schweren anderen seelischen Störung unfähig ist, das Unrecht der Tat einzusehen oder nach dieser Einsicht zu handeln.

Auch wenn die Würdigung des Geisteszustandes eine gerichtliche Aufgabe ist, so werden doch in der Praxis Sachverständige hinzugezogen, die darüber Auskunft geben sollen, ob ein krankhafter seelischer Zustand bei einem Angeklagten oder Beschuldigten vorlag. Diese Tätigkeit erfordert profunde psychiatrische Kenntnisse. Die **forensische Psychiatrie** ist ein Teilgebiet des medizinischen Fachs der Psychiatrie. Sie beschäftigt sich einerseits mit der Begutachtung von Beschuldigten bzw. Angeklagten im Strafverfahren, andererseits mit der Therapie und Prognose von untergebrachten psychisch kranken Straftätern.

### Wissen | Eingangsvoraussetzungen einer Schuldunfähigkeit

- krankhafte seelische Störung: endogene Psychosen (z. B. Schizophrenie, Manie, Depression), organische Psychosen, Durchgangssyndrome, akute Intoxikationen, degenerative Hirnerkrankungen, körperliche Abhängigkeiten
- tiefgreifende Bewusstseinsstörung: Schlaftrunkenheit, Schlafwandeln, schwere affektive Belastungen
- Intelligenzminderung
- schwere andere seelische Störung: schwere Formen von Persönlichkeitsstörungen

Die Begutachtung erfolgt mehrstufig. Zunächst einmal muss festgestellt werden, ob eines der genannten Kriterien zum Tatzeitpunkt überhaupt vorlag. In einem zweiten Schritt muss festgestellt werden, ob und gegebenenfalls wie stark dies Auswirkungen auf die Einsichtsfähigkeit oder die Steuerungsfähigkeit hatte. Das ist – selbst wenn eine krankhafte seelische Störung zum Zeitpunkt der Tat vorlag – keineswegs automatisch der Fall.

### Wissen | Einsichtsfähigkeit und Steuerungsfähigkeit

- Einsichtsfähigkeit: Fähigkeit, das Unrecht einer Tat einzusehen („wissen, dass es verboten ist“)
- Steuerungsfähigkeit: Fähigkeit, das Verbot zu respektieren („wissen, dass es verboten ist und sich an das Verbot zu halten“)

Forensische Psychiater werden in einem Ermittlungsverfahren dann mit der Begutachtung beauftragt, wenn es einen dringend Tatverdächtigen gibt und nach den polizeilichen Ermittlungen Hinweise auf eine seelische Beeinträchtigung vorliegen. Diese können sich vielgestaltig äußern: In manchen Fällen wird eine psychiatrische Erkrankung bekannt, in anderen ein Drogen- oder Alkoholmissbrauch. Bizarre Taten oder auffälliges Verhalten lassen ebenfalls immer wieder den Verdacht auf eine Erkrankung aufkommen, wobei es nicht statthaft ist, aus solchen Auffälligkeiten eine psychiatrische Krankheit abzuleiten. Ebensowenig kann man aus einer Alkoholisierung oder einer Drogenberauschung automatisch auf eine Schuldunfähigkeit schließen.

Die oftmals zu hörende Behauptung, man müsse vor der Tat nur etwas getrunken haben, schon werde man wegen Schuldunfähigkeit freigesprochen, ist in mehrfacher Hinsicht nicht richtig. Zum einen muss die Alkoholisierung so stark gewesen sein, dass sie in ihren Auswirkungen auf die geistig-seelische Leistungsfähigkeit vergleichbar mit einer schweren akuten Psychose ist, um schuldmindernd zu sein. Zum anderen führt es keineswegs zum Freispruch, wenn man sich vor der Tat betrinkt. In so einem Fall erfolgt dann eine Verurteilung über den Ausweichparagraphen § 323a StGB.

**Recht | Schuldfähigkeit: Vollrausch**

**§ 323a StGB: Vollrausch**

(1) Wer sich vorsätzlich oder fahrlässig durch alkoholische Getränke oder andere berauschende Mittel in einen Rausch versetzt, wird mit Freiheitsstrafe bis zu fünf Jahren oder mit Geldstrafe bestraft, wenn er in diesem Zustand eine rechtswidrige Tat begeht und ihretwegen nicht bestraft werden kann, weil er infolge des Rausches schuldunfähig war oder weil dies nicht auszuschließen ist.
(2) Die Strafe darf nicht schwerer sein als die Strafe, die für die im Rausch begangene Tat angedroht ist.
(3) (...)

In manchen Fällen kann zwar eine erhebliche Einschränkung der Einsichtsfähigkeit oder Steuerungsfähigkeit festgestellt werden, aber keine Aufhebung der Schuldfähigkeit. In diesen Fällen kann gemäß § 21 StGB die zu erwartende Strafe gemildert werden.

### Recht | Verminderte Schuldfähigkeit

**§ 21 StGB: Verminderte Schuldfähigkeit**

Ist die Fähigkeit des Täters, das Unrecht der Tat einzusehen oder nach dieser Einsicht zu handeln, aus einem der in § 20 bezeichneten Gründe bei Begehung der Tat erheblich vermindert, so kann die Strafe nach § 49 Absatz 1 gemildert werden.

Gerade bei Taten unter Alkoholeinfluss wird von den Beschuldigten im Nachhinein oft behauptet, sie seien so betrunken gewesen, dass sie einen **„Blackout“** gehabt hätten. Mit dieser Behauptung werden zwei Dinge vermischt, die nur eingeschränkt etwas miteinander zu tun haben: Erinnerung und psychische Leistungsfähigkeit. Zwar kann Alkohol wie auch viele andere zentralwirksame Substanzen die Erinnerungsfähigkeit beeinträchtigen, wobei die Wahrscheinlichkeit einer Beeinträchtigung mit dem Grad der Berauschung steigt, ein Rückschluss aus einer Erinnerungslücke auf die Einsichts- oder Steuerungsfähigkeit ist aber nicht möglich, zumal die vorgebrachte Erinnerungslücke nicht objektivierbar ist.

Gerade bei Straftaten unter akuter Berauschung erfolgt die Einschätzung der Schuldfähigkeit vielerorts auch durch Rechtsmedizinerinnen, da die Berechnung der Blutalkoholkonzentration (→ Kapitel 8.2.1) und die Beurteilung der psychophysischen Leistungsfähigkeit im Zusammenhang mit berauschenden Substanzen im Straßenverkehr (→ Kapitel 8.2) ohnehin rechtsmedizinische Domänen sind.

Die forensisch-psychiatrische Begutachtung ist zeitaufwändig und umfangreich. Wenn der Beschuldigte einwilligt (was er nicht muss!), dann erfolgt eine vollständige Exploration, die mehrere Stunden über mehrere Tage in Anspruch nehmen kann. Sie wird ergänzt durch psychologische Tests und apparative Untersuchungen (Labor, EEG, Computertomographie), außerdem werden die Ermittlungsakten und gegebenenfalls Krankenakten herangezogen, um ein möglichst umfassendes Bild von der Persönlichkeit des Beschuldigten zu erhalten. Wenn der Beschuldigte sich nicht untersuchen lassen will, dann kann die Begutachtung zunächst nur nach Aktenlage erfolgen. In der Hauptverhandlung vor Gericht kann sich die Sachverständige einen Eindruck vom Angeklagten verschaffen und hat zudem die Möglichkeit, Fragen an Zeuginnen zu stellen. Das psychiatrische Gutachten wird in aller Regel erst zu einem späten Zeitpunkt der Beweisaufnahme in einer Gerichtsverhandlung erstattet.

Neben der Feststellung eventueller psychiatrischer Störungen, die Auswirkungen auf die Schuldfähigkeit haben, gehört auch die prognostische Einschätzung eines Krankheitsbildes zum Aufgabengebiet der forensischen Psychiatrie. So kann unter Umständen ein Angeklagter anstatt zu einer Haftstrafe in einer Justizvollzugsanstalt auch in einer psychiatrischen Klinik untergebracht werden. Die Behandlung solcher Straftäter und bei einer anstehenden Entlassung auch die Einschätzung, ob in Zukunft weiterhin Straftaten von einem Verurteilten zu erwarten sind, fallen ebenfalls in den Aufgabenbereich der forensischen Psychiatrie.

## 9.7 Forensische Psychologie

Psychologie ist die Wissenschaft, die sich mit menschlichem Verhalten beschäftigt. Forensische Psychologie beschäftigt sich vor allem mit Täterverhalten und den Möglichkeiten, dieses zu erfassen und rekonstruktiv oder prospektiv zu bewerten, um so Ermittlungsansätze zu erlangen. Ein anderer Schwerpunkt ist die Beurteilung des Aussageverhaltens eines Beschuldigten oder einer Zeugin im Hinblick auf den Wahrheitsgehalt einer Aussage. Vernehmungstechniken basieren ebenfalls auf psychologischen Erkenntnissen. Ein dritter Schwerpunkt ist die prognostische Einschätzung der Gefährlichkeit.

Die Anwendung psychologischer Kenntnisse in der Kriminalistik ist zwar nicht neu – bereits im Weingart'schen Gerippe (→ Kapitel 2.2) sind entsprechende Ansätze zu finden – eine systematische Einbindung erfolgte aber erst ab den 1980er-Jahren. Ursprung war die Fall- und Tatortanalyse, wie sie zunächst vom FBI bei Serienverbrechen in den USA entwickelt wurde. In der Folge wurde der systematischen Analyse des Täterverhaltens weltweit vermehrt Aufmerksamkeit geschenkt und kriminalpsychologische Einheiten wurden Bestandteil der Kriminalpolizei. Die **operative Fallanalyse,** wie sie von den Landeskriminalämtern und dem Bundeskriminalamt betrieben wird, wird bei zahlreichen Delikten angewandt.

### Wissen | Aufgaben der operativen Fallanalyse

- Tötungsdelikte, sexuelle Gewaltdelikte: Delikteinordnung, Motiv, Eingrenzung Tatverdächtiger

- Erpressung, erpresserischer Menschenraub: Täterbotschaften
- Kommunikationsanalyse: Ernsthaftigkeit, Informationsstand, Professionalität, Gefährlichkeit
- vergleichende Fallanalyse: Wiederholungstäter? Serienverbrechen?
- geografische Fallanalyse: Eingrenzung des Täterwohnortes bzw. anderer geografischer Ankerpunkte des Täters

Die Fallanalyse stützt sich auf die Annahme, dass Handlungen erklärbar und rekonstruierbar sind. Prinzipiell muss dabei aber unterschieden werden zwischen entscheidungsgeleiteten Handlungen und Verhaltensphänomenen, wie unbewussten Handlungen oder solchen, die bedürfnisorientiert sind. Als Verhalten werden körperliche oder psychische Reaktionen auf Umweltereignisse bezeichnet. Sie sind beobachtbar, können teilweise auch gemessen werden, sind aber nichts Unveränderliches, sondern können erlernt und modifiziert werden. Wesentlich ist dabei die Befriedigung der Grundbedürfnisse wie Essen, Trinken, Ruhe, Sicherheit, soziale Beziehungen und Anerkennung sowie Selbstverwirklichung. Für die Mehrzahl der Tötungsdelikte, aber auch der Sexualdelikte lässt sich das Motiv aus der echten oder vermeintlichen Nichtbefriedigung der Grundbedürfnisse herleiten (→ Kapitel 7.2 und 7.5).

Die operative Fallanalyse bei Tötungs- und Sexualdelikten stützt sich bewusst nur auf Fakten. Spekulationen oder Fantasien werden außen vorgelassen. Es wird versucht, den Ablauf einer Tat Schritt für Schritt zu rekonstruieren und seine einzelnen Abschnitte zu gewichten (→ Kapitel 7.2).

### Wissen | Phasen eines Tötungsdelikts

- Vorbereitung
- Kontaktaufnahme
- Erlangung der Kontrolle über das Opfer
- Tötungshandlung
- Nachtatverhalten

Anschließend wird versucht, das Verhalten des Täters im Hinblick auf seine Persönlichkeit und seine Bedürfnisse zu analysieren. Außerdem wird der

Fall als Ganzes charakterisiert. Handelt es sich mehr um eine geplante oder um eine spontane Tat? Welche Rolle spielen das Opfer, die Tatzeit, der Tatort und die Tötungsmethode? Welche Besonderheiten hat der Fall? Die Beantwortung solcher Fragen gelingt umso wahrscheinlicher, je mehr fundierte Informationen die Fallanalytiker haben. Der Austausch mit der Kriminaltechnik, der Rechtsmedizin und den forensischen Wissenschaften ist essenziell, um nicht von falschen Annahmen auszugehen.

Die Erstellung eines **Täterprofils** erfolgt – im Gegensatz zu einschlägigen Krimis – nur selten. Mit ihm soll ein unbekannter Täter hinsichtlich seines Verhaltens, aber auch sozialer und körperlicher Merkmale so beschrieben werden, dass er von anderen Personen zu unterscheiden ist. Hierbei handelt es sich aber um eine Hypothese, die je nach Fall unterschiedlich stark belastbar ist und in aller Regel auf mehrere Personen zutrifft.

Ein Hilfsmittel für die vergleichende Fallanalyse vor allem bei Tötungsdelikten und sexuell assoziierten Gewaltkriminalität ist die Datenbank „**ViCLAS**“ (Violent Crime Linkage Analysis System). Sie wird derzeit in zwölf Staaten (Kanada, Großbritannien, Deutschland, Niederlande, Belgien, Österreich, Schweiz, Tschechische Republik, Irland, USA, Australien und Neuseeland) eingesetzt. In ihr werden die erfassten Fälle kategorisiert und die vom Täter gezeigten Verhaltensweisen recherchierbar abgespeichert.

Ein wachsendes Aufgabenfeld insbesondere im Zeitalter der sozialen Medien und der digitalen Kommunikation ist die **Kommunikationsanalyse.** Mit ihr wird einerseits versucht, die Ernsthaftigkeit beispielsweise von Drohungen oder Ankündigungen zu überprüfen, andererseits soll sie Hinweise auf die Täterschaft und somit Ermittlungsansätze bieten. Zum Einsatz kommt die Kommunikationsanalyse bei vielfältigen Straftaten, wie Entführungen, Erpressungen, Gewaltdelikten, Morddrohungen oder bei der Auswertung von Bekennerschreiben.

# Danksagung

Dieses Buch wäre ohne die Hilfe anderer Personen nicht entstanden. Ich möchte mich für deren vielfältige Unterstützung ganz herzlich bedanken.

Zuallererst ist Frau Nadja Hilbig zu nennen, „meine“ Lektorin vom UVK Verlag, die mich zu dem Buchprojekt ermutigt und mir bei den vielen kleinen und großen Unsicherheiten des Schreibens geholfen hat.

Ich danke den ehemaligen und aktuellen Kolleginnen und Kollegen der Institute für Rechtsmedizin in Bern, Freiburg und Würzburg für den fachlichen Austausch, die Unterstützung und die gute Zusammenarbeit. Besonders bedanken möchte ich mich bei Frau Prof. Dr. Thierauf-Emberger, Herrn Prof. Dr. Große Perdekamp, Herrn Dr. Kneubuehl und Herrn Prof. Dr. Bley für die Erlaubnis, Bilder aus ihren Instituten für die Illustration dieses Buches zu verwenden.

Mein Dank gilt auch den Leserinnen und Lesern der ersten Auflage dieses Buches für die kritischen Rückmeldungen, die ich bei dieser zweiten Auflage zu berücksichtigen versucht habe. Frau Melanie Gebken danke ich für die Durchsicht der juristischen Textpassagen, ihre Vorschläge und Anmerkungen.

Und nicht zuletzt danke ich meiner Familie für die Nachsicht und Geduld, wenn ich mich mal wieder an den Schreibtisch zurückgezogen habe.

# Glossar

**agonal:** im Sterbevorgang

**Agonie:** wörtlich: Todeskampf. Phase vom Beginn des Sterbens bis zum klinischen Tod

**Allel:** Varianten eines Gens oder eines bestimmten, nicht codierenden Anteils der DNA

**Anthropologie:** Lehre vom Menschen

**Aspiration:** Einatmung von Fremdinhalt

**Autolyse:** Selbstverdauung

**Backspatter:** Rückschleuderspuren aus der Einschusswunde, bestehend aus Blut und feinen Gewebeteilchen

**Befund:** Feststellung ohne weitere Bewertung. In der Medizin Ergebnis einer Untersuchung

**Beweis:** im juristischen und kriminalistischen Sprachgebrauch das Ergebnis einer (Teil-)Untersuchung. Belegt die Richtigkeit einer Hypothese. Unterschieden werden Personenbeweise (Zeugen) und Sachbeweise (Fakten)

**Dekompensation:** Entgleisung

**Dermis:** Lederhaut

**Diaphanoskopie:** Durchleuchtung eines Körperteils mit sichtbarem Licht

**DNA:** Desoxyribonukleinsäure. Trägerin des Erbguts, im Menschen auf 46 Chromosomen verteilt

**Epidermis:** Oberhaut

**Embolie:** Verschleppung von Gewebe oder in den Körper eingedrungener Fremdkörper mit dem Blutstrom, bis sie in einem Organ ein Blutgefäß verlegen

**Emphysem:** Lungenblähung. Unterschieden wird das chronische Emphysem als Folge von Atemwegserkrankungen oder Alter vom akuten Emphysem als Folge einer akuten Verlegung der Atemwege

**Ermittlungsverfahren:** wird von der Staatsanwaltschaft eingeleitet, wenn der Anfangsverdacht einer Straftat besteht. Dient der Feststellung von Tatsachen und der Klärung der Frage, ob eine Ordnungswidrigkeit oder eine Straftat begangen wurde und ggf., wer sie begangen hat

**Erythrozyten:** rote Blutkörperchen

**Exhumierung:** Enterdigung oder Wiederausbettung eines Verstorbenen nach der Beerdigung

**Exploration:** Erforschung. Im psychiatrischen oder psychologischen Kontext Untersuchung einer Person im Rahmen von Gesprächen

**Fäulnis:** durch anaerobe Bakterien verursachte Zersetzung von abgestorbenem Gewebe

**Forensik:** Überbegriff für kriminalistisch ausgerichtete Wissenschaftszweige oder Verfahren

**forensisch:** gerichtlich, gerichtsverwertbar

**Formalin:** wässrige Lösung von Formaldehyd $CH_2O$, wird zur Fixierung von Gewebsproben für feingewebliche Untersuchungen verwendet

**Fundort:** Auffindungsort einer Leiche oder eines Beweismittels. Kann mit dem Tatort identisch sein, muss es aber nicht

**Histologie:** Lehre von den mikroskopisch fassbaren anatomischen Gewebsstrukturen

**Hypothese:** Annahme, die auf Fakten (Befunden) aufbaut und diese in einen sinnvollen Zusammenhang zu bringen versucht

**Intoxikation:** Vergiftung

**klinischer Tod:** Herz-Kreislaufstillstand, Atmungsstillstand. Durch Wiederbelebungsmaßnahmen (Reanimation) potenziell reversibel

**Legaldefinition:** gesetzliche Definition

**Leichenlipid:** Adipocire. Früher fälschlicherweise „Fettwachs" genannt. Bakterielle Umwandlung von ungesättigten Fettsäuren in gesättigte Fettsäuren und Einlagerung von Elektrolyten. Führt zur Konservierung von Fettgewebe

**Leukozyten:** weiße Blutkörperchen. Zuständig für die Abwehr und Bekämpfung von Fremdorganismen oder Fremdkörper, die in den Körper eingedrungen sind. Wichtiger Bestandteil jeder Entzündungsreaktion

**livid:** bläulich. Wird meist für die normale Farbe der Totenflecken verwendet

**Locard'sches Prinzip:** Prinzip der gegenseitigen Spurenübertragung, benannt nach dem Arzt und Kriminalisten Edmond Locard

**Lokalaugenschein:** Besichtigung eines Tatorts

**Mumifizierung:** Konservierung von Gewebe durch Austrocknung

**natürlicher Tod:** Tod infolge einer Erkrankung, ohne dass ein äußeres Ereignis den Todeseintritt begünstigt hat

**nicht natürlicher Tod:** Tod infolge einer Gewalteinwirkung im weitesten Sinne

**Obduktion:** Autopsie, Sektion, innere Leichenschau

**obstruktiv:** verschließend

**operative Fallanalyse:** Verfahren zur Verbrechensanalyse im Hinblick auf das Täterverhalten und die Täterpersönlichkeit. Schwerpunkt der forensischen Psychologie

**Ordnungswidrigkeit:** Verstoß gegen die Rechtsordnung, der mit Bußgeld oder vorübergehendem Fahrverbot geahndet wird

**Osteologie:** Lehre von den Knochen. Kein eigenständiges medizinisches Fachgebiet, wird von Anthropologen und Rechtsmedizinern gleichermaßen beforscht

**Pathologie:** Lehre von den Krankheiten. Medizinisches Fachgebiet

**pathologisch:** krankhaft

**Pathophysiologie:** Lehre von den krankheitsbedingt veränderten Vorgängen in Organen oder Organsystemen

**Petechien:** flohstichartige, punktförmige Blutungen

**Polymerasekettenreaktion:** Verfahren zur Vermehrung von DNA oder einzelner DNA-Abschnitte

**Polymorphismus:** Vielgestaltigkeit. Im genetischen Kontext das Auftreten verschiedener Genvarianten oder Allelen

**postmortal/post mortem:** nach dem Tod

**Reanimation:** Wiederbelebungsmaßnahmen. Üblicherweise eine Kombination aus Herzdruckmassage, Beatmung, elektrischer Defibrillation („Elektroschock") und Medikamentengabe

**restriktiv:** einschränkend, beschränkend. Im Zusammenhang mit der Atmung Bezeichnung für eine Behinderung der Brustkorbbewegung

**Rippenserienbruch:** mehrere, untereinander liegende Rippen sind jeweils an der gleichen Stelle gebrochen

**Rippenstückbruch:** eine oder mehrere Rippen sind mehrfach gebrochen

**Sachbeweis:** Befunde, Spuren, Fakten, Ergebnisse von Untersuchungen. Bedürfen der Interpretation

**Sachverständige/r:** Person mit besonderer Sachkunde zu einem bestimmten Thema, kann im Ermittlungsverfahren oder vor Gericht die fehlende Sachkunde auf juristischer Seite ausgleichen

**Schmauch:** Rückstände der Treibladung von Geschossen, wird mit dem Geschoss abgefeuert, kann in der Nähe einer abgefeuerten Schusswaffe nachgewiesen werden

**Spur:** im kriminalistischen Sinn: Befund mit Bezug zur Tat. Kann zur Tatrekonstruktion verwertet werden und im besten Fall zusammen mit anderen Spuren einen Beweis ergeben

**Strafverfahren:** Verfahren zur Ermittlung und ggf. Verurteilung eines Täters. Besteht aus den Abschnitten Ermittlungsverfahren, Zwischenverfahren und Hauptverfahren

**Strangulation:** äußere Kompression der Halsweichteile. Überbegriff über die Formen Würgen, Drosseln und Hängen

**Suizid:** Selbstmord
**supravital:** Gewebsreaktion nach Eintritt des Todes
**Tatort:** Ort, an dem ein Verbrechen begangen wurde oder an dem Handlungen vorgenommen wurden, die mit einem Verbrechen in Verbindung stehen
**terminal:** endständig
**Thanatologie:** Lehre vom Tod
**Todesart:** Umstände, unter denen der Tod eingetreten ist. Es gibt nur die beiden Möglichkeiten, dass der Tod die Folge einer Erkrankung ist (natürlicher Tod) oder dass der Tod die Folge einer Gewalteinwirkung im weitesten Sinne ist (nicht natürlicher Tod).
**Todesursache:** medizinischer Grund für das Sterben
**Traumatologie:** Lehre von den Verletzungen
**Undoing:** emotionale Wiedergutmachung. Bezeichnet Handlungen eines Täters nach einem Tötungsdelikt, die psychologisch als Entschuldigung beim Opfer gedeutet werden.
**Verbrechen:** Verstoß gegen die Rechtsordnung, der mit Gefängnisstrafe von mehr als einem Jahr belegt ist
**Vergehen:** Verstoß gegen die Rechtsordnung, der mit Gefängnis von weniger als einem Jahr oder mit Geldstrafe belegt ist
**Verwesung:** durch aerobe Bakterien verursachte Zersetzung von abgestorbenem Gewebe
**Vita reducta:** Vita minima. Scheintod. Zustand der Leblosigkeit, ohne dass der klinische Tod eingetreten ist
**vital:** zu Lebzeiten entstanden
**Weingart'sches Gerippe:** Zusammenstellung von Ansätzen zur Täterermittlung, benannt nach dem Juristen Albert Weingart
**Zahnstatus:** schematische Beschreibung eines Gebisses mit Benennung aller Zähne (vorhanden oder nicht vorhanden), deren Stellung, Zustand und eventueller zahnärztlicher Maßnahmen
**Zeuge:** Personenbeweis. Darf nur seine Erlebnisse an einen Vorfall wiedergeben, ohne sie zu werten

# Weiterführende Informationen

## Aktuelle Bücher


Glemser PA, Krauskopf A, Schlemmer HP, Yen K: Radiologie der Gewalt. Thieme, Stuttgart, 2021

Grassberger M, Schmid H: Todesermittlung. 2. Aufl., Wissenschaftliche Verlagsgesellschaft, Stuttgart, 2014

Lyle DP: CSI-Forensik für Dummies. Wiley-VCH, 2014

Mätzler A, Wirth I: Todesermittlung. 6. Aufl., Kriminalistik-Verlag, 2022

Ramsthaler F: Rechtsmedizin für Dummies. Wiley-VCH, 2022

Saukko P, Knight B: Knight's Forensic Pathology. 4. Aufl., Taylor & Francis, 2016

Walder H, Hansjakob T, Gundlach TE, Straub P: Kriminalistisches Denken. 11. Aufl., Kriminalistik-Verlag, 2020


## Antiquarische Bücher


Gross H: Handbuch für Untersuchungsrichter.

von Hofmann E: Lehrbuch der gerichtlichen Medizin.

Prokop O: Lehrbuch der gerichtlichen Medizin.

Prokop O, Radam G, Weinmann W: Atlas der gerichtlichen Medizin.

Thorwald J. Das Jahrhundert der Detektive.


## Internet

Bundeskriminalamt: www.bka.de

Bund gegen Alkohol und Drogen im Straßenverkehr: www.bads.de

Crime Scene Investigator Network: www.crime-scene-investigator.net

Deutsche Gesellschaft für Kriminalistik: www.kriminalistik.biz

Deutsche Gesellschaft für Rechtsmedizin: www.dgrm.de

Gemeinsame Elterninitiative Plötzlicher Säuglingstod e. V.: www.geps.de

German DNA Profiling GeDNAP: www.gednap.org

Gesellschaft für Toxikologische und Forensische Chemie: www.gtfch.org

International Academy of Legal Medicine: www.ialm.info

Institut für Rechtsmedizin der Universität München: www.rechtsmedizin.med.uni-muenchen.de
Institut für Rechtsmedizin der Universität Würzburg:
www.med.uni-wuerzburg.de/rechtsmedizin
International Association of Bloodstain Pattern Analysts: www.iabpa.org
Österreichische Gesellschaft für Gerichtliche Medizin: www.oeggm.com
Schweizerische Gesellschaft für Rechtsmedizin: www.sgrm.ch

# Register